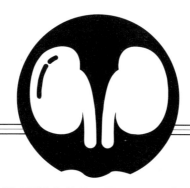

ADRENAL FATIGUE:

THE 21ST CENTURY STRESS SYNDROME

肾上腺疲劳
90天治疗方案
自我疗愈

〔美〕詹姆斯·L.威尔逊（James L. Wilson）著

刘清山◎译　岳文昌◎审订

北京联合出版公司
Beijing United Publishing Co.,Ltd.　怀音

声　明

——

Declare

　　本书中含有与保健相关的建议和信息，但这些建议并不能代替医嘱，只能作为医生定期诊查的补充。建议开始采用任何医疗方案和治疗方法前咨询医生。我们已竭尽所能确保本书在出版时信息的准确性。出版社和作者不承担实施本书建议带来的任何医学后果。

献 词

——

Dedication

谨以此书献给我的朋友和导师、已故的利奥·罗伊，他首先使我注意到了内分泌腺体微妙功能的意义及其对于健康和疾病的重要性。他是一位具有独特天赋的医师，他的离去是令人痛苦的损失。

推荐序

——

Foreward

　　你是否感到疲乏无力，不管做什么或者看多少医生都无法重新获得正常的精力？你急需阅读这本非常重要的书。过去10年出版的"健康书籍"多如牛毛，但是我敢说，没有一本书以如此彻底且易于理解的方式描述肾上腺功能减退这一并不罕见却经常被人忽视的问题。你完全有可能在这里找到你要找的答案。

　　肾上腺疲劳（专业名称是"肾上腺功能减退"）是过去50年最为流行却很少得到诊断的疾病之一。虽然它在19世纪的医学文本中得到了描述，虽然第一种真正有效的疗法出现于20世纪30年代，但是大多数"传统"医生并不知道这个问题！

　　在塔荷马诊所（Tahoma Clinic），我们的医生每周都会遇到一些肾上腺疲劳患者。许多人拜访了多位医生，大多数人不止一次得到了"去看精神科医生，你没有任何问题"的诊断。其他一些人则被诊断为慢性疲劳综合征、纤维肌痛以及严重的食物或吸入物过敏等。另一些人由于过低的血压得到了"祝贺"。所有人都有一个共同的问题：

"完全无法摆脱的"疲劳。

正像威尔逊博士清晰解释的那样，他们并非毫无希望。他们可以摆脱肾上腺疲劳，恢复精力。和其他许多问题一样，恢复始于正确的诊断和尽可能多地发现导致问题的因素。只有这样，才能制订和实施帮助我们恢复健康的计划。

为什么肾上腺疲劳群体难以获得帮助？许多读者已经猜到了"常见原因"：金钱和政治。金钱原因是专利医学公司（"制药公司"）没有提出可以申请专利的肾上腺疲劳疗法。这里面根本赚不到"大钱"。政治原因是20世纪70年代以来，美国食品和药物管理局将肾上腺疲劳的一种主要自然疗法定为"非法"，并且极力制止这种疗法的实施。这种极为安全的疗法就是肾上腺皮质提取物疗法。（不过，20世纪30—60年代，当主要的专利医学公司制造肾上腺皮质提取物时，食品和药物管理局并没有提出异议。）

回到威尔逊博士的书上来：很少有医生像他那样阅读和理解了过去100多年关于肾上腺疲劳的所有医学期刊报告。更重要的是，很少有人将这种研究应用了20多年，用纯自然的方法帮助一位又一位患者恢复健康。现在，他将工作进一步向前推进，将所有知识和经验公之于众。希望通过本书，让更多的人获益。

不过，我要提出一个警告：如果你在阅读本书时发现你可能患有肾上腺疲劳，那么你需要做许多工作才能恢复健康。正像威尔逊博士解释的那样，你需要改变生活方式，改变饮食习惯（有时改变很大），服用维生素、矿物质或草药，并参与做一些测试。此外，你还需要很大的耐心。有时，你甚至需要调整"生活态度"和人际关系。有经验和医学知识的医生可以提供指导，但他们无法代替我们完成所有这些事情！不过，所有这些努力都是值得的。如果你有肾上腺疲劳，并且"遵循计划"，那么你极有可能恢复健康。

幸运的是，我们现在可以在本书的帮助下制订恢复计划。这里提供的关于如何应对肾上腺疲劳的实用信息比我在其他书中看到的信息要多得多。如果你无法亲自拜访威尔逊博士，并且希望与了解肾上腺疲劳的医生合作，请联系美国医学进步学院（1-800-532-3688，www.acam.org）、美国自然医学协会（1-703-610-9037，www.naturopathic.org），或者国际综合医学院（1-866-464-5226，www.icimed.com）。

再说一点：正如威尔逊博士所说，医学博士约翰·廷捷拉和威廉·杰弗里斯是研究肾上腺疲劳并将这方面信息呈现给公众的先驱。杰弗里斯博士的书《皮质醇的安全使用》（*Safe Uses of Cortisol*）已经出版，可以在许多天然食品店、综合药店和网上买到。廷捷拉博士的书《肾上腺皮质醇减退》（*Hypoadrenocorticism*）早已绝版，但你可以通过梅利迪安瓦利实验室（1-253-859-8700）获取影印本。如果你对更加专业的信息感兴趣，可以参考这些书籍。

感谢威尔逊博士把本书带给了我们，让我们知道，肾上腺疲劳是一个非常真实而常见的问题，而且是可以完全恢复的，这一点非常重要。

乔纳森·V.莱特，医学博士

华盛顿州肯特市塔荷马诊所医学主任

目 录
Contents

引 子

—

Prologue

关于肾上腺疲劳的悲伤故事

艾瑞卡是一个前程似锦的计算机天才，至少过去如此。她喜欢在一个不断变化的领域工作，这很有挑战性。她的目标是在10年内拥有自己的软件公司。作为行业新星，她为自己的专业性和奉献精神而自豪。她每天工作12个小时，大多数周末在加班。从不对新项目说"不"。公司的设施包括浴室、免费早餐吧和几张床，这些布置都是有原因的。

艾瑞卡在2月感染了流感，在家里待了一个多星期。之后，她很难恢复到之前的工作状态。接下来的几个月，她多次患上感冒和流感。这些疾病并不严重，但每次患病似乎都使她减少了几分精力。

即使没有生病，她也似乎需要花费比之前更多的时间和精力才能完成工作。她经常头昏脑涨，专注度和记忆力似乎也大不如前。即使睡了一整夜，她仍然感觉很疲惫。过去，她早上会急不可待地冲出房门。现在，她在出门之前需要喝上两杯咖啡，有时是三杯。虽然有咖啡的帮助，但她通常要到快中午的时候才能真正清醒过来。下午3:00左右，她常常感到极为困倦和疲惫，很想躺下来。艾瑞卡注意到，她对所有事情和所有人（包括她自己）都变得易怒和不耐烦。

晚上6:00以后，她的感觉通常比白天好一些，尤其是当她正常吃晚餐时。这种精力高峰会持续到晚上9:00或9:30左右，之后她会再次感到状态低迷。不过，如果喝一些咖啡或者坚持下去，那么到了晚上11:00，她似乎又可以获得第二波精力，能够比较轻松地工作到凌晨1:00或2:00。她常常发现她在凌晨这段时间的工作效果是最高的。

她的饮食习惯也变了。到了上午中段，她几乎总是非常饥饿，很想就着咖啡吃一些甜食，比如多纳圈。在下午的低迷状态之中，她常常想吃非常咸的食物。如果跳过正餐（她过去经常这样做），她的注意力和专注度就会受到影响。按时就餐显然可以减轻头脑模糊、疲劳以及她所经历的其他令人不安的症状。不过，由于工作压力很大，她很少按时进餐。

有时，到了一天结束时，即使没有做太多事情，她也会感到非常疲惫。她还出现了轻度抑郁症状。她过去很乐观，但现在经常变得沮丧。过去，她的目标是点亮全世界；现在，她只想努力熬过每一天。

她对自己不断严重的精力状况和低迷的精神状态感到担忧，

并咨询了她的家庭医生。医生对她进行了全面检查，还做了一些血检。在接下来的随访中，他告诉艾瑞卡，测试结果很正常，她没有任何问题。他建议她不要胡思乱想，轻松面对生活。艾瑞卡告诉他，如果想轻松地生活，她就不会工作了。于是，医生开了一种抗焦虑药物，但这反而使艾瑞卡更加难受。她咨询了其他一些医生，但是所有人都给出了相同的答案——她的身体没有任何问题。他们给她开了满满一药柜的处方镇静剂和抗抑郁药物，并且让她去看精神科医生。艾瑞卡很灰心，不再试图寻找答案。她放弃了努力，在沮丧、抑郁和持续疲劳的状态下艰难度日。

艾瑞卡的故事很常见。实际上，数百万肾上腺疲劳患者都在经历类似的故事。本书的目的就是帮助像艾瑞卡这样的人认识和摆脱自己的肾上腺疲劳症状。

前　言

Introduction

本书的写作目的

在20年的行医过程中，我目睹了很多人在医生的帮助下摆脱肾上腺疲劳的过程。他们不仅恢复了健康，而且重新获得了快乐。快乐也许是一个"目的"，至少很多人是这样想的，但是对于肾上腺功能衰退的群体来说，这个目的似乎遥不可及。

通过与美国国内外一些医生的交谈，我意识到，肾上腺疲劳是现代人生活中一个常见且日益普遍的问题。虽然产生过怀疑，但对患者的问诊、研究和临床经历使我相信，我们正在面对一个具有极高比例，却在很大程度上被医疗机构忽视的问题。这个没有得到及时处理的问题为数百万人带来了痛苦，它不仅影响着他们的身体功能，还影响了他们享受生活的能力。工人缺勤、糟糕或混乱的决策、酗酒、吸毒、精神崩溃、过度劳累、员工冲突、急慢性疾病、员工流失以及肾上腺压力过大导致的其他问题使我们的公司损失巨大，具体损失金额甚至很难评估。一些人为了避免全面崩溃而选择了工资较低的工作，一些慢性病患者没有能力重新站起来，他们的个人成本也是无法估计的。肾上腺疲劳患者更容易形成以疲劳为主要症状的其他许多常见疾病和综合征。

许多医生在诊所里反复见到这种综合征，知道有必要写一本这方面的书，但并不希望成为它的作者。我等待着其他人去做这件事，一直在耐心等待，但是却没有人行动。一天，当我在美国医学进步学院完成关于肾上腺的讲座时，一个著名的医生朋友拦住我说："你准备什么时候写关于肾上腺疲劳的书呢？"我回答说，我没有时间写书，但是如果他能告诉我如何根据我的时间安排完成这件事，我会很感兴趣。由于他本人写过几本书，因此他向我介绍了一位出版商，后者表示，他会找人帮助我写书。不过，在接触了五位作家以后，由于各种原因，我最终承认，我从一开始就本能地知道，这本书应该由我本人来写。

我最初的目的是写一本完整记录所有事实的书，同时，它是为医生们写的。它将尽可能完整地记录100多年来描述的肾上腺疲劳的各种症状及其对人们生活造成的影响和目前仍然存在的问题。带着这个目的，我雇用了亚利桑那大学的一名博士生。我们共同整理了超过2400份科学文献。收集完这些文献，我开始了写作。

不过，在写作前几章时，我意识到，虽然我很想对医生们提些意见，但我真正的目的是帮助许许多多被无形而普遍的肾上腺疲劳困扰着的人。这些人常常拜访一个又一个医生，指出自己的各种体征和症状，但是这些体征和症状常常被他们所拜访的医生忽视。更糟糕的是，他们中的有些人，会被不公平和不恰当地贴上忧郁症患者、习惯性抱怨者、精神病患者等标签。许多人放弃了努力，认为他们必须学会适应自己的处境。另一些人找到了应对方法，可以最大限度地缓解症状并勉强度日。目前，肾上腺疲劳很可能是最为普遍却未被承认的健康综合征，而那些被相关症状困扰的人正生活在暗无天日的环境中。

基于这些原因，我决定写一本面向肾上腺疲劳患者的书。它是一本自助图书，涉及肾上腺疲劳的诊断和治疗。我希望它能提供你所需要的信息、指导、鼓励和工具，使你摆脱这个有时不是很严重，却会令人失去正常生活能力的健康问题，使你能够再次获得快乐。

如何使用本书

本书内容是按顺序排列的，每一部分的内容都为下一部分做好了铺垫。

第一部分将对肾上腺疲劳进行概述，介绍什么是肾上腺疲劳，谁患有肾上腺疲劳，导致肾上腺疲劳的原因，肾上腺疲劳的发展以及医学上为什么没有承认它是一种综合征。在这段概述的结尾，你将看到肾上腺疲劳一些常见体征和症状的插图。如果你发现自己与其中一些插图存在相似性，那么你应该继续阅读第二部分。

第二部分通过一个调查问卷和其他一些简单测试确定你是否存在肾上腺疲劳以及导致它的可能原因。当你确定肾上腺疲劳正在影响你时，请继续阅读第三部分。

第三部分提供了非常全面的肾上腺疲劳恢复指导。它具体介绍了哪些疗法有效以及如何使自己再次获得充沛的精力和良好的感觉。这一部分描述了可能消耗肾上腺和活力的许多隐性压力来源。结尾的问答部分罗列了我的病人在恢复过程中经常向我提出的许多问题。

第四部分以相对简单的语言解释了肾上腺的功能及其对于几乎所有身体功能和思维过程的重要意义。它将帮助你理解为什么肾上腺无法充分运转时你会感觉如此糟糕。

第一部分

你和你的肾上腺

———

Your Adrenal Glands and You

第 1 章

——

肾上腺功能如何影响日常生活
How Adrenal Function Affects Your Everyday Life

"根据我们目前对于各种内分泌腺体功能的不完全了解，肾上腺似乎是最早能够体现出人体疲劳迹象的腺体，原因很简单：它们与自动保护功能的关系似乎最为密切。"（小麦克纳尔蒂，《纽约医学期刊》，1921年，XCIII，第288页）

肾上腺的作用是帮助你的身体应对压力和生存问题。实际上，肾上腺被称为"压力腺体"。它们的任务是使你的身体应对各种可能的压力，从受伤和疾病到工作和人际关系问题。你的韧性、精力、耐力以及你的生命本身都依赖于肾上腺的正常运转。

拥有巨大权力的小个子拿破仑动员起了强大的武装力量，将他的影响力传播到了拿破仑帝国的每个角落；类似地，你的肾上腺指挥着强大的激素，将它们的影响力拓展到了你的整个身体和整个人生。你有两个肾上腺，每个腺体的大小不超过一只核桃，重量不超过一粒葡萄，它们像小金字塔一样位于肾脏顶部。处在这个中心位置上的肾上腺不仅对身体里的每个组织、器官和腺体的运转具有重要影响，对你的思考和感受力也具有重要影响。这两个小小的拿破仑式腺体调动的力量在很大程度上决定了你对内部和外部环境每一次变化的反应强度。不管它们发出的信号是进攻、撤退还是投降，每个细胞都会做出相应的反应，你也会感受到相应的结果。

要想从总体上了解肾上腺激素影响力的深度、广度和复杂度，一种方法是考查氢化可的松（人工合成的皮质类固醇）在医疗上的使用范围。这种药物是根据人体肾上腺产生的皮质醇激素所仿制的。《医师案头参考》（*The Physicians' Desk Reference*）中列出的氢化可的松的用法可以说明问题。该药可以治疗关节黏膜、心脏、血液、呼吸道和肺、胃肠道、皮肤、眼睛和神经系统的疾病和功能紊乱。此外，氢化可的松也可用于控制由过敏、癌症、病毒以及自身免疫性疾病所引起的肿胀、炎症的症状。不过，人体内部的肾上腺激素对于健康和身体功能的影响更加广泛、深刻，而且更具多样性。

肾上腺分泌的激素影响着人体的所有重要生理过程。它们对于碳水化合物和脂肪的利用、脂肪和蛋白质转化成能量的过程、储备脂肪的分布（尤其是腰部周围和两颊）、正常血糖调节以及正常的心血管和胃肠功能具有重要影响。肾上腺分泌的抗炎和抗氧化激素的保护活动有助于最大限度地降低人体对酒精、药物、食物和环境致敏原的负面过敏反应。过了中年以后（女性是更年期以后），肾上腺逐渐成为男性和女性体内流通的性激素的主要来源。这些激素本身具有各种身体、情绪和心理方面的影响，比如影响性冲动水平和增重倾向。每个运动员都知道，肾上腺激素（更常见的叫法是类固醇）对于肌肉力量和耐力具有显著影响。

就连你患上某些疾病的倾向和应对慢性病的能力也会受到肾上腺的强烈影响。患病时间越长，肾上腺反应就越重要。你的生活离不开肾上腺激素。而且，正像你在这段概述中看到的那样，你的生活水平在很大程度上取决于肾上腺的运转情况。

第 2 章

——

什么是肾上腺功能减退和肾上腺疲劳
What Is Hypoadrenia and Adrenal Fatigue?

撞车起火：肾上腺疲劳的开始

贝丝是一位聪明、漂亮、充满干劲的华尔街经理。她具有典型的 A 型人格[1]，是所在领域的佼佼者。作为极速前进的精英人士，她常常连续 10 天每天工作 19 个小时，下班后赶回家冲个澡，然后继续工作。她每个月都要坐飞机飞往 10 个国家，进行为期 10 天的商务旅行。不可思议的是，她仍然可以挤出大量时间加班，而且不需要咖啡因的帮助。

接着，在短短一年时间里，贝丝崩溃了。她先是患上了呼吸疾病。她对抗生素产生了强烈反应，包括难以忍受的瘙痒和四肢肿胀，这种情况持续了 7 天。3 个月后，她开始持续眩晕，但她

---

[1] A 型人格者较具进取心、侵略性、自信心、成就感，且容易紧张。该理论由美国学者迈耶·弗里德曼（Meyer Friedman）等人提出，把人的性格分为 A 型和 B 型两类。

仍然坚持工作。几个月后，眩晕感消失了。

两个半月后，贝丝在飞往阿斯本的途中出现了过敏反应。她的支气管肿了起来，这使她难以呼吸。她还出现了严重的瘙痒性荨麻疹。不加治疗的严重过敏反应可能危及生命，使患者窒息，或者导致血液循环衰竭。幸运的是，贝丝挨过了这次过敏反应。不过，她一直没有查出引发过敏的原因。

两个月后，她在一次商务会议上产生了耳鸣和眩晕症状，并且最终昏倒。经过一个星期的住院治疗，医生仍然无法做出诊断。没有人知道她出了什么问题。

贝丝回到了工作岗位上。在接下来的春天，她出现了6次更加严重的过敏反应，而且频频患上呼吸疾病。即使"康复"时，她也总是觉得自己好像得了流感。

钱不是问题。贝丝去了8家医院和诊所，以寻找答案。不过，没有人知道答案。就连著名的罗切斯特梅奥医学中心的医生也告诉她，她没有患上任何疾病。她所求助的最后一位医生推荐她去看心理医生。

当贝丝找到我时，她已经见过了纽约一些著名的医生，但她从未听说过肾上腺疲劳。此时距离她最初发病已经过去了3年。在这3年里，人们一直对她说，持续的疲惫是"你需要学会适应的事物"，或者"完全是你的想象"，或者"这只是变老的一部分"。虽然她当时只有37岁。

她的未婚夫在美国医学进步学院1999年的会议上听到了我关于肾上腺疲劳的讲座，然后进行了一次电话咨询。当贝丝向我描述她的症状时，她的未婚夫惊叫道："她完全是在重复我在你的讲座上记下的笔记！"贝丝拥有肾上腺疲劳的所有典型症状，也就是我在讲座中概括的症状。不过，和肾上腺疲劳的许多患者类似，她不知道自己出了什么问题，她的医生也不知道。

据估计，高达80%的美国成年人在人生中的某个阶段出现过一定程度的肾上腺疲劳，但它仍然是美国漏诊率最高的疾病。这就是我写作本书的原因。肾上腺疲劳是可以治疗的，你可以变得更好。

什么是肾上腺功能减退

肾上腺功能减退（hypoadrenia）由词根"hypo"（减退）和"adrenia"（与肾上腺有关）组成，指的是肾上腺功能不足。正常运转的肾上腺会分泌微量的类固醇激素，其分泌量是精确而平衡的。不过，由于肾上腺本身对你的身体、情绪和心理环境非常敏感，因此许多因素会对这种极其细微的平衡产生影响。这意味着过多的身体、情绪、环境或心理压力会使你的肾上腺变得枯竭，导致肾上腺激素（尤其是皮质醇）的输出变少。这种由肾上腺疲劳导致的肾上腺活动减退具有不同的严重程度。最轻的时候，肾上腺接近正常水平。最重的时候，肾上腺几乎停止了活动。

最严重的肾上腺功能减退称为艾迪生病。这个名字来自托马斯·艾迪生（Thomas Addison）爵士，他在1855年首次描述了这种疾病。如果不加治疗，它可能危及生命，而且可能对肾上腺造成结构性和生理性破坏。艾迪生病患者通常需要在余生中持续服用皮质类固醇，以维持正常的身体功能。幸运的是，它是肾上腺功能减退最为罕见的形式，发病率只有十万分之四。大约70%的艾迪生病是自体免疫疾病。其他30%的艾迪生病具有其他各种原因，包括巨大的压力。

什么是肾上腺疲劳

肾上腺功能减退更加常见的形式是各种不太严重却常常使人丧失功能的紊乱。人们对这类症状非常熟悉。这类紊乱在过去的一个世纪具有许多名称，比如非艾迪生肾上腺功能减退、亚临床肾上腺功能减退、神经衰弱、肾上腺神经衰退、肾上腺冷漠和肾上腺疲劳等。在提到这种常见的肾上腺功能减退时，我更喜欢使用"肾上腺疲劳"一词。它不仅可以使我们想起肾上腺功能减退的主要症状，而且最为恰当地描述了这种以疲劳为主要症状的常见综合征。肾上腺疲劳以许多原因和方式影响着美国和世界其他地区的数百万人。

非艾迪生肾上腺功能减退（肾上腺疲劳）的严重程度通常不足以使它成为媒体关注的焦点或者被看作需要看急诊的疾病。实际上，现代医学并不认为它是一种明显的综合征。不过，它会对你的人生造成影响。在比较严重的肾上腺疲劳病例中，由于肾上腺活动极度减退，病人可能每天下地几个小时都存在困难。随着肾上腺功能的逐步减退，人体的每个器官和系统都会受到更加严重的影响。你的碳水化合物、蛋白质和脂肪代谢、液化和电解质的平衡、心血管系统，甚至性冲动都会发生变化。生物化学和细胞层面也会发生许多改变。有趣的是，当你的肾上腺处于疲劳状态时，就连你的体形也会发生变化。你的身体会尽可能地弥补肾上腺的功能不足，这是有代价的。

疲劳是肾上腺功能减退的普遍症状。不过，由于它是一种常见症状，也会出现在其他许多疾病中，因此今天的医生在面对疲劳的病人时很少考虑进行与肾上腺有关的诊断。实际上，同今天的医生相比，50年前的医生更有可能正确诊断这种疾病。关于非艾迪生肾上腺功能减退的记载已经在医学文献中存在了100多年。遗憾的是，这种比较温和的肾上腺功能减退每天都在医生的办公室里被忽视或误诊，尽管患者清晰地表现出了它的典型症状。本章开头的故事发生在本书的写作过程中。肾上腺疲劳常常是患者感觉身体虚弱、无法应对日常生活的原因。虽然它常常无法被诊断出来，但这并不会减轻它对人们健康和舒适感的不利影响。

肾上腺疲劳是一系列体征和症状，即"综合征"。它不是一种很容易发现的实体，比如荨麻疹或者指端增生。肾上腺疲劳患者的外表和行为通常相对正常。他们可能没有明显的身体疾病迹象，但自身并不舒服，而带着一种不适或"灰暗"的整体感觉生活。他们经常用咖啡、可乐和其他刺激物获得早上的清醒并维持一天的活动。

与肾上腺疲劳有关的其他症状

肾上腺疲劳患者常常具有不稳定或不正常的血糖水平，这表现为低血糖。实际上，功能性低血糖患者常常具有肾上腺功能减退的问题。肾上腺功能减退患者更加倾向于出现过敏、关节疼痛和免疫反应减退等问题。大多数肾上腺功能减退的女性会经前紧张，在更年期会遇到更大的困难。

肾上腺对精神状态也会产生影响。所以，肾上腺疲劳患者往往具有更大的恐惧、焦虑和抑郁，偶尔还会感到混乱。他们更是难以集中注意力，记忆力也变得不太敏锐。他们通常变得不像平时那么宽容，而且很容易沮丧。当肾上腺不再分泌适量的激素时，患者可能还会出现失眠症状。

随着症状的加重，他们还会出现其他一些看似无关的症状（比如**频繁的呼吸道感染、过敏、鼻炎、哮喘、频繁感冒**）以及其他一些健康问题（比如**纤维肌痛、慢性疲劳综合征、低血糖、成人型糖尿病、自身免疫性紊乱等**）。朋友和家人可能认为他们懒惰、缺乏动力或者失去了志向。事实恰恰相反，为了完成日常生活中的任务，他们不得不比其他拥有正常肾上腺功能的人付出更多努力。

我的医生会治疗肾上腺疲劳吗

如果医生愿意诊断和治疗患者的肾上腺疲劳，那么上述许多问题都可以避免。肾上腺疲劳综合征是一种完全得到承认的疾病。在大多数情况下，它可以用天然而安全的物质缓解。有时，它完全可以得到避免。医疗行业忽视这种综合征的趋势导致了数百万人不必要的健康问题。即使你知道自己患上了肾上腺疲劳，你的医生可能也不会同情或理解你，因为官方医学只把艾迪生病看作肾上腺功能减退。

通常，人们对肾上腺功能减退的理解很模糊。你可能听到有人叹息说："我的肾上腺不灵了。"这些人对于自身疲劳的原因的确有一点儿了解。不过，如果你要求他们做出解释，就会发现，他们对于肾上腺功能与"被掏空"感觉的直接联系知之甚少。

下面几章内容将帮助你认识最常见的肾上腺疲劳（肾上腺功能处于艾迪生病和正常状态之间）的主要体征和症状。在第二部分，你将通过简单的纸笔测试确定你是否患有肾上腺疲劳。在第三部分，你将了解如何帮助你自己和你所爱的人恢复正常状态。现在，请继续往下阅读，以了解肾上腺疲劳的原因。

第 3 章

———

肾上腺疲劳的原因
What Causes Adrenal Fatigue

包括所有温和和严重形式在内的肾上腺疲劳通常是由某种压力导致的。这种压力可以是身体压力、情绪压力、心理压力、环境压力、传染压力，或者它们的某种组合。你需要知道，你的肾上腺对每一种压力的反应都是相同的，不管这些压力从何而来。

最严重的生活压力是所爱之人去世、交通事故或者严重疾病这类灾难性事件带来的压力。不过，不太明显的压力有时也会造成伤害，比如牙齿肿痛、流感发作、强体力活动、与所爱之人的激烈争吵、工作中的压力、不愉快的人际关系、环境毒素、不良饮食等。如果这些比较小的压力同时发生、持续积累或者长期存在，肾上腺就没有机会充分恢复，这通常会导致肾上腺疲劳。肾上腺疲劳的症状清晰而明确，有时熟悉得令人不舒服。

下页图"肾上腺影响因素"列举了肾上腺疲劳的一些常见原因。简而言之，肾上腺疲劳之所以发生，是因为一种或多种压力的水平超

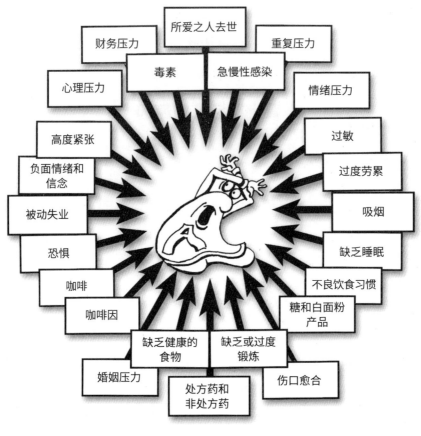

肾上腺影响因素

出了身体在肾上腺协调下补偿和恢复的能力。当这种应对和恢复能力被突破时，你就会出现某种形式的肾上腺疲劳。

肾上腺疲劳的原因常常并不明显，因为导致它的各种压力看上去差异很大。当面临压力时，我们的身体甚至可能不会向我们发出信号。在一项研究中，医院儿科护理单元（以高压和高消耗著称的工作环境）的员工完全没有意识到自己处于压力之中，但他们的皮质醇水平提升了200%～300%。肾上腺压力激素皮质醇的水平是常用的压力指标。我们应该记住，所有压力都具有叠加性和积累性。也就是说，压力的数量（不管你是否将它们看作压力）、每个压力的强度、发生频率和存在时间的组合形成了你的总体压力负荷。

虽然总体压力负荷无法精确量化，但是你的身体每天、每分钟都在根据这些压力变化做出瞬时调整。当身体无法对这些压力做出合适的调整时，肾上腺疲劳就产生了。压力相对于身体反应能力的超载越严重，肾上腺疲劳就越严重。每个人处理总体压力负荷的能力是不同的，每个人的能力还会随着时间和情况的变化而变化。

压力和抵抗性肾上腺疲劳的一个经常被忽视的来源就是慢性感染或严重感染。肾上腺疲劳常常是由支气管炎、肺炎、哮喘、鼻窦炎或其他呼吸道感染的反复发作导致的。感染越严重，越频繁，持续时间越长，肾上腺受到牵连的可能性就越大。肾上腺疲劳可能在某次严重感染之后发生，也可能在长期或反复感染中逐渐形成。如果患者同时存在其他压力，比如不愉快的婚姻、不良饮食习惯或高压工作，他们就会更加迅速和深入地进入肾上腺疲劳状态。反过来也一样，肾上腺功能低下的人往往容易患上呼吸疾病。下一章将会告诉你谁最容易患上肾上腺疲劳及其原因。

第 4 章

——

谁会患上肾上腺疲劳
Who Suffers From Adrenal Fatigue?

下面这些人可能已经出现了一定程度的肾上腺疲劳：所有没有足够多的时间休息、放松、享受生活的人，不断驱使自己前进的人，从不满足的人，完美主义者，处于持续压力中的人（尤其是几乎没有情绪释放渠道的人），感到自己陷入困境或者无依无靠的人，感觉被反复或持续的困难压得喘不过气来的人，经历过严重或慢性情绪创伤和身体创伤的人。你自己的生活中存在上述任何情况吗？如果存在，本书将会帮助你。请继续往下阅读，以了解你的肾上腺疲劳程度及自救方法。

任何人都可能经历肾上腺疲劳

各个阶层、文化和年龄群体都可能患上肾上腺疲劳。政治家、大学生、环保主义者、农民、战乱国家的村民、好莱坞导演、中班工人、健康维护组织的医生、拥有至少两个孩子但几乎无法得到帮助的母亲……都可能会遇到导致肾上腺功能减退的因素，尽管他们过着完全不同的生活。这个问题造成了数不清的代价，包括有效工作时间、创造性思想、合理商业决策以及幸福指数等无形因素的损失，更不要说健康和寿命的损失了。

你的工作可能是一个因素

一些职业对肾上腺的压力比较大。如果你观察保险公司关于不同职业死亡率、用药和生病天数的统计表，那么除了具有身体危险性的工作，你所看到的数字在很大程度上代表了这些工作带来的肾上腺疲劳情况。

例如，医疗行业就是一个很容易患上肾上腺疲劳的行业。通常，医科学生本科毕业后直接进入医学院。在医学院的前两年，他们需要学习大约2.5万个新词语。为此，他们需要经常熬夜。4年学成毕业后，他们会成为某个专业领域的住院实习医生，每周工作80～110小时。有时，他们需要面对来自上级和其他同学的巨大压力。实习毕业后，他们常常会背上10万美元的债务，并在情感上陷入孤独。在已婚者中，超过三分之二的人在实习结束时面临离婚问题。由于培训过程中的经历，他们可能觉得无法相信任何人，这使单位和家变成了不安全的地点。实习结束后，大多数新医生立即进入了诊所。进入诊所以后，他们常常连续工作很长时间，几乎没有休息。有时，为了坚持工作，他们需要求助于安非他命或其他兴奋剂。他们很少参与家庭生活，因为他们大多数时间都在工作，这导致了其婚姻生活的问题。虽然这种情况并不适用于所有医生，但我最近合作过的许多医科学生、住院实习医生和执业医生都面临这种情况。实际上，我所认识的一位医生在住院实习结束时累倒了，从此决定改变职业，专门向职业人士传授应对压力的方法。

警察是另一个对肾上腺非常严苛的职业。我曾为许多由于工作压力徘徊在崩溃边缘的警察提供咨询。你可能认为这些人每天面对的危险造成了他们的压力。其实，他们的大部分压力来自指挥官对他们的要求。如果这些人每周倒班，他们的压力就会增大，因为他们的身体永远没有机会适应每次睡眠变化导致的生理节律。每次换班不到三个星期的倒班工作者会不断对肾上腺施加压力。每当睡眠周期发生变化时，你都需要几天到几个星期的时间为新的睡眠周期建立正常的激素模式。

中层经理、秘书和教师是面临"三明治压力"的职业。这些人需要满足来自上级和下级的要求和预期，却没有做出必要改变或有效完成工作所需要的权力或权威。当事情出问题时，中间的人常常会受到责备。当事情进展顺利时，中间的人却常常不会受到表扬。处在这个位置上的人经常会出现很多健康问题。他们可能患有 × 综合征（一系列体征和症状，包括葡萄糖耐受不良，甘油三酯增多，高密度脂蛋白胆固醇变少，胰岛素抵抗，高血压，向心性肥胖和动脉粥样硬化加速）。这些症状反映了压力导致的皮质醇水平的提高。有时，在这个阶段过后，当肾上腺变得疲劳、压力响应能力出现下降时，皮质醇会降至正常水平以下。

承压能力的变化

一个人可能很容易承受某种压力，而且可以承受更多压力，但是另一个人或者同一个人在另一个时间可能觉得同样的压力过于巨大，无法承受。你应该知道，肾上腺疲劳的开始和持续具有很大的个体差异性。

下面是导致肾上腺疲劳的一些主要的生活方式因素。值得注意的是，大多数因素都在你的控制范围内。

导致肾上腺疲劳的主要生活方式因素

- 缺乏睡眠

- 不良饮食选择

- 疲劳时将食物和饮品作为刺激物

- 疲劳时熬夜

- 经常处于无能为力的位置上

- 经常逼迫自己努力

- 试图做到完美

- 长时间处于进退两难的境地（必败局面）

- 缺少恢复活力的娱乐活动

导致肾上腺疲劳的生活方式举例

- 大学生

- 拥有至少两个孩子但却几乎无法得到家人和朋友帮助的母亲

- 单亲

- 不愉快的婚姻

- 极度不愉快的高压工作条件

- 创办新事业或经营艰难业务的个体劳动者

- 吸毒者或酗酒者

- 需要频繁调整睡眠模式的轮班工作

- 只工作，不娱乐

导致肾上腺疲劳的生活事件举例

- 工作上或家庭里无法减轻的压力或频繁出现的危机

- 任何严重的情感创伤

- 好友或家人的死亡

- 大手术——恢复不完全或者术后持续疲劳

- 长期或反复的呼吸道感染

- 严重烧伤——包括严重晒伤

- 头部创伤

- 失去稳定工作

- 财务状况突然发生变化

- 没有朋友或家人支持的搬家

- 重复或过度接触化学物质（包括吸毒和酗酒）

压力积累

不管是什么原因，重复的压力都更容易使人产生肾上腺疲劳。压力的效果可以积累，尽管每个压力来源可能是完全不同的。例如，当你的支气管感染没有完全消失时，你的父亲去世了。6个月后，某个比你晚到公司的年轻人得到了你所期待的晋升。不出一个月，你在交通事故中受了伤。医生对于你的漫长恢复期感到不安。他们感到疑惑，因为他们没有意识到，这一系列看似无关的压力逐渐耗尽了你的肾上腺储备。不管是情绪事件还是物理事件，每个事件都是对你身体的攻击，你的肾上腺不得不对其做出反应。当交通事故发生时，你的肾上腺激素已经被耗尽了。而如果交通事故是唯一的重要压力来源，你可能会迅速而顺利地恢复健康。

身体压力和情绪压力的相互作用

身体创伤（比如感染、物理外伤、营养不良、手术、极冷、极热、脱水、累人的体力活动、接触有毒化学物质、过敏、哮喘和睡眠不足）以及情绪创伤（比如离婚、别离、激烈争吵、失去工作、财务问题、朋友或家人的受伤或去世以及严重的取笑或羞辱）都会逐步耗尽你的肾上腺储备，尤其是当你不能或没有在两次创伤之间采取必要的恢复措施时。

不良饮食降低肾上腺的压力响应能力

除了可能导致肾上腺功能减退的情绪和身体创伤，一些慢性疾病或生活方式也会持续消耗肾上腺储备，或者阻止其在创伤过后恢复正常。常见的长期因素之一是不良饮食。例如，62%的北美人平均每天连一种蔬菜也吃不上。肾上腺制造适量激素所需要的许多营养素是典型快餐无法提供的。如果你主要摄入的是预制食物或者预加工食物，吃不到大量蔬菜和新鲜水果，那么你的肾上腺一定无法得到发挥最优功能、在危机中做出良好反应所需要的营养素。第13章"食物"中介绍了肾上腺所需要的营养物质的完整分类、获取方式和作用。

呼吸道感染常常出现在肾上腺疲劳之前

呼吸疾病对肾上腺的影响尤其严重。肾上腺疲劳常常是由支气管炎、肺炎、哮喘、鼻窦炎和其他呼吸道感染的反复发作引起的，这一现象不仅被记录在了过去的医学文献里，而且常常会被敏锐的医生观察到。感染越严重、越频繁，持续时间越长，肾上腺过度劳累的可能性就越大。肾上腺疲劳可能仅仅由一次严重的感染引发，也可能由长期或反复感染逐渐形成。如果同时存在其他压力，比如不快乐的婚姻、不良饮食习惯或者紧张的工作，你就会更加迅速深入地进入肾上腺疲劳状态。

你的肾上腺也许在出生时就很虚弱

除了上面这些生活方式和生活事件因素，肾上腺恢复力还存在先天差异。已经患有肾上腺疲劳的母亲生下的孩子和在子宫中经历巨大压力（包括上述压力）的孩子通常肾上腺功能较弱。所以，从出生时起，他们应对人生压力的能力就比较低，因此他们更容易在以后的生活中出现肾上腺疲劳。

肾上腺疲劳的一些典型案例

弗兰克是一个非常友好的销售员，他总会讲上几个笑话，发出爽朗的笑声。他在一家发展良好的公司里担任中层经理，希望将来当上高管。由于拥有明确的目标，因此他总是待在办公室里。他是所有人的榜样。他在6年时间里获得了4次升职，成了销售副总裁。他的梦想正在变成现实。不幸的是，公司在市场转向低迷时扩张得太快了。为了应对亏损，公司开始裁员，并对留下来的人提出更多要求。弗兰克是少数保住工作的幸运者之一，但他不得不加大自己的工作量。这意味着他每周需要多次加班，并且几乎每个周末都要把工作带回家做。他大多数时候在餐厅里吃饭，而且吃得很快，因为他现在有许多事情要做。通过取消锻炼时间和迅速吃快餐，他挤出了更多的工作时间。由于他在熬夜时经常感到疲惫，他将平时晚餐后的一杯咖啡变成了每隔一小时左右交替饮用富含咖啡因的软饮料和咖啡，以便维持工作状态。由于摄入大量咖啡因，他更加难以入睡，因此他开始服用安眠药。到了上午，为了维持状态，他不得不饮用更多咖啡。一旦熬到中午，他就恢复了精神。接着，弗兰克发现，只要在晚上熬过11：00，他就可以完成更多工作。过了11：00，他会迸发出新的精力，可以坚持到凌晨2：00左右。虽然他看上去已经徘徊在崩溃的边缘，但他还是将这种生活维持了6年。一天早上，弗兰克回到家，发现妻子的汽车不见了。他走进屋子，发现她的衣服也不见了。随后他看到一张纸条，那是妻子留给他的。弗兰克感到目瞪口呆。她怎么能离开他呢？第二天上午，弗兰克仍然坐在同一把椅子上。实际上，他一直没有离开过那把椅子。他在中午打电话订了一些食物。不过，他几乎没有吃下什么东西，只是喝了咖啡。他一个电话也没有接，只是坐在那里，思考自己错在了哪里。最终，他在朋友的帮助下出了门，进了医院。他被诊断为创伤后抑郁症。不过，医生开的药只起了一部分作用。弗兰克有所改善，但他仍然生活得很吃力。不久，在朋友的建议下，他请假，来到了我的办公室。经过一段时间的治疗，现在他完全恢复了。弗兰克是由于过度工作、不良饮食和缺乏放松而患上肾上腺疲劳的典型案例。

弗兰克的肾上腺疲劳来自于过度工作、不良饮食、不良生活方式、志向过高和缺乏远见，这样的故事很常见。妻子离他而去的情感创伤击垮了这个已经耗尽精力的人。当阅读她的纸条时，他已经用光了燃料，失去了可以依赖的资源储备。

吉姆在一家提供全套服务的加油站工作。他喜欢这份工作，而且非常善于和顾客打交道。两年后，一家大型石油公司的代表注意到了吉姆，给了他一个开加油站的机会。吉姆对此很高兴，因为他非常清楚，他目前的职位没有什么前途。公司新建了一个加油站，安装了最新设备，为他提供了宽松的收购条款。吉姆很快获得了他所梦想的公司。凭借他爽朗的性格以及他所提供的优质服务，顾客开始增加。很快，他雇用了更多人手。他热爱自己的工作，以拥有成功的企业而自豪。不过，建设和维护加油站的工作要求使他付出了代价。他的妻子对他每个星期要在加油站工作70多个小时而非常不开心，并强烈地抱怨他跟她和两个孩子在一起的时间太少。所以，当石油公司提出在第一个加油站的成功基础上再为吉姆建设一个加油站时，他不情愿地拒绝了。妻子的持续不满和长时间的工作压力使他感到沮丧。他开始觉得自己陷入了困境，而且无力改变局面。为了缓解这种沮丧带来的压力，吉姆开始在晚上喝酒。很快，喝酒变成了他每天的习惯。不久，他的生意开始走下坡路。他的酗酒问题在一个星期二上午达到了顶峰。当时一位顾客喊道："不要碰我的车，你这醉鬼。"一位员工给吉姆的妻子打了电话，并把他送回了家。不久，吉姆得了出血性溃疡，住进了医院。在医院和家里的恢复过程中，吉姆进行了反思，意识到了自己所承受的巨大压力。因此，他放弃饮酒，卖掉了加油站，找了一份压力很小、非常安全的工作。通过摄入充足的营养和有利于肾上腺的膳食补充剂，他恢复了正常状态，重新过上了快乐而充实的生活。

吉姆的案例很好地说明了持续的内部情绪压力和工作要求是如何共同导致肾上腺疲劳的。

　　布丽安娜是四个孩子的母亲。她一直很喜欢孩子，但她并不想放弃工作。作为个体经营者，她几乎没有空闲时间，尤其是当孩子们越来越大、需要参加不同的社交活动和体育运动时。虽然她在生完第三个孩子以后几乎没怎么恢复就又生了第四个孩子，但她仍然在不断激励自己，并为自己不像过去那样精力充沛而责备自己。为了维持状态，她开始摄入更多的咖啡、浓茶和甜品，尤其是巧克力。她甚至被朋友称为"巧克力女王"。他们家的大多数活动仍然以布丽安娜为中心，这使她几乎没有自由时间。她所仅有的一点儿自由时间也不是很轻松，因为这些时间主要是和家人一同度过的。她和丈夫之间甚至出现了比较明显的紧张关系。布丽安娜一直觉得疲惫而紧张。一天早上，在上班的路上，她的汽车在等红灯时被后车追尾了。她的颈部产生了持续的疼痛，这使她更加疲惫。到最后，持续的颈部疼痛，使她无法正常工作和生活，因此她听从了朋友的建议，向一位脊椎按摩师寻求帮助。幸运的是，除了帮助她摆脱疼痛，医生还意识到了她的肾上腺疲劳问题。他让她服用合适的营养补充剂，要求她将更多家庭责任转移到丈夫身上，并且雇用两个人，将她目前疲于应对的大部分工作交给他们去做。最终，她恢复了已长期失去的精力，再次成为快乐的女人。

布丽安娜的案例说明了一个拥有不现实预期并且负担过重的人是如何由于缺少休息和婚姻不和而产生肾上腺疲劳的。当某个物理创伤成为压倒骆驼的最后一根稻草时,她失去了补偿能力,充分感受到肾上腺疲劳。

凯文是一个聪明的工程师,他热爱他的工作和家人。几年前,他升任中西部一家小型化工厂的经理。当凯文来到工厂时,他立即意识到,这家古老的工厂需要提高安全性。不过,由于工厂的利润无法达到预期,他只能等到拥有足够预算的时候才能开启改进计划。在凯文接手这份新工作的第一年,他的妻子发现他变了。他第一次出现了过敏。他过去常常在早上4:00起床,但他现在开始睡懒觉了。他对她和孩子越来越急躁和偏执。实际上,他开始一反常态地发脾气,尽管事后总是感到后悔。他觉得这可能是因为新工作带来的压力,因此他要求配备一位助理,因为他已经极大地提高了生产率。公司同意了他的请求。他的工作时间变短了,主动承担的责任也变少了,但他的情况仍然在恶化。他的干劲越来越低。他变得非常消沉,只想挨过每一天。公司医生认为凯文太紧张了,给他开了镇静剂和一些"胃药",因为他经常感到胃部不适。当凯文没有表现出改善迹象时,他的妻子要求他休假,认为他需要休息。由于没有其他办法,凯文同意了。休假几天以后,凯文感觉自己获得了新生。他之前的干劲又回来了。他再次变得体贴温柔,充满爱心。他期待着回到工作岗位上。不过,回到工作岗位一天以后,凯文再次感到疲劳,陷入了混乱状态。

在休假结束两个星期以后，凯文一家收到了凯文父亲去世的消息。他们立即驱车1600千米，前往凯文的老家。虽然凯文对于葬礼的压力感到恐惧，但是当他们回到老家时，他感觉自己越来越好，这使他很吃惊。为了在星期一上午回到工作岗位，他需要开上几乎整整一夜的车，但他对此并不在意。不过，回到工作岗位的第一天晚上，凯文又恢复了之前的症状。他又挣扎了几个星期。一天，工厂之前的经理对工厂进行了一次短暂的访问。通过谈话，凯文了解到，这位前经理由于健康原因而提前退休。这位经理告诉凯文，当他离开工厂时，立即觉得自己年轻了20岁。凯文向他介绍了这份工作给自己带来的越来越多的问题，并且描述了具体的症状。退休的经理透露说，他是因为化学过敏而离开的，他在工厂工作期间出现了许多和凯文一样的症状。这位好心的经理在工厂外面再次和凯文见了面，以讨论如何处理当前的局面。他们一起找到公司，要求采取必要的安全改进措施，包括极大地减少聚集在工厂大楼多个地方的化学烟雾。凯文被调到了一个远离烟雾的岗位上。他阅读了一位临床生态学家关于化学过敏的作品以及我的一篇关于肾上腺疲劳的文章。通过逐步地调理和改善，他完全恢复了健康。

在凯文的案例中，肾上腺疲劳是化学过敏导致的。任何"身体负荷"都可能持续攻击你的肾上腺，而且你还常常没有意识到这些事情。

桑德拉向来不是一个精力充沛的人。她小时候经常生病。后来，她做了图书管理员，因为这份工作不需要太多体力。不过，第一份工作并不符合她的预期。作为一家大学医学图书馆的管理员，她需要接受轮班制，这种班次每周都会发生变化。图书馆每天24小时开门，因此她还没有来得及适应某个时间表，就不得不改用另一个时间表，这种时间安排打乱了她的睡眠模式，影响了她在工作时的专心程度。她的老板变得越来越苛刻。直到有一天，桑德拉崩溃了，她在整理图书时毫无理由地哭了起来。事后，她倾吐了自己的心声，展示了自己受伤的灵魂。她说她夜里难以入睡，经常感到疲惫，老板要求过高，她讨厌做图书管理员，尽管她曾经觉得自己喜欢这份工作。她还抱怨说，她在大多数时候感觉自己病恹恹的，缺乏记忆力和耐心，而且更加讨厌社交。她只想躲开所有人，用被子蒙住头，好好睡一阵子，充分恢复精神，直到愿意起床的时候再起床。桑德拉本来就很脆弱，稍微有点儿压力就会超出她的极限。在那次崩溃以后，桑德拉被送到了单位精神病医生那里，后者认为她得了抑郁症。她服用了一些抗抑郁药物，但是只出现了轻微的好转。随后，她接受了一系列电击治疗，这使她脆弱的身体变得更加脆弱。经过几年的赋闲，她遇到了一个懂得肾上腺疲劳的医生。慢慢地，她恢复了健康，找到了一份更加适合自己性格和需要的图书馆工作。对桑德拉来说，这种恢复是一段漫长而艰难的旅程，因为没有人理解她抗压能力不足的问题。

桑德拉是肾上腺初始储备不足的例子。只要一点点压力就会令她难以招架。从外部来看，人们很容易认为这些人是懦夫或懒人。事实上，他们只是欠缺应对许多工作和社交活动内在压力的储备能力。

　　下一章将介绍肾上腺疲劳更为常见的一些症状。如果你觉得至少有两三条听上去异常熟悉，请完成本书第二部分的调查问卷，以便了解你是否存在肾上腺疲劳。如果你觉得下一章列出的情况与你完全不符，请将本书送给你觉得与之类似的人。

第 5 章

——

肾上腺疲劳的体征和症状
Signs and Symptoms of Adrenal Fatigue

下面列出了肾上腺功能低下的一些常见症状。请看看是否有一个或多个情况与你或者你认识的人存在相似性。

- **早上难以起床**。闹钟响了三次，你仍然觉得不够清醒，不想把脑袋从枕头上挪开。

- **睡眠无法缓解的持续疲劳**。虽然睡了一整夜，但醒来以后依然觉得疲惫。对于肾上腺疲劳群体来说，神清气爽是一个很陌生的词语。

- **渴望盐或多盐食品**。你开始食用整包薯片，并给已经很咸的食品加盐。

- **嗜睡（缺乏精力）**。一切似乎都是负担，包括你过去非常喜欢的事情。通常，仅仅从椅子上站起来就需要很大的精力。

- **完成日常工作需要花费更多的努力**。一切事情似乎都需要花费10倍的努力才能完成。

- **性欲下降**。即使最火辣的电影明星等在你的卧室里，你也会请求改期。当你几乎没有精力抬起头来的时候，性是你最不可能想到的事情。

- **应对压力的能力下降**。过去从来不会困扰你的小事也会惹到你。路怒、持续焦虑、冲孩子叫嚷、强迫性进食、吸烟和吸毒都是肾上腺需要帮助的信号。

- **患病和受伤后恢复的时间变长**。你在十月患上的感冒到了十一月仍然没有消退。手指上的伤口花了几个星期的时间才愈合。你的父亲已经死了两年，但你仍然悲伤得无法工作。

- **迅速起身时感到眩晕**。有时，你从床上或椅子上起身时觉得自己几乎要晕过去。

- **轻度抑郁**。当一切似乎都没有意义时，为什么还要努力呢？

- **生活的愉悦和快乐变少**。似乎没有什么事情能够再次提起你的兴趣。工作和人际关系似乎很空虚，你几乎永远不会仅仅为了快乐而去做一件事情。

- **经前综合征加重**。肿胀，疲惫，暴躁，痉挛，渴望巧克力——还有比这更糟糕的吗？

- **不吃饭或吃不饱时症状加重**。为避免崩溃，你需要用零食、可乐和咖啡来支撑自己。

- **思维变得更加发散和模糊**。你的思路常常中断，而且越来越不容易做出决策，即使面对穿衣这样的小事也是如此。

- **记忆准确性下降**。你变得呆头呆脑的，简直可以当"老学究"了。

- **忍耐力下降**。周围的人似乎比过去更令人恼火。

- 直到上午10:00才真正清醒。

- 下午3:00到4:00很消沉。下午三四点的时候，你感觉自己好像吃了安眠药。

- 晚饭后感觉好了一些。晚上6:00吃完晚饭后，你再次变得活跃起来。

- 生产率下降。完成任务所需要的时间变长，坚持工作变得更加艰难。

 上述任何一种症状都无法成为肾上腺功能减退（肾上腺疲劳）的明确诊断依据。不过，如果它们作为综合征同时出现，这意味着存在肾上腺功能减退的可能性很大。如果你对其中许多症状感到熟悉，那么你可能已经出现了一定程度的肾上腺疲劳。虽然我们已经接受了现状，但肾上腺疲劳并不是正常生活的一部分！这些症状意味着你的肾上腺对于你所经历的紧张做出了防御性调整。它们是在提醒你，要想再次获得良好的感觉，你需要做出一些改变。

 如果上述症状中至少有三种症状符合你的情况，请阅读下一章"肾上腺疲劳的演进"，然后完成第二部分的问卷调查和练习，以评估你的肾上腺疲劳程度。

第 6 章

肾上腺疲劳的演进
The Progression of Adrenal Fatigue

　　肾上腺疲劳可能突然发生，也可能逐渐发生，这取决于环境。它可能是严重车祸、头部受伤、感染、接触毒物、情绪休克或者人生危机等很容易分辨的单一事件的结果。当这种事件是肾上腺疲劳的决定因素时，之前没有出现过的肾上腺疲劳迹象通常会在事件之后出现。在许多情况下，人们在事件发生前已经出现了一定程度的肾上腺疲劳。事件发生后，肾上腺疲劳变得更加明显。

　　由于我们的生活方式通常存在压力，肾上腺疲劳往往是逐渐形成的。当肾上腺疲劳形成时，**症状**（我们的身体感知和感觉到的情况）通常先于**体征**（可见变化以及实验室和临床测试结果）出现。随着问题的演进，这些症状和体征会不断积累，形成**综合征**，即可以归结为某种疾病的一系列症状和体征。遗憾的是，在某种疾病发展成全面的综合征之前，医学常常无法发现这种疾病。当疾病被发现时，你的生活和健康情况可能已经遭受了很大的破坏。同早期症状相比，综合征的恢复可能需要更多治疗。在本书的帮助下，你可以在肾上腺疲劳综合征全面发作之前发现早期症状。你还可以了解如何阻止症状的恶化，如何缓解和消除症状。另外，我希望你能通过对这些症状的了解保护自己未来不受肾上腺疲劳的侵袭。

与肾上腺功能减退有关的疾病和健康状况

由于肾上腺是应对压力的腺体，它们会参与大多数慢性病的发病和恢复过程。原因很简单。大多数慢性病会带来压力。从关节炎到癌症，大多数慢性病的发病过程会对肾上腺施加压力，因为疾病会对身体提出越来越多的要求。因此，通常来说，如果某人患有慢性病，并且他的症状中包含早起疲劳，那么他的肾上腺很可能受到了波及。在任何疾病或疾病演变过程中，如果治疗措施中包含了皮质类固醇，那么疾病演变过程中很可能会出现肾上腺功能减退。所有皮质类固醇都在模仿皮质醇的行为。皮质醇是肾上腺分泌的一种激素。所以，当皮质类固醇的需求上升时，这很可能是因为肾上腺没有提供足够的皮质醇。如果皮质醇的响应是正常的，那么除了极端情况，人体几乎不需要模仿皮质醇行为的外部合成类药物。

有几种疾病与肾上腺的关联特别明显。慢性疲劳综合征、纤维肌痛、酒精中毒、局部缺血性心脏病、低血糖症、类风湿性关节炎以及慢性和复发性呼吸道感染通常都会涉及肾上腺功能减退。对于慢性疲劳综合征和纤维肌痛，目前涌现出的大量证据表明，这些综合征可能源自正常化验无法检测到的罕见的传染性微生物。聚合酶链式反应等复杂而特殊的化验可以检测到这些入侵者。越来越多的同行研究论文正在证实这种微生物在这些特定疾病中的存在性。一旦检测到这些微生物，医生就可以采取合适的治疗措施。通常，同一种综合征涉及至少两种微生物。只有将它们全部消除，病人才有可能恢复健康。这些致病微生物是一种极大的身体负担，耗尽了肾上腺资源。通常，这种病人的身体非常虚弱。如果能在清除体内感染源的同时提供足够的肾上腺支持，病人就可以更好地恢复健康。

肾上腺疲劳常常在某种综合征之前出现，比如慢性疲劳综合征、纤维肌痛和一些酒精中毒病例。肾上腺功能变化所导致的免疫力下降使人更容易感染，或者变得更加虚弱。在许多酒精中毒病例中，肾上腺疲劳及其导致的低血糖症使人很容易对酒精产生不受控制的欲望。在其他一些酒精中毒病例中，酒精的持续摄入使肾上腺产生了疲劳。不管怎样，肾上腺疲劳是大多数酒精中毒病人的共有问题。肾上腺支持可以极大地改善酒精中毒的治疗效果。要想了解更多细节，请参考第13章"应该回避的食物"一节。

慢性和复发性支气管炎、肺炎以及其他肺病和支气管疾病通常涉及肾上腺疲劳。这包括许多哮喘、流感和过敏症状。这种关系似乎具有双向因果性。也就是说，频繁出现的呼吸道疾病会导致肾上腺疲劳，而患上肾上腺疲劳的人又很容易出现呼吸问题。大约1898年，肾上腺功能和呼吸道感染间的联系首次得到书面记录。到了20世纪30年代中期，医生们不仅知道肾上腺在对抗感染和维护整体健康上的重要性，而且知道肾上腺与慢性和复发性呼吸问题的关系。后来，人们知道，就连胎儿的正常肺部发育也依赖于一定量的肾上腺激素，尤其是皮质醇。如果胎儿在发育时缺少来自肾上腺的皮质醇，其肺部就无法正常发育，早期肺部问题就会变得更加频繁，更加严重。

如果上述任何疾病伴随着肾上腺功能低下，它的恢复期都会变得更长，病人的体力会更差，疲劳也会更明显。当这些症状出现时，患者很可能存在肾上腺疲劳，不管原因为何。

如果上述疾病清单看上去很长，而且一些症状很耳熟，说明你已经了解了情况。在各种健康问题（从麻烦的问题到威胁生命的问题）中，肾上腺疲劳都是一个通常没有得到承认的因素。在本章结尾，我要引用约翰·廷捷拉医生的一段话。廷捷拉是肾上腺功能紊乱临床表现领域最权威的人物，他说："为确保可靠性，我们之前说，大约16%的人拥有从中等到严重的肾上腺皮质机能减退（肾上腺疲劳）并伴有低血糖症。事实上，如果将所有关节炎、哮喘和过敏性鼻炎患者、酗酒者以及其他所有相关群体包括在内，这个比例应该改为67%。"（廷捷拉，1969）

第 7 章

———

医学为什么没有承认肾上腺疲劳
Why Medicine Has Not Recognized Adrenal Fatigue

"大夫，我想我得了肾上腺功能减退，"病人说道，"我一直很疲惫。我很抑郁。我在过去4年经历了几次重大创伤——一次严重的车祸加上两次手术，一次用于治疗癌症，一次用于治疗跟腱断裂。从那以后，我一直没有恢复过来。即使是最细微的事情也会压倒我。""肾上腺功能减退？"医生回答道，"什么是肾上腺功能减退？我在医学院学习了12年，但从未听说过它。让我做一下诊断吧。"

——一位患者回忆她为了肾上腺疲劳第一次去看医生时的情景

现代医学没有关于肾上腺功能低下的诊断

在过去的100多年里，肾上腺疲劳以许多不同的名称被承认、提及、讨论和治疗。它在个人和临床层面上得到了数千位医生的处理。

不过，它现在仍然没有成为医学院的教学内容。因此，普通医生不知道它的存在，当然也就很少考虑这种疾病。就连内分泌医生（专门治疗包括肾上腺在内的内分泌腺紊乱的医生）也很少承认肾上腺疲劳是一种明确的疾病，或者几乎没有治疗它的准备。所以，你应该亲自了解它。你可能无法在通常可以获得帮助的地方获得帮助。肾上腺功能低下是被现代医学忽略的问题之一。虽然亚临床肾上腺功能减退在20世纪早期被看作一种明确的综合征，但是它在今天很少得到承认。大多数情况下，唯一得到医学承认的肾上腺功能减退就是艾迪生病。艾迪生病和库欣病（主要由类固醇药物导致的极高的皮质醇水平）会在医学教材和医疗讲座中提及，但是比艾迪生病和库欣病的共同影响范围还要大的肾上腺疲劳却很少被人提及。

制药和保险行业对医学的影响

在考虑传统医学忘记这种肾上腺功能低下综合征或者认为它不存在的原因时，现代医疗保健制度的定位是一个有趣而令人不安的观察视角。在过去50年里，制药和保险公司的巨大影响力完全改变了医学实践，导致医生培训和医疗保健的重点发生了根本变化。敏锐的观察能力、身体检查能力和演绎推理能力曾经被视作医生最重要的诊断能力。现在，很多医生却开始依赖对化验结果的狭隘解读和保险计划列举的诊断种类。健康保险公司迫使医学实践将大部分健康状况的诊断和治疗限制在事先批准的疾病编码上。用药和手术通常是现代医学提供的治疗手段，即使有时它们并不合适。所以，如果一种疾病没有在化验结果中明确出现或者不符合诊断编码，如果症状没有已知的手术或药物治疗方案，那么这些问题可能会像不存在一样。

如今，医师执照委员会、健康保险和制药公司以及患者对于迅速恢复的预期都在影响医生。由于这些影响以及医生培训的某些偏差，医生思考和实践的主要是制药医学，他们试图开出适合患者病情的药物。由于持续存在的医疗失当诉讼威胁以及同行评议委员会的保守影响，医生们通过不同方法帮助病人的意愿和能力都出现了大幅下降。医疗失当的判断不仅取决于患者受到的伤害，还取决于医疗行业关于特定情况下"合适"治疗程序的共识。所以，为了自保，很多医生的医学实践变得更加"正统"。他们的培训不再鼓励他们探索化验或常规体征和症状以外的事物，他们也很少再去考虑真正的替代疗法。在诊断和治疗时，进行真正的思考成了一件回报不足而又非常危险的事情。

目前，医学培训依赖大型制药公司的资金支持。而且，现代医学正在遭受保险公司的束缚。根据我们目前的医疗制度，很多医生的一部分收入来自于保险公司。根据美国保险行业和医学执照委员会对于治疗师、内科医师、诊所和医院的书面要求，每个患者的病情都必须有一个国际疾病分类编码。这个编码会为某种疾病或身体状况赋予一个名字。没有人能够游离于编码系统之外。你必须用一个编码为你的疾病分类。这种认为所有病人的情况都能与一本预先设计的编码书上的描述相匹配的想法很荒谬，但是每个人都必须拥有一个国际疾病分类编码。如果没有这个编码，病人和医生的医疗资金支持可能会迅速中止。没有这种编码的记录是不完整的，没有这种编码的账单无法提交给保险公司。因此，医生必须在诊断时确定病人的国际疾病分类编码，否则保险公司就不会为其买单。你可能已经猜到，肾上腺疲劳没有国际疾病分类编码，而肾上腺功能减退的编码通常只适用于艾迪生病。病人接受的一切治疗都需要保险公司来买单，但保险公司只为每个编码（诊断）得到批准的某些疗法付账。如果医生没有使用对应于诊断编码的、得到批准的疗法，保险公司就不会付账。在没有保险公司买单的情况下，大多数病人和医生都不愿意将治疗继续下去。因此，肾上腺疲劳很少能得到治疗，即使有些医生知道它的存在。

肾上腺功能化验无法诊断出肾上腺疲劳

对于大多数医生来说，肾上腺功能减退意味着艾迪生病。因此，在检测肾上腺功能减退时，他们只会使用检测艾迪生病的测试，这使你陷入了必败的局面。如果你把症状告诉医生，他可能认为你的症状不足以进行测试，因为它们并没有严重到艾迪生病的程度。即使你的医生进行了化验，你也可能不会检测出艾迪生病呈阳性，此时医生会宣布你是"健康"的，从而忽略你的症状。如果你提议进行替代测试，比如进行非艾迪生肾上腺功能减退体征的激素水平唾液测试，医生可能会告诉你，他从未听说过激素唾液测试。即使听说过，他也可能不知道这种测试和血液测试一样准确有效，而且更加灵敏，或者它们已经得到了验证，并被写进科学论文里，得到了许多保险计划的接受。

他很可能会忽视这种测试的有效性，尽管它是非常有价值的肾上腺疲劳诊断工具。总之不管怎样，你都很可能会失败。如果你的医生不是特别优秀，你也许只能灰心地离开，继续怀疑自己的症状，为自己针对个人健康采取的措施感到羞愧。而医生可能会给你开一些镇静剂，或者为你预约一位精神科医生。

医疗机构忽视了替代医学提供的知识

医学与制药和保险公司间的联系形成了一种几乎无法打破的医学制度，它限制了其他医疗保健形式的发展，包括自我帮助。在1992年以前，美国医学协会甚至不允许其成员以任何方式接触替代医学实践者（该协会称他们为"江湖郎中"）。即使是现在，大多数医生仍然在回避替代医学，认为它有违他们的职业标准。关于膳食疗养、东方医学、草药学等各种主题的信息常常受到压制，或者被认为是没有根据的。这很不幸，因为这些领域的学问关于健康和疾病拥有非常有用的知识，可惜的是，这些知识处于公认的"现代"医学的狭窄范围之外。

所有这些因素都对于肾上腺疲劳群体产生了负面影响。虽然每个医生的办公室里经常出现具有肾上腺功能低下症状的病人，但是医生并没有进行这方面的检查。如果这种疾病没有疾病分类编码，那么它就是不存在的。本章开头的片段是一个真实事件，是一位女士向医生咨询肾上腺疲劳时的经历。这件事不是发生在遥远的小镇上，而是发生在加利福尼亚州马里布市一家应该很先进的上等女性诊所里。这个痛苦的例子说明，即使病人很有知识，能够提出温和型肾上腺功能减退测试的请求，他们的医生可能也只会考虑艾迪生病，不会考虑其他病情。能够针对这种疾病向患者提供可用自然疗法的医生就更少了。

另一个例子是医学作家凯伦。在撰写一篇关于肾上腺疲劳的文章时，凯伦意识到，她拥有许多肾上腺疲劳的症状。她和医生谈论了自己的怀疑，提议进行检查。医生不承认她具有明确的肾上腺功能低下症状，而且忽视了这个想法，让她"回家，结婚，生孩子"。如果凯伦听从了这个建议，而不是相信自己的直觉，相信自己的确出了问题，那么婚姻、怀孕和育儿工作可能会对她的肾上腺施加更多压力，使她变得更加虚弱。

简而言之，从医生的角度看，这只是另一波健康热潮。虽然他们每天都会在办公室里听到病人讲述类似的症状，但是他们为什么要为此而担心呢？如果这种疾病的确存在，那么他们使用的测试无法检测到它，他们使用的治疗方法也无法缓解它。

下一章包含了我和其他关心健康的医生过去20多年共同设计的肾上腺疲劳调查问卷。它的价值已经无数次得到了证明。目前，它仍然是一种宝贵的临床工具。如果你怀疑你自己或者你所关心的某个人患有肾上腺疲劳，这份调查问卷可以可靠地帮助你确定你和你所爱的人是否患有肾上腺疲劳以及这种病的严重程度。

第二部分

我有肾上腺疲劳吗

———

Do I Have Adrenal Fatigue?

第8章

——

完成调查问卷
Completing the Questionnaire

下面的调查问卷是本书中确定你是否患有肾上腺功能减退（肾上腺疲劳）最重要的工具。过去20多年，我和其他医生共同整理了这份调查问卷涉及的肾上腺疲劳指标。虽然它没有得到标准化，但我发现它在临床上很有价值。它一次又一次地证明了自己的价值。它覆盖了指示肾上腺疲劳的大多数体征和症状。你对这些问题的回答可以为你的肾上腺功能描绘出一幅完整的画面，并且可以帮助你确定可能导致这个问题的生活因素。

肾上腺疲劳通常会在事故、手术、疾病或情绪创伤等重大事件之后变得更加严重。因此，在回答调查问卷时，你应该考虑你上一次感觉良好的时候以及当时的环境。你不需要提供确切的日期，只需要知道你的健康状况开始恶化的大概时间段。如果你没有注意到自己发生变化的具体时间，不要担心。肾上腺疲劳常常是逐渐出现的，没有明确的开始时间。

说　明

这份问卷调查很简单。你只需要阅读每个陈述，确定它的严重程度，并在每句话旁边写下合适的数字。注意，0代表从不或很少，1代表偶尔或轻微，2代表中等频率和强度，3代表强烈严重、经常和/或影响日常生活。你可能很想在一些陈述旁边写下5。不过，你应该抵抗这种冲动，将3作为最大值。否则，最终得分就会受到影响。请尽量做到客观，标记真实的症状，而不是忽视或夸大。你对自己越客观，你的结果就越贴近现实。不要在某个陈述上花费太多时间，因为累计得分才是最重要的。

问卷中有一列是"过去"，一列是"现在"。过去指的是你在"最后一次感觉良好"处写下的日期之前的生活。如果无法确定具体日期，你可以选择你的症状开始明显恶化的大概时间。将这个日期写在"过去"一列的顶部，以免你忘记它。你在"过去"一列做出的所有回答都是你在这个日期之前的感受。"现在"一列不一定是今天，而是你在当前的时间框架下或者你在"过去"一列上方写下的日期之后的整体感觉。

完成问卷后，你需要根据指导将每列数字加起来，得到总分。接着，你需要阅读"调查问卷评分和解释"一节，以确定你的肾上腺健康状况。

你可能会发现，你的某些症状在这份调查问卷上并没有被提及。这份问卷并不想做到全面，但它覆盖的症状和体征足以准确判断肾上腺疲劳的存在性和程度。过去20多年的事实证明，这份调查问卷在临床上非常有用。记住，这次调查是为你自己做的。你做得越准确客观，你的结果就越有价值。如果你能诚实回答问卷，那么你的答案不仅可以帮助你确定肾上腺疲劳的程度，还可以为你提供关于当前状态的有用信息和洞见。

肾上腺调查问卷

今天的日期：_____

说明：请为下列每个陈述写下合适的数字。

0= 从不 / 很少

1= 偶尔 / 轻微

2= 中等强度或频率

3= 强烈 / 严重或频繁

自从_____（日期）的_____（描述事件，如果有的话）之后，我一直觉得不舒服。

诱发因素

    过去   现在

1. _____ _____我经历了影响健康的长期压力。

2. _____ _____我经历了影响健康的一次或多次压力很大的事件。

3. _____ _____我强迫自己精疲力竭的程度。

4. _____ _____我长期过度工作，几乎没有游戏或放松时间。

5. _____ _____我患有长期、严重或反复发作的呼吸道感染。

6. _____ _____我接受了长期或高强度的类固醇（皮质类固醇）治疗。

7. _____ _____我很容易增重，尤其是腰部（"游泳圈"）。

8. _____ _____我有酗酒或吸毒的历史。

9. _____ _____我对环境过敏。

10. _____ _____我患有糖尿病（2型，成人发病型，非胰岛素依赖型）。

11. _____ _____我患有创伤后疼痛综合征。

12. _____ _____我患有厌食症。*

13. _____ _____我患有一种或多种其他慢性病。

_____ _____总计

重要体征和症状

过去　　现在

1. _____ _____我处理压力的能力下降了。

2. _____ _____我的工作效率变低了。

3. _____ _____我的认知能力似乎下降了。我的思路不像过去那样清晰了。

4. _____ _____在匆忙或有压力时，我的思维很混乱。

5. _____ _____我往往会回避情绪化局面。

6. _____ _____我在面临压力时往往会发抖或紧张。

7. _____ _____我在紧张时会出现神经性胃部消化不良。

8. _____ _____我有许多无法解释的恐惧或焦虑。

9. _____ _____我的性欲明显没有过去那么强了。

10. _____ _____我从坐姿或卧姿突然站立时，会头晕目眩。

11. _____ _____我的视野会忽然变灰或变黑。

12. _____ _____我长期感到疲惫，这种疲惫常常无法通过睡眠缓解。*

13. _____ _____我在大多数时候感到不适。

14. _____ _____我的脚踝有时会肿胀——这种肿胀在夜间会加重。

15. _____ _____在心理或情绪压力过后，我通常需要躺下或休息。

16. _____ _____我的肌肉有时会变得异常虚弱。

17. _____ _____我的手和腿会出现毫无预兆的抖动。

18. _____ _____我变得容易过敏了，或者过敏反应的频率或严重程度增加了。

19. _____ _____当我挠皮肤时，一条白线会停留一分钟或者更长时间。

20. _____ _____我的额头、脸、脖子和肩膀上出现了不规则的深棕色小点。

21. _____ _____我有时感到全身虚弱。*

22. _____ _____我经常出现无法解释的头痛。

23. _____ _____我经常感到冷。

24. _____ _____我对寒冷的忍耐力下降了。*

25. _____ _____我有低血压。*

26. _____ _____我在压力下常常饥饿、糊涂、发抖或者有些麻痹。

27. _____ _____我的体重毫无理由地下降，同时感到非常疲惫倦怠。

28. _____ _____我感到无望或绝望。

29. _____ _____我的忍耐力下降了。我对别人感到恼怒的次数变多了。

30. _____ _____我脖子上的淋巴结经常肿胀（我出现了颈部淋巴结肿大）。

31. _____ _____我有时会没有明显理由地出现恶心、呕吐症状。*

_____ _____总计

精力模式

过去　　现在

1. _____ _____为了维持正常生活，我常常需要强迫自己。一切似乎都是一种
苦役。

2. _____ _____我很容易疲劳。

3. _____ _____我早上起床有困难（直到大约上午 10：00 才真正清醒）。

4. _____ _____我会突然失去干劲儿。

5. _____ _____午饭后，我常常感到非常舒服，觉得自己完全清醒了。

6. _____ _____我常常在下午 3：00 至 5：00 感到情绪低落。

7. _____ _____我如果不正常吃饭，就会感到精力不足、郁郁寡欢或者精神恍惚。

8. _____ _____我在晚上 6：00 时的感觉通常是最好的。

9. _____ _____我常常在晚上 9：00 至 10：00 感到疲惫，却不想睡觉。

10. _____ _____我喜欢早上睡懒觉。

11. _____ _____我最好、最能恢复精力的睡眠常常出现在上午 7：00 至 9：00。

12. _____ _____我在深夜的工作效率常常是最高的。

13. _____ _____我如果到了晚上 11：00 还不睡觉，会爆发出第二波能量，而且
常常可以持续到凌晨 1：00 至 2：00。

_____ _____总计

经常观察到的事件

过去　　现在

1. _____ _____我的咳嗽或感冒会持续几个星期。

2. _____ _____我会经常或反复患上支气管炎、肺炎或其他呼吸道感染。

3. _____ _____我每年会两次或多次患上哮喘、感冒和其他呼吸道疾病。

4. _____ _____我经常出现皮疹、皮炎或其他皮肤问题。

5. _____ _____我患有类风湿性关节炎。

6. _____ _____我对环境中的一些事物过敏。

7. _____ _____我对多种化学物质过敏。

8. _____ _____我有慢性疲劳综合征。

9. _____ _____我的上背和颈下肌肉疼痛，而且没有明显的原因。

10. _____ _____我颈部两侧的肌肉疼痛。

11. _____ _____我患有失眠症，难以入睡。

12. _____ _____我有纤维肌痛。

13. _____ _____我患有哮喘。

14. _____ _____我患有过敏性鼻炎。

15. _____ _____我患有神经衰弱。

16. _____ _____我的过敏反应正在恶化（更严重、更频繁或者更具多样性）。

17. _____ _____我手掌或指尖的脂肪垫常常发红。

18. _____ _____我比过去更容易出现擦伤。

19. _____ _____我胸腔底部脊柱附近的位置在按压时会感到刺痛。

20. _____ _____我起床时眼睛下面会出现肿胀，几个小时后又会消退。

（下面两个问题只适用于女性）

21. _____ _____我经前综合征的症状越来越多，比如绞痛、气胀、喜怒无常、
易怒、情绪不稳定、头痛、疲惫，以及 / 或者经前偏执（只需
要出现一部分症状）。

22. _____ _____我的月经量通常过多，它们常常在第四天停止或基本停止，然
后在第五天或第六天再次爆发。

_____ _____总计

食物模式

过去　　现在

1. _____ _____为了在上午维持状态，我需要咖啡或者其他兴奋剂。

2. _____ _____我常常渴望摄取富含脂肪的食物，并在食用富含脂肪的食物以后
感到很舒服。

3. _____ _____我用高脂肪食物激励自己。

4. _____ _____我常常用高脂肪食物和含有咖啡因的饮料（咖啡，可乐，巧克力）
激励自己。

5. _____ _____我常常渴望摄入食盐和 / 或富含食盐的食物。我喜欢咸食。

6. _____ _____我在摄入高钾食物（比如香蕉、无花果、生土豆）后感觉很糟糕，尤其是在上午。

7. _____ _____我渴望摄入高蛋白食物（肉类，奶酪）。

8. _____ _____我渴望摄入甜食（馅饼、蛋糕、点心、多纳圈、果脯、糖果或甜品）。

9. _____ _____我在错过或跳过一顿饭时感觉很糟糕。

_____ _____总计

加重因素

过去　　现在

1. _____ _____我的生活或工作中存在持续的压力。

2. _____ _____我的饮食习惯往往分散而缺乏规划。

3. _____ _____我在工作场所或家庭里的人际关系并不愉快。

4. _____ _____我没有定期锻炼。

5. _____ _____我吃许多水果。

6. _____ _____我的生活中缺乏足够的娱乐活动。

7. _____ _____我几乎无法控制自己的时间安排。

8. _____ _____我限制自己的食盐摄入量。

9. _____ _____我的牙床或牙齿存在感染或脓肿。

10. _____ _____我的吃饭时间不规律。

_____ _____总计

缓解因素

过去　　现在

1. _____ _____当紧张局面得到缓解时，我几乎立刻就会感到轻松。

2. _____ _____定时吃饭可以缓解我的症状。

3. _____ _____在和朋友出去过夜以后，我常常会感到很舒服。

4. _____ _____当我躺下时，常常会感到很舒服。

5. _____ _____其他缓解因素

_____ _____总计

调查问卷评分和解释

这个调查问卷可以提供许多信息。请严格遵循下面的指导，以便为自己正确评分。然后，请继续阅读解释部分。

答题总数

1. 首先统计你在每个部分用 0 以外数字回答的问题的总数。在下一页"答题总数"评分表的每个部分合适的空格里填写"过去"和"现在"的总数。例如，如果你在**"重要体征和症状"**的"过去"一列用 1、2、3 回答了 21 个问题，在"现在"一列用 1、2、3 回答了 27 个问题，那么你在这个部分"过去"一列的答题总数就是"21"，"现在"一列的答题总数就是"27"。注意，调查问卷第一部分**"诱发因素"**没有对应项。这一部分将被单独处理，没有包含在下面的总结中。所以，你在总结表格中填写的第一项对应的是**"重要体征和症状"**部分。

2. 在填写完每个部分的两列答题总数以后，将每一列的所有数字加起来，写在评分表最下面一列的"总计——响应总数"空格中。

3. 此时,"**答题总数**"表格中的所有空格都应该填上了。

接着,进入评分的下一环节。

答题总数

答题总数

部分名称	响应总数	
	过去	现在
重要体征和症状　问题数量——31		
精力模式　问题数量——13		
经常观察到的事件　问题数量——男性20,女性22		
食物模式　问题数量——9		
加重因素　问题数量——10		
缓解因素　问题数量——4		
总计——响应总数		

总　分

这部分评分是将你回答问卷时写在问题旁边的数字(0,1,2,3)加起来。将每个部分第一列的数字加在一起,写在下表合适的空格里。接着,将每一列数字加在一起,得到"过去总分"和"现在总分"。将这些总分写在下面的两列空格里,以完成这部分评分。

总 分

部分名称	总分	
	过去	现在
重要体征和症状　最高分——93		
精力模式　最高分——39		
经常观察到的事件　最高分——男性60，女性66		
食物模式　最高分——27		
加重因素　最高分——30		
缓解因素　最高分——12		
总计——总分		

总分除以响应总数 = 严重程度

调查问卷解释

这份调查问卷是一个宝贵的工具，可以判断你是否存在肾上腺疲劳以及症状的严重程度。当然，解读的准确性取决于你回答每个问题的准确性和诚实性。由于每个人的肾上腺疲劳存在巨大的差异，因此问卷包含了各种各样的体征和症状。一些人的症状数量很少，但是这些症状的程度很严重。另一些人的症状数量很多，但是大部分症状相对温和。所以，我们用两种评分标准来评价肾上腺疲劳。

答题总数：答题总数可以对"我有肾上腺疲劳吗？"这个问题做出"是或否"的整体回答。看一看第一张评分表（答题总数）上的"总计——响应总数"得分。这个分数的目的是展示你所拥有的肾上腺疲劳体征和症状的总数量。在问卷中，男性一共有87个问题，女性一共有89个问题。如果你对至少26个（男性）或32个（女性）问题做出响应，（不管你对这些问题给出哪个响应数字），你都具有一定程度的肾上腺疲劳。你所响应的问题越多，你的肾上腺疲劳就越严重。如果你对不到20个问题做出肯定的响应，那么你可能没有肾上腺疲劳。没有肾上腺疲劳的人可能也会在生活中经历其中的少数症状，但是他们不会出现大量症状。如果你的症状不包括疲劳或者压力应对能力下降，那么你可能并没有经历肾上腺疲劳。

总分：总分用于确定肾上腺疲劳的严重程度。如果你对每个问题的评分都是3（最糟糕），你的总分就是261（男性）或者267（女性）。如果你的分数低于40，那么你的肾上腺疲劳很轻，或者根本没有肾上腺疲劳。如果你的分数在44~87（男性）或者45~88（女性），那么你整体上拥有较轻微的肾上腺疲劳。这并不意味着某些症状不严重，只是你的整体症状说明你的肾上腺疲劳程度相对较轻。如果你的分数在88~130（男性）或者89~132（女性），那么你拥有中等程度的肾上腺疲劳。如果你的分数在130（男性）或者132（女性）以上，那么你可能患有严重的肾上腺疲劳。现在，请将不同部分的总分进行比较，看看是否存在一到两个部分明显拥有更多的体征和症状。如果你有一组主要的症状，它们将成为改善过程中最有用的观察指标。确定哪些部分比较突出还有助于制订你的恢复计划。

严重指数：严重指数的计算很简单，只需要用总分除以你给出肯定回答的问题总数。它指示了你所经历的体征和症状的严重程度。1.0~1.6表示温和，1.7~2.3表示中等，2.4以上表示严重。对于那些只有少数体征和症状但却非常严重的人来说，这个数字特别有用。

过去与现在：现在将"过去"一列的总分和"现在"一列的总分进行比较。二者的差异指示了肾上腺健康状况的发展方向。如果"过去"一列的数字大于"现在"一列的数字，说明你的肾上腺功能减退正处在缓慢的恢复过程中。这是一个很好的恢复信号，但你仍然应该阅读下面的章节，以加快恢复速度。如果"现在"一列的数字大于"过去"一列的数字，说明你的肾上腺正在走下坡路，你需要立即采取行动，以避免病情进一步恶化，将形势扭转过来。在阅读本书其余部分之前，请完成下面的任务。

星号总计：最后，请将"现在"一列标有星号（*）的问题旁边的数字加起来。如果这个总数大于9，那么你的肾上腺疲劳可能比较严重。如果这个数字大于12，而且你对下面至少两个问题给出了肯定回答，那么你已经拥有了艾迪生病的部分症状。此时，除了遵循本书的指导，你还应该去看医生。在看医生之前，一定要阅读下面的"看医生"一节以及本书的其他相关章节。

当你对星号（*）问题的评分超过12分时，请回答下列问题。

额外症状（目前的症状）

我的下列身体部位变成了青黑色。

_____ 嘴唇内侧

_____ 阴道、乳头周围

_____ 我经常出现无法解释的腹泻。

_____ 我的骨头区域、皮肤皱襞处、伤疤和关节褶皱处颜色变暗。

_____ 我的皮肤失去正常颜色的区域出现了浅色斑块。

_____ 我很容易脱水。

_____ 我有时会昏厥。

"诱发因素"部分的解释： 这一部分有助于确定哪些因素导致了肾上腺疲劳的形成。可能有一个因素，也可能有多个因素，但是这个数字并不重要。一次压力很大的事件完全有可能使一个人出现肾上腺疲劳，尽管这类事件通常不只一个。这份清单并不完整，但是这部分列出的项目是肾上腺疲劳最常见的诱发因素。这个部分可以使你更好地理解你的肾上腺疲劳是如何形成的。这种理解常常可以使你更加明确地知道应该采取哪些恢复措施。这个部分还引出了下面更加深入地探索肾上腺疲劳形成过程的章节。

看医生

当你认为自己拥有某种形式的肾上腺疲劳时，你自然想要把这件事告诉你的医生。或者，你可能想让医生进行进一步的检查。如果你跳过了上一章，那么在你和医生分享你的新发现之前，我需要提出警告。首先，你的医生可能不相信肾上腺疲劳的存在。其次，如果他含糊地承认这个词语，他可能会进行艾迪生病检查。由于10万人中只有4个人有艾迪生病，因此你可能会通过检查。此时，他会告诉你，你没有任何问题。随后他可能会给你开一些镇静剂，让你去看精神科医生，让你不再阅读自助书籍，或者提供其他没有帮助的建议。就连许多替代医学的医生也没有意识到肾上腺疲劳问题。信不信由你，肾上腺疲劳的普遍性使它更加难以得到承认。不过，不管你的医生说什么，肾上腺疲劳都是真实存在的，而本书中的调查问卷是确定其存在性和严重程度的宝贵工具。虽然本书是为那些没有医学背景的人写的，但它的坚实基础是与肾上腺疲劳有关的超过2400篇科学和临床文献。不过，真正重要的问题不是有多少篇研究报告与肾上腺疲劳有关或者你的医生是否承认它。重要的是你是否拥有肾上腺疲劳以及你能采取哪些措施缓解它。要想回答这些问题，请继续往下阅读。下一章将会帮助你确定你的肾上腺疲劳是如何产生的。

第 9 章

——

我是怎么变成这样的
How Did I Get This Way?

本章的目的是制作事件的时间线或序列，以反映你的健康状况随时间的变化（不管是变好还是变坏）。这有助于你更加清晰地认识到是什么影响了你的健康，哪些相关事件可能使你对更多的问题缺乏认识。肾上腺疲劳意味着肾上腺缺乏压力响应能力。别忘了，压力具有叠加性，可以随时间不断积累。肾上腺疲劳通常是在许多事件之后发生的，这些事件加重了肾上腺疲劳。了解看似不相关事件对于健康的整体影响对治疗是很有帮助的。

当填写"健康历史时间线"时，你就像推理小说中的侦探一样。此时，罪行是肾上腺健康状况的恶化，你既是明星侦探，又是受害者（有时也是犯人）。你的目标是尽可能地收集导致罪行的事件信息。在寻找之前未被发现的肾上腺疲劳来源时，时间线是一个非常有用的工具。当你记录疲劳开始之前的事件并将它们以有意义的顺序排列起来时，你可以更准确地发现肾上腺疲劳的促成因素。下面列出的类别只是组织这种信息的参考。如果你认为还有其他类别或事件，请把它们也列出来。在合适的时间填写简短的项目可以使你更好地看出你的健康变化模式。即使你希望为一次事件写下几页纸的篇幅，也应该尽量保持简洁。现在，你可以填写"健康历史时间线"了。

健康历史时间线

要想填写"健康历史时间线"，请再次回顾你最后一次感觉良好的日期。接着，从这个日期的两年前开始，按照下面一节的要求列出各种事件。

在填表时，请尽最大努力回忆信息。不要试图将其与前面调查问卷上的任何体征或症状联系在一起。你只需要把它们填写在横线上。如果需要更多空间填写某个项目，请取出一张纸。记住，关于你自己，你是最权威的信息来源。所以，关于这个对你非常重要的主题，你应该成为专家！

在下面一节，尽可量列出你的健康状况下滑的前两年发生的所有大事、疾病、情绪创伤、生活方式变化等情况及其日期。即使你看不出这些事件与你目前症状的关系，也应该将它们写下来。也许还有一些没有发生变化的长期持续因素。例如，在疾病或其他具体事件导致肾上腺疲劳之前，你可能多年来一直具有不良的饮食习惯，并且很少锻炼身体。你应该把这些事情写下来，因为虽然它们不是在两年时间窗口之内开始的，但它们在这段时间里一直在持续。糟糕的牙齿治疗也可能导致肾上腺功能减退。如果你经历了根管治疗、汞齐充填、牙龈感染、脓肿、拔牙或者其他牙齿治疗，然后注意到健康状况的下滑（6到12个月之内），那么你应该将它们列出来。对于整体健康而言，口腔是一个非常重要却常常被忽视的因素。有时，它是健康的关键。这个时间线可以提供惊人的信息，帮助你恢复健康。和其他许多事情一样，你的输入越多，获得的收益就越大。

健康历史时间线

手术：

日期：_____   事件：_____

日期：_____   事件：_____

日期：_____   事件：_____

去医院：

日期：_____   事件：_____

日期：_____   事件：_____

日期：_____   事件：_____

疾病： 重感冒，流感，支气管炎，肺炎，严重的喉咙痛以及其他传染病；带来剧痛的事故、受伤或意外；长期紊乱（退行性、慢性或自身免疫性紊乱）

日期：_____事件：_____

日期：_____事件：_____

日期：_____事件：_____

牙齿治疗： 根管治疗，植牙，牙龈病，大面积汞齐修复（汞齐填充）

日期：_____ 事件：_____

日期：_____ 事件：_____

日期：_____ 事件：_____

情绪事件： 失去工作，搬家，换工作，好友或亲属去世，别离，离婚，财务困难，震惊，创伤

日期：_____ 事件：_____

日期：_____ 事件：_____

日期：_____ 事件：_____

处方或非处方药物： 不良反应，不良副作用或长期服用

日期：_____ 事件：_____

日期：_____ 事件：_____

日期：_____ 事件：_____

其他事件：

日期：_____ 事件：_____

日期：_____ 事件：_____

日期：_____ 事件：_____

　　填写完"健康历史时间线"以后，回顾整个清单，按日期为事件排序。例如，如果事故发生在1996年6月，手术发生在1996年8月，

失去工作发生在1997年2月，根管治疗发生在1997年4月，你应该按照发生顺序为它们赋予1～4的编号。接着，回过头来，圈出给你留下深刻印象的事件。在这些事件发生后，你似乎感到非常疲惫，需要很长时间才能恢复。这些症状出现后的第一批事件可能就是肾上腺疲劳的开始。肾上腺疲劳之前的事件可能起到了促进作用，之后的事件可能起到了强化作用。这种对于肾上腺疲劳形成原因的了解在治疗方案中常常很有价值，而且在心理上令人满意。它消除了这样一种印象：当你某天走在路上时，肾上腺疲劳突然从天而降，击中了你。而你知道你的肾上腺疲劳是有原因的，你可以发现最有可能的源头。这样一来，你会立即站在非常有利的位置上。

肾上腺疲劳常常是分阶段发生的。只有当你回顾一系列导致疲劳的看似无关的事件时，才能真正看到它的开始。看看肾上腺疲劳之前发生的事件是否存在某种模式。如果是，仔细回忆你在每次事件之后的感受，对这些事件之后的回忆做一些记录。如果你在某次事故、受伤、手术或化学品中毒之后的状态变得非常低迷，或者出现了肾上腺疲劳的许多症状（参见调查问卷），那么你可能一直没有从这种状态中完全恢复过来。此时，你可能需要从这次事件中进一步恢复过来，以便完全摆脱肾上腺疲劳。如果你符合这种情况，一定要看一看第19章"解决问题"。

下一章解释了如何做一些可以由你亲自完成的自我测试，以便进一步确定你的肾上腺是否表现不佳。

第 10 章

——

可以在家里完成的肾上腺疲劳测试
Tests for Adrenal Fatigue You Can Do at Home

虹膜收缩

"在探索瞳孔区域的反射时，我发现，虽然这些（肾上腺功能不全）病人的虹膜可以迅速对光线做出反应，但是（虹膜的）收缩松弛而懒散，或者说很无力。通过让病人注视光线，我们发现，在最初的瞳孔缩小过后，瞳孔便开始缓慢放大，仿佛它不想放大，希望再次收缩。不过，放大因素占了上风。经过收缩和放大大约40秒的斗争，瞳孔维持了放大状态，尽管刺激源（光线）是持续存在的。这种迹象具有一致性，存在于所有肾上腺功能减退病例的所有临床形式中。在我调查的正常人中，这种现象并没有出现。我把这种现象称为瞳孔反应迟钝。所有瞳孔反应迟钝的病人都可以通过肾上腺药物受益。"（CF.阿罗约，Med. Jour. And Rac. 1924年1月2日.cxix，第25页）

上述引文描述了阿罗约医生1924年发现的一种非常有用的肾上腺疲劳检测方法。你可以在家里自己进行这项测试。你只需要一把椅子、一支小手电筒或笔灯、一面镜子、一块带有秒针的手表以及一间暗室。首先让屋子变暗，坐在镜子前的椅子上。接着，用小手电筒从头部侧面照射一只眼睛（不是直接照进眼睛）。让光线持续穿过一只眼睛，用另一只眼睛观察镜子。

当光线照射你的眼睛时，你的瞳孔（眼睛中间的黑色圆圈）应该立刻收缩。这是因为，你的虹膜会根据光照强度收缩和放大瞳孔。虹膜是由小细胞纤维组成的微型环状肌。和其他肌肉一样，当虹膜的使用超过正常限度时，它需要休息。

当光线变强时，瞳孔通常会维持收缩状态。不过，如果你拥有某种形式的肾上腺功能减退，瞳孔就无法维持收缩了。面对光线的照射，它会发散。这种发散会在两分钟之内发生，持续30～45秒，然后恢复收缩状态。用手表上的秒针测量发散的持续时间，将它和日期一同记录下来。做完一次以后，让眼睛休息一会儿。如果你独自做这项测试有困难，可以和朋友一起做。让朋友用光线照射你的眼睛，同时你们两个人观察瞳孔大小。

每月重复检查一次。如果你的眼睛发出了肾上腺疲劳的信号，它也可以成为一个恢复指标。在肾上腺疲劳的恢复过程中，虹膜和瞳孔维持收缩的时间会变长。虹膜维持收缩能力的下降存在于从中度到严重的肾上腺疲劳患者身上，但是轻度患者可能不存在这种现象。

低血压和体位低血压

> "肾上腺功能减退常常意味着低血压。"（亨利·R.哈罗尔，内分泌诊断图表。哈罗尔实验室公司。格伦代尔，加利福尼亚，1929年，第79页）

　　血压是肾上腺功能的一个重要指标。虽然低血压也与其他原因有关，但是肾上腺功能低下很可能是最常见、最不受医生重视的原因。

　　如果你从躺卧状态下站起来的时候血压下降，这几乎总是意味着肾上腺功能低下。这种站立后血压下降的现象称为体位低血压，它很容易在家里测量。你只需要在当地药店、医疗用品店或者互联网上购买一台血压测量仪（血压计）。买一个无须使用听诊器就能测量血压的血压计，一些血压计还有方便的数字显示功能。在你弄清如何使用血压测量仪器以后，静静地躺卧大约10分钟，然后在躺卧状态下测量血压。接着，站起来，然后马上测量血压。通常，你的站立会使血压上升10~20mmHg。如果站立以后血压下降，你则可能拥有某种形式的肾上腺功能减退，或者处于脱水状态。在这种情况下，你应该在不缺水的日子里再试一次。喝下一杯水后立即重新尝试是没有用的，因为你的组织在一段时间以后才能补充水分。当你相信自己没有脱水时，如果你的血压仍然会下降至少10mmHg，那么你很可能拥有某种形式的肾上腺功能减退。血压下降得越厉害，肾上腺功能减退程度就越严重。当突然站立时，你可能还会出现头晕目眩的情况。所以，请在其他人的陪伴下进行这项测试，或者准备某种扶手，以防头晕目眩。

　　如果你发现自己是肾上腺疲劳群体的一员，并且伴有低血压，那么当你遵循本书的康复计划后，血压应该会上升到正常值。随着肾上腺健康状况的改善，你的眩晕和其他相关症状也会消失。不要由于担心血压上升过高而停止这项计划。低血压并不比高血压更令人满意。你只需要不断监测自己。如果你在躺卧时的血压持续高于140/90mmHg，你则需要调查血压异常上升的原因。有时，拥有高血压或正常血压的人也可能出现肾上腺功能减退。这通常是因为患者的动脉缺乏弹性，比如患者患有动脉粥样硬化。如果你的问卷调查结果显示你有肾上腺疲劳，但你的血压偏高，请向替代医学的医生咨询动脉硬化的可能性。[1]本书推荐的计划对于那些由于某种原因同时患有高血压和肾上腺功能低下问题的病人是安全的。这项计划不会导致高血压。相反，它有助于加强动脉弹性，使血压恢复正常。随着肾上腺功能的加强，你的血压会回到正常状态。当你从躺卧状态下站立时，你的血压通常会上升10～20mmHg，你也不会眩晕了。

　　注意，如果你是完全的素食者，你的血压通常会维持在95/65mmHg左右。这种偏低的整体血压不一定意味着你患有肾上腺功能减退。不过，如果你从躺卧状态下站立时血压下降，则说明你可能患有肾上腺功能减退。

---

[1] 美国医学进步学院专门培养了一些治疗动脉粥样硬化医生。你可以在他们的网站www.acam.com上找到一份医生名单。

塞尔让白线（存在于大约 40% 的肾上腺疲劳群体之中）

1917 年，法国医生埃米尔·塞尔让首先描述了这项针对肾上腺功能低下的简单测试。今天，这种方法仍然非常有用。在这项测试中，你只需要用圆珠笔的尾部轻轻划过腹部皮肤，留下一条大约 15 厘米的痕迹。几秒钟之内，你会看到一条白线。在正常的反应中，这条笔印最初是白色的，但它会在几秒钟之内变红。如果你患有肾上腺功能减退，这条线会在大约两分钟的时间里保持白色状态，而且会变宽。虽然这项测试并不总是能在肾上腺功能减退的人那里得到阳性结果（检出率大约是 40%），但它却是肾上腺功能减退的有力证明。

你最好进行全部三项测试：瞳孔收缩测试、躺卧和站立血压测试以及塞尔让白线测试。前两项测试可以可靠地指示从中等到严重的几乎每个肾上腺疲劳患者，但是它们常常无法指示轻度患者。塞尔让白线只存在于从中等到严重的肾上腺功能减退患者身上。在边界情况下，它可能只存在于肾上腺陷入低谷的患者身上。还是那句话，前面的调查问卷可以成为你的指导，尤其是对于温和病例而言，因为肾上腺疲劳的症状常常先于体征出现。

除了这些自我测试，还有一种比较新的化验方法。如果操作得当，它可以很有效地诊断和监测肾上腺疲劳。下一章将会提供正确进行这种化验所需的信息。

第 11 章

——

肾上腺疲劳的化验
Laboratory Tests for Adrenal Fatigue

在大多数医生经常使用的标准化验中，没有一种化验是用来检测肾上腺疲劳严重程度的。（要想进一步了解这一主题，请参考本章"肾上腺疲劳标准化验的解释问题"部分。）虽然你可以用一些标准血检和尿检寻找肾上腺功能减退的指标，但它们的解释是不准确的。在标准血检和尿检中，肾上腺功能的"正常"范围仅仅排除了最严重的肾上腺功能失常，比如艾迪生病（极低）和库欣综合征（极高）。所以，如果你的肾上腺功能减退没有这么严重，医生就会告诉你，你的检查结果意味着你的肾上腺功能位于正常范围之内。

不过，有一种比较新的化验可以对一些激素进行准确测量，尤其是一些肾上腺激素。这就是唾液激素测试。

唾液激素测试

唾液激素测试测量唾液而不是血液或尿液中的各种激素。它是目前检测肾上腺疲劳的最佳单一化验方法。在肾上腺激素水平的确定方面，它拥有一些相对于其他化验方法的优势。唾液激素水平可以更好地指示发生激素反应的细胞内部的激素水平。血检测量的是细胞外部流通的激素，尿检测量的是从血液外溢到尿液中的激素。虽然血液和尿液激素测试拥有各自的用途，但是它们与细胞内部的激素水平无关。流通于血液中的激素水平或者排出到尿液中的激素水平不一定指示了进入细胞的激素水平。相比之下，针对激素水平的唾液测试简单、准确而可靠。许多研究表明，它可以准确指示细胞内部的激素水平。

除了可以很好地窥探细胞内部的激素水平，唾液测试还很容易实施。你只需要把唾液吐到小瓶里。这种测试是无创的（不需要扎针），你甚至不需要走进实验室。这意味着它们是监测肾上腺功能减退程度和发展情况的一种极为有用的方法，因为它们可以根据需要随意重复。对于肾上腺功能减退来说，唾液测试的费用也比血液测试低。它们可以由医生以外的许多健康执业者实施，比如脊椎按摩师和理疗师，他们在你们州可能不具备实验室特权，但他们可能比你的家庭医生或专科医生更加了解肾上腺疲劳。一些实验室还可以在没有医生签名的情况下为你进行这项测试，所以你可以订购套件，亲自进行测试。你甚至可以通过邮购获取唾液套件，然后寄回美国任何地区的实验室。不过，如果你不知道如何解读激素测试结果，那么最好让一个熟悉唾液测试和肾上腺疲劳的健康执业者为你解释一下。健康执业者的经验和他对于具体测试结果与你整体健康情况之间关系的理解是你很难独自获取的。在这种情况下，你应该找一位具有肾上腺激素测试和解释经验的执业者。许多主流医生并不了解肾上腺激素的测试和解释，这是一件令人遗憾的事情。

确定肾上腺激素（皮质醇）水平的最佳途径就是做唾液测试，而且可以每天多次测量皮质醇水平。通常，测试唾液激素含量的实验室拥有每天至少采样四次的测试套件。你只需要携带几只小试管，并在一天的指定时间往某个试管里吐唾液，然后盖上盖子。这些样本通常不需要冷藏，可以直接邮寄给实验室。要想获取可以准确可靠地实施唾液测试的实验室名单，以及熟悉这项测试的医生名单，请访问网站www.adrenalfatigue.org。通过每天至少四次测量唾液激素水平，你可以亲眼看到你的皮质醇水平与正常水平的差距。当收到报告时，你可以知道较低的皮质醇水平是不是你在一天中的某些时候感到疲劳的原因。由于唾液激素水平与细胞内部（组织级）激素水平关系密切，而且你可以按需取样，没有不便或不利的副作用，激素水平的唾液测试常常比血检和尿检更加有用。

我是如何使用唾液激素测试的

我用唾液激素测试证实肾上腺疲劳的其他体征和症状。我首先进行唾液皮质醇屏蔽测试，这项测试在一天的四个不同时间测量皮质醇水平：皮质醇水平最高的上午 6:00 ~ 8:00；上午 11:00 ~ 12:00；下午 4:00 ~ 6:00；晚上 10:00 ~ 12:00。这项测试可以显示你的皮质醇水平在一天中的变化情况（这也是你无法通过血检和尿检轻松实现的事情）。

此外，如果病人的主要症状是疲劳，而且他们的问卷调查结果没有说服力，或者某人具有间歇性症状，我会通过唾液测试确定他们的症状是否与肾上腺功能低下有关。有时，我让病人将一些测试瓶带在身上，以便在感到低迷或者出现其他症状时随时提取唾液样本。他们需要在每份样本上标注日期和时间。除了日期和时间，他们还需要在一张纸上记录相关信息，并把瓶子寄给实验室。当我拿到他们的检查结果时，会对他们的唾液皮质醇水平与他们出现症状时的实验室标准进行比较。如果这些时间的皮质醇水平较低，我就会知道他们的症状与肾上腺功能低下有关。这样一来，我就可以评估他们出现症状时的肾上腺活动了。

另一种我很喜欢的唾液测试使用方法是对病人精力饱满或低迷时提取的样本与病人感觉相对正常时提取的样本（基准样本）进行比较。有了基准以后，这些病人需要携带一些备用瓶，以便在他们感觉特别好或特别不好的时候提取唾液样本。和之前一样，他们需要记录当时的症状以及日期和时间（记在一张单独的纸上）。他们还需要在每个瓶子上记录日期和时间，并把它们寄给实验室。这是确定你所经历的低谷和高峰是否对应于皮质醇水平的相对低谷和高峰的绝佳途径。据我所知，除我以外，其他医生都没有使用这种方法，但它是一种非常方便地确定皮质醇水平与症状之间关系的方法。

我还经常用唾液测试测量硫酸脱氢表雄酮水平，因为肾上腺是硫酸脱氢表雄酮的主要来源（脱氢表雄酮则不一定）。肾上腺疲劳综合征常常涉及硫酸脱氢表雄酮的下降。硫酸脱氢表雄酮水平是肾上腺内部性激素生成区域（肾上腺皮质网状带）功能的直接衡量指标。如果需要，还可以进行睾酮、雌激素、黄体酮和其他激素的唾液测试，它们可能对肾上腺疲劳的处理起到帮助作用。睾酮和硫酸脱氢表雄酮水平是两个最可靠的生理年龄指标。低于某人年龄参考范围的睾酮和硫酸脱氢表雄酮水平可能意味着老化的加速。如果皮质醇水平也在下降，那么这三项测试将共同指示肾上腺功能的长期减退。

经皮激素替换对化验结果的影响

在使用经皮激素替换（通过皮肤使用的激素，比如黄体酮软膏）时，这些激素的唾液值常常会高出测试范围。这些激素在唾液测试中会维持极高的水平，直到你停止使用它们的几个月之后。血液测试则不会反映组织层面的经皮激素软膏，因为软膏中的激素不是通过血液进入细胞，而是通过淋巴进入细胞。即使更多激素进入细胞，血液中的激素水平也不会变化。所以，如果你在使用经皮激素，那么血液测试和唾液测试都无法准确反映组织的激素水平。此时，你的症状（或者症状的缺失）比化验结果更能反映你自身的激素水平。你的症状与组织中大部分激素水平的关系更加密切。

类似地，如果你使用外用可的松或类似制剂，你最好停用至少一个星期，以便通过唾液测试获得组织层面准确的皮质醇水平指标。和黄体酮类似，皮质醇和类似的合成物外用乳膏会错误地提升唾液中的激素水平。

肾上腺疲劳标准化验的解释问题

如果医生没有使用唾液激素测试，那么他们很难通过其他化验对肾上腺疲劳做出正确的诊断。大多数化验的目的是寻找人体的"疾病"状态，而肾上腺疲劳本身并不是疾病。此外，没有一种可靠的尿检或血检能够检查和明确诊断温和的肾上腺功能减退。目前可用的化验可以用于诊断肾上腺疲劳，但它们需要专门的解释培训。实际上，如果医生知道应该寻找什么，常规血检中的一些常见测试对于肾上腺疲劳体征的检测是非常有用的。不过，你应该意识到标准化验的一些局限性。

化验通常基于由所谓的"健康"人群组成的总体。不过，通过这些测试诊断肾上腺疲劳的根本错误在于，这些"健康"人群本身从未做过从温和到中等的肾上腺功能减退的筛查。他们只做过严重肾上腺功能减退即艾迪生病的筛查。因此，很多化验在比较病人时使用的标准从一开始就是错的，因为对化验进行标准化的总体可能含有许多具有一定程度肾上腺疲劳的人。

另一个问题是，化验是根据统计常态而不是生理最优常态定义和标准化的。也就是说，化验分数基于数学，而不是体征和症状。当一个群体的肾上腺功能得到检查时，所有个体的分数都得到了统计和平均。这个群体平均值被用于计算所谓的概率分布。此时，这个概率分布从统计学上预测了在对一群人的肾上腺功能进行测试时每个分数的出现频率。当所有分数被放在一起时，这个概率分布看上去就像钟一样（见下页图"标准钟形曲线"）。最常见的分数靠近平均值，因而形成了钟的圆顶。不太常见的分数距离平均值较远，因而形成了钟的斜坡和底边。只有2.5%的最高分和最低分被认为位于"正常范围"以外，指示了疾病的存在。所以，这个统计模型只捕捉到了极端的肾上腺功能减退，忽略了其他情况的肾上腺功能减退。

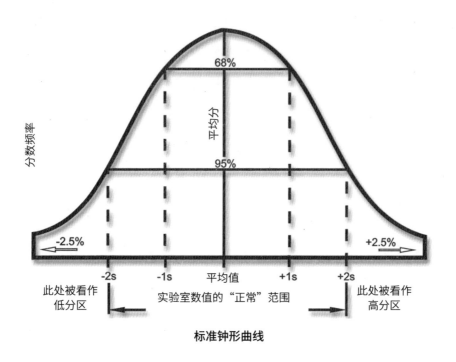

标准钟形曲线

肾上腺功能极低的情况属于艾迪生病，肾上腺功能极高的情况属于库欣病。其他95%代表了各种水平的肾上腺功能，它们常常被实验室计算机和医生忽视，因为这个范围里的分数不属于两个极端类别或"疾病"类别。默认情况下，这个巨大范围（95%）内部的所有分数都被视为"正常"（见下页图"所谓的实验室'正常'皮质醇数值包括了最极端数值以外的所有数值"）。这种根据统计学而不是体征和症状评价化验结果的做法使许多从温和到中等的肾上腺疲劳群体从未得到正确诊断。他们的化验结果看上去是"正常"的。更糟糕的是，不同实验室的标准不尽相同，你有时甚至无法对不同实验室的结果进行比较。

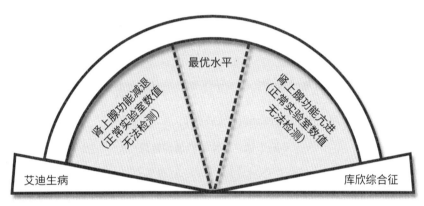

所谓的实验室"正常"皮质醇数值包括了最极端数值以外的所有数值

实验室的正常皮质醇数值范围

此外，标准化验也没有考虑到个体生物化学差异这一重要因素。一个人的测试结果与另一个人的测试结果可能差异很大，但是二者可能都是正常的（见下页图"不同个体'正常'数值的差异"）。

化验分数不会考虑这种个体差异：你要么位于正常范围以内，要么位于正常范围以外。这意味着，即使你的测试结果下降到正常值的1/2，它仍然有可能落在正常范围以内。当你的激素水平下降到正常值的一半时，你的身体里一定出现了生物化学变化，但在标准化验的

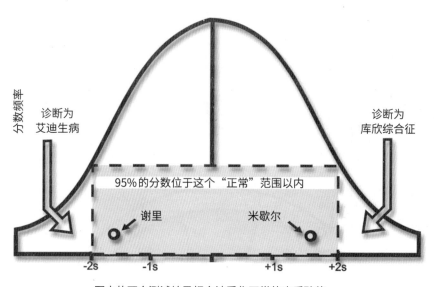

图中的两个测试结果都会被看作正常的皮质醇值

不同个体"正常"数值的差异

正常解释中,这永远不会被看作异常(见下页图"血液皮质醇数值的个体差异")。权威的医学文本之一《哈里森内科医学原则》提出了这种担心。"在正常人群中,大多数激素在血浆中的水平具有很大的范围。所以,即使一个人的激素水平减半或加倍(对于当事人来说,这是一种异常),它仍然可能落在所谓的正常范围之内。"(安东尼·S. 福西等人编辑《哈里森内科医学原则》第14版,第1卷,麦格劳-希尔,纽约,p1970,1998年。)

理想情况下,医生应该在每个病人感觉良好、身体健康时获取他的基准分数。这样一来,当病人出现症状、身体功能下降时,医生可以再次进行测试,并将得到的分数与最初的分数进行比较。他可以对

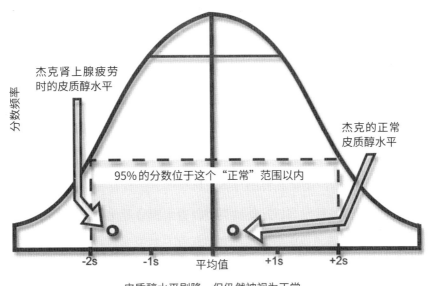

皮质醇水平剧降，但仍然被视为正常

血液皮质醇数值的个体差异

差异进行量化，准确判断这位患者的肾上腺功能是否低于他的正常水平。也许，未来真正关心病人健康的医生能够做到这一点。

化验结果的报告方式也存在一个重要问题。结果分数得到了明确的划分，要么位于正常范围以内，要么位于正常范围以外，没有任何灰色地带。大多数医生形成了只留意正常范围以外分数的习惯。这些分数在化验报告单上得到了明确的标示。因此，如果玛莎的化验分数是2.0，正常范围是2.0～5.0，她就会被看作正常。如果她的分数是1.9，这个分数就会被看作异常，而且会在计算机打印的测试结果上被标注为异常。在第一种情况下，医生会忽视她的实际分数，认为她是正常的，而且会这样告诉她。另一方面，如果她的分数是1.9，医生就会猜测玛莎出了问题并采取相应的措施，因为她得到了异常的测试分数。在医生看来，2.0是"没有病"，1.9则是"有病"。在大多数化验中，实验室误差可能会超过这两个分数间的微小差异。你应该意识到，实验室结果只是一种标志，实际分数可能包含了比"异常/正常"更加有用的信息，即使它们位于正常范围以内。我建议你获取所有化验的复印件，以便亲自看到可以指示身体情况的实际数值。

此外，类固醇激素在你的身体里具有不只一种存在形式，但大多数化验只测量一种形式，这使恰当解释肾上腺疲劳化验数据的问题变得更加复杂。例如，皮质醇在血液中具有三种形式：①独立于其他任何物质（游离）；②与血蛋白松散结合；③与血蛋白紧密结合。最常见的激素测量方法测量的是独立于其他任何物质的激素，即自由流通激素。不过，这种激素通常只占总体可用激素的1%。这种方法没有测量复合激素。复合激素是一种激素储备，它可以在需要时成为自由激素。这种储备对于正常的生理功能非常重要。例如，使用合成皮质醇可以使非常低的流通皮质醇水平回归正常范围。不过，服用合成皮质醇的人无法像天然具有正常皮质醇水平的人那样抵抗压力，尽管两种人的血检都显示了正常的自由流通皮质醇水平。部分原因在于，虽然他们通过摄入合成皮质醇提高了自由流通皮质醇水平，但是他们仍然缺少与血液中不同组织结合在一起的储备皮质醇，这种皮质醇可以在紧急情况下得到释放。血液测试常常具有欺骗性，因为它们通常不会为你提供整个画面。因此，虽然健康的人和服用皮质醇的人可能都显示出了正常的自由皮质醇水平，但是他们对于压力的响应可能存在很大差异。对于服用药物的人来说，测试结果提供了极具欺骗性的

"正常"画面，因为它只检查最为肤浅的皮质醇可用性。

大多数化验的另一个问题是，许多类固醇激素在每天的不同时刻存在明显的波动，比如皮质醇。中午的皮质醇水平与上午8：00的皮质醇水平通常存在很大的差别。不过，许多实验室忽视了样本的提取时间，将所有样本与上午8点的标准数值进行比较。我常常需要让医生把病人送回实验室，以便在上午8：00重新进行皮质醇测试，因为没有人告诉病人在上午8：00进行血液测试。大多数激素测试是根据上午8：00的测试标准设计的，尤其是肾上腺测试。所以，如果没有其他指示，你总是应该在上午8：00进行激素血检。

压力是影响肾上腺激素水平的另一个因素。你在一个平静而放松的早晨过后的皮质醇水平与你来到实验室之前面临压力时的皮质醇水平是完全不同的。为获得正常值，你应该在平常的上午进行测试。

这不是说目前的化验对于肾上腺疲劳的诊断是没有用的，而是说你和解释测试结果的医生应该理解它们的局限性和合适的使用方法。下面列出了检测艾迪生病通常使用的一些标准化验。如果你知道方法，还可以用它们来检测更加温和的肾上腺功能减退。

反映肾上腺疲劳的标准化验方法

24小时皮质醇尿检： 这种名为"24小时皮质醇尿检"的分析方法测量你在24小时内分泌到尿液中的激素。这项化验可以作为一些肾上腺类固醇激素的输出指标，包括皮质类固醇、醛固酮和性激素。虽然被视作正常激素水平的实验室范围过于宽泛，对最严重的肾上腺功能减退以外的大多数肾上腺功能减退的诊断没有太大价值，但是如果你的激素输出位于"正常"范围最下面的三分之一，那么你可能患有肾上腺功能减退。当这个结果与你对调查问卷的回答相一致时，这种诊断就比较有把握了。

这项测试的解释价值具有局限性，因为24小时内的所有尿液都被放在了一个容器里。所以，它排除了许多肾上腺疲劳患者在一天中的某些时段可能经历的激素水平的上升和下降这一宝贵信息。在一天中的某个时候，皮质醇水平可能是正常的，甚至可能偏高。在一天中的另一个时候，皮质醇可能又会下降到极低的水平。不过，在这项测试中，由于一天中的所有尿样都被放在了一起，高值和低值常常会相互抵消，使结果呈现出"正常"的假象。要想获得一天之中具体时段皮质醇水平的信息，你可以进行唾液测试。

血液测试：一些血液测试可以测量肾上腺激素醛固酮和皮质醇能够在血液中循环的激素水平，另一些血液测试可以测量与肾上腺功能有关的性激素水平。然而，由于自身的局限，血液测试只能显示血液中循环的激素水平，无法显示组织内部的激素水平，或者组织可以使用的激素水平。不过，当一位接受过培训、知道应该看什么的执业者同时解释血液测试和尿液测试的结果时，他可以为你的肾上腺功能拼接出一幅完整的画面，尤其是当他将这种信息与你的临床表现和病史结合在一起时。

促肾上腺皮质激素挑战测试：这种称为"促肾上腺皮质激素挑战测试"的血液测试有助于评估肾上腺储备和响应性，因而有助于检测肾上腺疲劳。这项测试首先测量流通皮质醇的基准水平。接着，一种与促肾上腺皮质激素类似的、可以刺激肾上腺输出激素的物质被注射到患者体内。在这种挑战物质被患者吸收以后，应重新对流通皮质醇进行测量，以考察肾上腺对于刺激的反应能力。正常情况下，血液中的皮质醇水平至少应该翻倍。当皮质醇水平没有翻倍或者仅仅出现轻微上升时，患者可能出现了肾上腺疲劳。这项测试通常是在其他某个指标显示血液皮质醇水平很低的情况下进行的。不过，在我知道的一些例子中，血液中的皮质醇完全位于"正常"范围内，却没能在促肾上腺皮质激素的挑战中出现上升反应。即使皮质醇水平位于"正常"范围内，促肾上腺皮质激素挑战测试也是有价值的，但是医生应该意识到，这项测试衡量的是肾上腺的储备能力，而不是它们某时某刻对于压力的反应。

在通过促肾上腺皮质激素挑战测试检测肾上腺疲劳时，另一种更加有用的方法是将它与24小时皮质醇尿检结合在一起。这种方案在促肾上腺皮质挑战之前和之后分别进行一次24小时皮质醇尿检，并对两次尿检结果进行比较。如果第二次尿检的皮质醇水平不是第一次的至少两倍，说明患者存在肾上腺疲劳。即使第一次24小时测试的皮质醇数值位于正常范围以内，这项测试也可以成为一个有价值的指标。

对于接受过专门培训的医生来说，其他一些血检和尿检也可以作为肾上腺功能减退的指标。不过，它们的价值具有局限性，它们的解释也非常复杂，本书不做解读。

虽然少数医生知道如何对这些肾上腺疲劳测试做出解释，大多数医生却缺乏这方面的知识。即使愿意进行测试，大多数医生也只会关注不符合公认标准的化验结果。所以，他们可能只会注意到艾迪生病以及某种导致肾上腺功能减退的更加罕见的疾病，不会注意到其他所有肾上腺功能减退问题。由于你的测试分数很可能在公认的正常范围以内，因此你的医生会告诉你，你的肾上腺没有任何问题。更加准确的说法是，你的肾上腺没有衰竭或者接近衰竭。这就是大多数尿检和血检的常规解释能够确定的事情。单一的化验只是一块块拼图。只有将它们仔细地拼接在一起，你才能将隐藏的画面准确地呈现出来。这是我喜欢唾液测试的另一个原因。它可以在激素的实际使用地点——细胞内部——更加清晰直接地指示激素水平。本书描述的调查问卷、临床自检和唾液激素测试共同为你提供的信息比任何血检或尿检通常为你提供的信息更加有用。

第三部分

帮助自己恢复健康：
肾上腺功能紊乱的治疗

Helping Yourself Back To Health:
Treatment of Adrenal Dysfunction

好消息

——

The Good News

关于肾上腺疲劳为数不多的好消息之一是，你可以亲自去做恢复和重获肾上腺健康所需要的大多数事情。你不需要将你的力量交给其他拥有行医执照的人，希望这些精通医术的人开出神奇的药片并使你恢复健康。肾上腺疲劳并没有神奇药片，但是一些重要生活方式的改变和膳食补充剂显然可以对你的恢复起到很大的促进作用。

肾上腺疲劳的恢复需要许多条件。首先，你的恢复取决于你的生活方式。使用精力、保存精力和创造精力的方式都是非常重要的。你的恢复还取决于你的饮食、思想以及人生信念。本书描述的恢复计划有一个优点是，它为你提供了整个恢复过程中的几乎所有控制权。你可以进行设计、实施、监督和调整，并且获得它的许多利益。这是一个完美的机遇，因为在现代社会中，我们往往会把这种力量交给别人。

不过，这种力量本身具有挑战性。在我写作此书时，处在肾上腺疲劳恢复过程中的人们并不能获得太多的直接支持。我希望美国各地以及世界其他地区能够迅速出现相关的机构和支持团体。不过，就目前来说，你只能依靠自己。具有讽刺意义的是，美国充斥着处于不同阶段的肾上腺疲劳人群，但是治疗他们的医生却没有意识到它的存在，虽然他们几乎每天都会在办公室里看到这样的病人。

对于这种情况，你们中的大多数人需要成为自己的医生。当需要时，你可以向朋友、公共服务机构或者任何可以提供帮助的组织寻求帮助，但你应该时刻充当自己恢复过程的负责人，为自己设计和实施计划的权利是非常有力的。本书将会告诉你应该做什么。下面的完整恢复计划适用于大多数人，但你必须遵循它的指导，不断跟踪自己的恢复过程。充当自己的负责人对于肾上腺的健康是非常重要的。研究人员在之前的实验中发现，让一只动物处于无助状态是耗尽其肾上腺资源最为迅速的途径。

充当负责人并不意味着一切都要亲力亲为。前面说过，你应该获取有利于恢复健康的任何个人或组织的帮助，前提是这样做不会损害他们的健康和幸福。

恢复计划首要，也是最重要的部分与生活方式有关。这是关于恢复的第一章，它应该成为你的第一要务。我保证，当你使用本书推荐的生活方式，同获得的快乐和健康相比，你所付出的努力一定会是值得的。

第13章"食物"包含了一些有利于肾上腺恢复的食物和饮品。第三部分还包含了一章跟踪隐性食物过敏的内容，因为肾上腺疲劳群体常常对一些食物过敏或敏感。接下来的章节介绍了具体的营养物质和营养补充剂，以及加强肾上腺、促进恢复的草药和其他物质。本书还提供了有利于肾上腺恢复的每日计划样例，以及关于解决问题和常见问答的章节。现在，请进入下一章"生活方式"，开启你恢复健康和快乐的旅程。

第 12 章

——

生活方式

Lifestyle

在你的肾上腺疲劳恢复计划中，生活方式是非常重要的。早在1919年就有医生指出，生活方式对于肾上腺疲劳的产生和最终恢复至关重要（哈罗尔，1919）。这些早期文献指出，如果患者不能改变生活方式，减少肾上腺压力来源，形成有利于肾上腺恢复的新的生活方式，想要完全康复是非常困难的。我在我的病人身上也观察到同样的现象。生活方式因素常常是导致和加重肾上腺疲劳、阻碍康复的因素。当你在你自己的生活方式中认识到这些因素时，你就拥有了通过进行必要改变恢复健康的力量。

最重要的康复原则就是消除疾病的诱因和加重因素。例如，在包扎之前，你必须清理伤口并消毒，否则细菌可能会导致炎症，阻碍伤口的愈合。肾上腺疲劳的康复也是一样的道理。大多数情况下，一些不良生活方式导致或促成了肾上腺疲劳，而且常常会持续充当加重因素。下页图"健康消耗"展示了一些常见的损害身体健康的

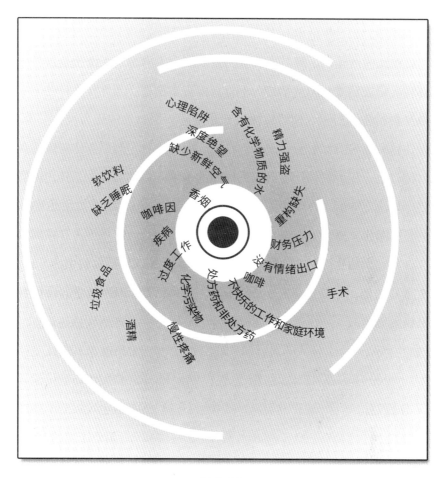

健康消耗

生活因素。因此，要想让肾上腺恢复正常，你需要消除影响健康的因素。

　　我们至少在75年前就知道，如果没有足够地休息，肾上腺疲劳是很难恢复的。长期卧床对于大多数人是不可行的，而且通常没有必要。

当患有肾上腺疲劳时，你所需要的休息主要不是来自卧床，而是对自己的捍卫，来自生活中有害压力的减少或消除。

对这些措施的了解具有双重利益，因为无力感或无助感是最具破坏性、最能诱发压力的情绪。不管局面有多糟糕，当你觉得自己能采取某种措施的时候，便可以更好地承受它，同时你的压力也会减少，即使这种措施意味着只是改变你自己，而不是整个局面。你应该认真对待自己，尽力去做让自己感到舒服的事情。将本书作为工具，以便更好地决定如何进行改变，如何降低身体压力，从而改善生活品质。

下面几节探索了可能导致或维持肾上腺疲劳的许多生活方式因素以及将它们从生活中清除的方法。你应该找出正在消耗你的生活方式。更重要的是，你要主动采取必要措施，使自己处于有利位置，帮助自己恢复健康。

区分好坏

你应该能够分辨生活中的哪些事情对健康有利，哪些事情对健康有害。所以，要想获得你所希望的生活方式，第一步就是完整列出所有对你的生活和健康有利及有害的事情。

为了帮助你弄清这个过程，我安排了下面这个非常简单却很有启发性的练习。请取出一张纸，写上日期，在中间画一条竖线。在左边一列的顶端写上"对我有利"，右边一列的顶端写上"对我有害"。在"有利"一列中，列出你感觉对你的健康和幸福有好处的所有事情，比如体育活动、休闲活动、饮食模式、锻炼、人际关系、工作、家庭、情感模式、态度、信仰、膳食补充剂或者其他任何使你感觉良好、可以提高幸福感的事情。

不要列出"应该"对你有好处的事情，或者你觉得并不真正快乐或有益的事情。应该深入你的内心，找到真正使你感觉良好以及你在生活中喜爱的事情。列出所有能给你带来快乐、增进生活意义的事情，即使你在最近一段时间并没有做这些事情。在"有害"一列中，列出所有看上去对你的健康和幸福有害的事情。和之前一样，它们可能涉及身体、情感和态度；它们可能是与工作或家庭有关的环境、人际关系、饮食模式以及你正在做的或者与你有关的所有对你不利的事情。

如果一种状态的某些方面有利，某些方面不利，请把它们分开写。例如，你可能喜欢一份工作，但它漫长的工作时间和巨大的工作压力令人吃不消。此时，你可以把工作放在"有利"一列，把漫长的工作时间和巨大的工作压力放在"有害"一列。

你需要多少张纸，就使用多少张纸。你需要多长时间，就使用多少时间。你可能需要分两三次完成这项练习。不过每次完成之后，你应该认真观察哪些是有利的，哪些在破坏你的生活，直到完整列出有益和有害的事情。每一列的条目数量没有最大值和最小值。这不是考试，没有及格和不及格之分，也没有正确答案和错误答案之分。你越是愿意提供信息，就越是能够帮助自己。下面是"对我有利/对我有害"表格的一个例子。

对我有利 （使我更有活力，更加健康快乐）	对我有害 （消耗我，耗费我的精力和健康）
和萨拉的友谊	吸烟
骑自行车	窝在沙发里看电视——这使我变得懒散而暴躁
安静地读书	对约翰离我而去的怨恨
按时吃饭	不按时吃饭——这使我大脑迟钝，精力下降
周六晚上的爵士乐	连续工作至少一个晚上／一个星期
整天呼吸新鲜空气	做一个完美主义者
学习快速阅读	留在马丁身边
和朋友在一起	不告诉人们我的真实感受
	熬夜太晚

　　回顾每一列，然后圈出每一列最重要的五个条目。为这五个条目排序并编号，其中1是最重要的，5是最不重要的。现在，回到"有害"一列的前五项上来。确定这些条目对你的具体压力。在"显微镜"下观察它们，直到你对于损害健康的主要生活元素获得清晰的认识。选择"有害"一列中最糟糕的一项（编号为1的一项）。认真思考它对生活的损害程度。做出将它从你的生活中清除出去的承诺。制订完成这件事的计划以及完成日期。写下你的决心，放在你经常可以看到的某个隐私位置上。如果它极具私密性，你不想让其他人看到，可以做一个记号，作为这项承诺的提醒，并把这个记号放在镜子上或者你一天可以多次看到的某个地方。做这件事时，你应该保持理智，并为你的健康负责。

消除这种负面影响以后，对于"有害"清单上的第二项做同样的事情。坚持下去，直到前五项全部被清除，或者在你的生活中失去力量。如果遇到困难，你也许应该阅读本章"你可以做的三件事"一节。

现在，回到"有利"一列上来。关注你所圈出的五件事。回顾你的生活，看看如何更多地去做你所圈出的五件事或者类似的事情。这里的思想是在消除或攻克负面影响的同时让你的生活中拥有更多好事情，使天平朝着你希望获得的生活方式倾斜。详细写下这些想法以及你的行动计划，因为在后面"你可以做的三件事"一节你还需要用到这些内容。

定位精力强盗

对于任何患有肾上腺疲劳的人来说，最令人不安的主要症状都是疲劳。大多数肾上腺疲劳病例存在消耗精力的生活情境，比如和某个人或群体在一起，在某座建筑或某个环境里，在工作场所，在家里，或者在其他某个使你感到极度疲劳或紧张的环境里。所以，寻找消耗你、令你感到疲惫的事情有助于发现消耗肾上腺资源的外部因素。

我把这些外部因素称为"精力强盗"。你可以把你的精力想象成桶里的水。如果桶上有洞，为了维持满桶状态，你就需要不停地往桶里倒更多的水。洞越多、越大，维持满桶状态就越难。精力强盗就像桶上的洞一样，使你无法保持充沛的精力。要知道，不断要求身体提供更多精力的做法是很愚蠢的。你真正应该做的，是尽可能多地封住这些洞。每当你消除或最大限度地限制生活中的某个精力强盗时，就堵住了桶上的一个洞，使你的精力储备获得更多重建的可能。当你找到盗窃精力的元凶并做出必要的改变时，你会看到自己明显的变化。当你发现生活中的精力强盗时，摆脱它们就变得很容易了。在我22年的行医经历中，我发现，下面这个简单的程序是帮助病人了解生活中的精力强盗和疲劳诱发因素最有用的方法。

在一张白纸上写下"精力强盗"的标题，列出日常生活中使你耗费精力的所有人和事。许多条目和你在"区分好坏"练习中"有害"一列列出的条目是相同的，但在这项练习中，你应该思考生活中使你感到更加疲劳或疲惫的事情。哪些人或事使你感到疲惫？答案可以是任何事情，比如食物、香水、活动，难以摆脱的记忆、同事或者配偶。它可以是某个建筑、房间或者情境。恶龙也许有许多脑袋，但这种寻找是值得的。下面是我在病人的生活中经常发现的精力强盗。

盗窃精力的人： 在一天的生活中，留意你是否在和一些人接触时感到更加疲惫、不安、无助、沮丧、愤怒或疲劳。他们可能是泛泛之交、社交朋友，甚至亲戚、配偶或父母。从某种程度上说，接触后使你感到疲惫或感觉糟糕的人是精力吸收者（精力强盗）。这些人通常没有故意消耗你的精力，但实际上，他们很少意识到他们具有这样的效果。你现在没有必要探索他们消耗你的原因，只需要知道谁在消耗你的精力。一些人有时是精力吸收者，有时不是，请对这种情况保持敏感。还有这样一些人，你在每次与他们接触时都应该保持警惕。

有时，他们的存在对你没有影响；有时，他们却会消耗你的精力。

对于生活中精力吸收者的留意可以改变你与他们的交流方式。有时，改变社交联系人是使天平倾向于恢复一边的关键。不管你为你的身体和生活方式做了多少正确的事情，它们的积极影响都可能被你与精力吸收者的过多接触抵消。所以，如果你在生活中发现了精力吸收者，应该立刻采取某种行动。如果他们是你偶然认识或者很少联系的人，你则应该考虑将他们从你的生活中完全清除。如果你发现这个人在某次交流中盗窃了你的精力，你应该立即结束这种接触。

当精力吸收者和你的关系非常密切时，事情可能会比较难办。如果他是你的配偶，你可以告诉他，"你有时会带走我的精力"，你在这些时候需要最大限度地减少和他的接触。你可以设计一个信号，让他知道他在盗窃你的精力，以便让他停下来。如果他是你不太方便与之沟通的人（这本身可能就是他在吸收你精力的信号），你必须独自采取行动。如果这种情况在你们的关系中持续存在，你应该重新考虑这段关系。我的患者常常告诉我，他们对于冷落朋友或家人的做法感到内疚，即使这个人正在盗窃他们的精力。不过，你应该意识到，没有人有权占用你的精力。你的精力是你用于维持活力和健康的资源。同样的道理也适用于其他人。

例如，我有一个病人患有严重的肾上腺疲劳，而且很难恢复。在做了"精力强盗"练习以后，她发现她的生活中有一些精力吸收者。如果她不经常接触这些人，就会感到内疚，因此她仍然在电话里倾听他们关于悲伤和痛苦的冗长故事。遗憾的是，她每天都在接听这样的电话，因此与这些人（包括她的母亲）的接触持续消耗着她的精力。对这位女士来说，她的药方之一就是取消与这些精力吸收者的接触，至少暂时如此，并且最大限度地减少与母亲的接触。为此，她会观察来电号码，只接听必要的电话，不接听来自精力吸收者的电话。她告诉他们，作为医嘱的一部分，她需要限制社交和电话交流。不过，如果医生允许，她会在稍后的某个时间联系他们。她不再直接给她的母亲打电话，只是在必要时进行短暂的电话交流。根据我的指导，她和母亲一次交流不超过三分钟，每周只交流两次。如果母亲在这些电话交流中开始消耗她的精力，她就会提醒这种对话使她感到难受，她需要挂断电话。而且，这位女士努力摆脱了自己的羞愧和内疚，不再受到情绪的左右。未来，她会选择使自己感觉良好的朋友。虽然这些精力吸收者不是导致她肾上腺疲劳的主要原因，但是如果他们不被清除，她就不可能恢复健康。

盗窃精力的工作和家庭：如果家庭或工作条件使你感到虚弱或没有精神，那么盗窃精力的通常不是整体环境，而是这些环境的某些因素。具体的职责、任务、工作时间、环境因素或者人员可能都会消耗你的精力。你可能在与客户沟通时感觉良好，但在准备报告时感到疲惫。或者在户外感到精力充沛，但回到座位后不久会产生疲惫的感觉。

有时，你需要采取非常新奇的解决方法。例如，我所认识的一位公司总裁被工作压得喘不过气来。他认为电话是生活中一个主要的精力强盗。每一通电话对他的消耗并不大，但是这些电话经常打断他的其他任务，导致他很难把事情做完。他的解决方法很激进，那就是完全不接电话。相反，他让电话答录机记录所有消息。他每天留出两段时间，专门用于回复电话，并尽可能简短地回复。只要可能，他还会授权办公室里的其他人回复电话，以进一步降低这项消耗性任务对他产生的负面影响。

盗窃精力的环境和食物: 你可能认为，环境就是精彩的户外世界。不过，我们在这本书中关心的环境是我们周围的一切，包括家里和工作场所的照明、制冷和供暖、空气质量，你的穿着、香水和化妆品以及每天的其他环境细节。这些因素和你所摄入的具体食物可能成为严重消耗肾上腺资源的精力强盗。如果某些特殊的地点、服饰、食物、气味和香料让你感到难受或疲惫，你应该检查哪些食物或环境因素是你的精力强盗。消除或改变这些不愉快的因素可以极大地缓解你的身体负担，将你的精力释放出来。

你可以做的三件事

你对于正在消耗个人精力的人和事已经有了更多了解。现在，我们可以谈论一些应对方法了。我在心理学第一课中学到的最宝贵的知识是，当处于困难局面时，你可以做三件事。

（1）你可以改变局面。

（2）你可以改变自己，以适应局面。

（3）你可以摆脱当前的局面。

肾上腺康复的一个重要准备工作是仔细观察你的生活，确定消耗你的事情，发现加重和缓解问题的因素。你已经在前面几章的问卷调查、健康历史时间线、区分好坏和定位精力强盗练习中完成了这项工作。

　　下一步是利用这些信息做出决定：为了主动将这种消极处境转变成中性或积极处境，你应该：①摆脱当前局面；②适应局面；③让局面适应你。逃离常常是不可能或不合适的，它是只有你才能做出的决定。不过，本书可以帮助你认识到消除生活中的哪些事情是可能和合适的，可以使你继续前进，重获健康。本章接下来的大部分内容用于向你展示通过第二个和第三个选项有效避免肾上腺疲劳继续恶化并恢复健康的许多可能的方法。你可以在朋友、家人或者你能想到的任何资源的帮助下做出必要的改变。不过，请在阅读本书的过程中确定你的应对方法。你的行动决心非常重要。

　　记住，压力具有叠加性和累积性。消除或抵消最大的压力来源可以为你的肾上腺、健康和幸福带来很大的改变。大多数时候，如果你关心大事，小事会自动得到解决。你的身体天然具有应对压力和保持健康的能力。实际上，一定程度的压力是有益的。只有当压力的程度、持续时间和强度令你难以承受时，你的身体系统才会开始崩溃。

　　让我用我在实践中遇到的两个例子来说明如何采取行动改变生活中的精力强盗。在这两个例子中，虐待关系是肾上腺疲劳的主要原因，但是二者具有不同的解决方案。

　　斯蒂芬妮是我的一个病人，她讲述了自己的许多症状，包括肾上腺疲劳的大部分症状。她处于一段艰难的关系之中。她的丈夫常常虐待她。她责备自己，认为是自己的无能导致了他的虐待。在完成精力盗窃练习以后，她认识到，她的自责和对于丈夫反应的担忧占据了她的大部分精力。她随后意识到，即使她不完美，也不应该受到如此恶劣的对待。这种顿悟使她意识到，虽然她爱她的丈夫，但他的虐待正在摧毁她。斯蒂芬妮不知道她和两个孩子还能去哪儿，但她的全新认识使她获得了寻找替代方案的勇气。她发现，当地警察愿意保护像她这样的妇女和儿童，而且可以帮助他们寻找避难所。她首先试着请求丈夫停止家暴，但是对方没有合作。所以，某一天，在他上班时，她和孩子们去了一个秘密的藏身之处，受到了保护。她参加了再教育和自尊课程，换了工作。经过治疗，她认识到，她通过选择这种虐待关系证明了她的无力感和愧疚感。经历这些事情以后，她的压力大为减轻，成了一个更加快乐的女人。她过上了没有虐待的新生活，在身体、情绪和心理上都感觉自己更加健康了。斯蒂芬妮成功使用了所有三个改变选项：她选择了离开，改变了自己的局面，并在获得行动力量以后改变了自己。最终，她的生活得到了改善，她的肾上腺疲劳得到了极大的缓解。

另一个有类似情况的病人做出了完全不同的反应。

珍妮是一个身材娇小的女人。她和她的丈夫是养猪农户，但他们还有其他工作。有时珍妮走进办公室时脸上和身上会带着伤痕。一次，当我向她问起这件事时，她告诉我，财务压力和丈夫的虐待使她出现了肾上腺疲劳。每当丈夫面对很大的压力时，他都会喝醉，然后把他的沮丧发泄在她身上。他在清醒时从不使用暴力，因此我问珍妮是否愿意和他认真谈谈他的虐待。他必须认识到，他需要结束虐待，她不会再容忍他了。当我在几个月后看到珍妮时，她不像之前那么疲惫了，变得很有活力，气色也很好。我知道，某件事情改善了她的健康状况。

当我问她有什么改变时，她天真地说道："大夫，我上次来到这里的时候，你说我应该获得汤姆的关注，让他知道我是认真的。一天晚上，他醉醺醺地回到家，围着桌子追着我转了几圈，然后走进里屋，躺在床上睡着了。这时，我想起了你的话。我知道，我需要获得他的关注，他需要知道我是认真的，否则事情永远不会发生改变。我知道，虽然他喝醉了，但我必须在今晚采取行动，否则我可能永远不会有采取行动的勇气。所以，我来到床边，看着仰面朝天昏睡过去的他，用铸铁煎锅直接打在他的脸上。他醒了过来，眼睛瞪得像碟子一样大。我说：'汤姆，我引起你的注意了吗？'他点头表示同意。我继续说：'汤姆，你不能继续这样对我了。你明白吗？'他使劲点了点头。我接着说道：'我希望如此，因为汤姆，如果你再这样对我，我不知道我下次会做什么，听到了吗？'他再次点了点头。于是，我走回了厨房。我感觉好多了。我们从未再次提到这件事。当他第二天鼻青脸肿地走进办公室时，我也不知道他是怎么向员工解释的。不过，从那以后，汤姆完全变了。"

我永远不会建议任何人这样做，而且我显然从未想过她会这样做。

不过，珍妮以自己的方式重新获得了生活中的力量感，从而改变了自己，并且采取有效措施改变了自己的局面。她的行动使折磨她的肾上腺疲劳得到了逆转。她爱她的丈夫，但是受到了他的虐待。在这种处境下，身体和情感上的无助感和无力感消耗了她的精力。重要的是，她鼓起勇气，采取了行动。希望其他某种不那么暴力的行动也能起到相同的效果。

改变内部压力

让我们考虑暂时无法改变局面时的一些适应性减压方法。图书、音频节目和培训班提供了一些屏蔽周围负面影响的流行技巧。许多技巧需要发挥你的想象力和幽默感。神经语言规划提供了许多有效的练习，可以改变你对某个人或某种局面的感知和感受。例如，你可以想象一个可怕的人穿着尿布而不是西服，在你心中歪曲他的面孔，想象他的鼻子变长，眼睛变宽，耳朵变大，同时轻声向你唱出米老鼠之歌。这种方法对于讨厌的老板特别有用。或者，你可以在你和别人之间加入一面虚拟盾牌，让他的能量从你身上弹开，弹回到他自己身上，使他感到很难受，而你却安然无恙。通常，当你改变你与某个人或某种局面的关系时，会经历重构的过程。虽然"重构"一词是在神经语言规划中被人提出的，但是这种技巧在人类发展出想象力时就得到了应用。

重　构

　　莱斯莉是一位聪明而有干劲的内科医生。就在刚刚完成对一种肺结核新疗法为期10年的研究时，她经历了"地狱般的一天"。在她为了筹集肺结核项目资金前往达拉斯约见一群投资者的路上，她的汽车出了故障，不得不搭便车前往机场。当飞机起飞时，她意识到，她把演示文件忘在了陌生人的汽车里。结果，她没能打动投资者。最后，当她在那个晚上回家时，她发现她停在路边的汽车被人偷走了。

　　第二天早上，她几乎无法从床上爬起来。她觉得自己一定是病了。接下来的几个星期，她的状态一直很低迷，只能强撑着熬过每一天。她似乎无法专注于工作，非常疲惫，晚上8点就上了床，但很难入睡。她的体重也开始增长。一切似乎都变成了苦役。她对自己的项目感到非常灰心，甚至有了退出的打算。

　　接着，在一个无眠之夜，当她疲惫而恍惚地坐在电视机前时，她听到一个人谈起了他被闪电击中以后"近乎死亡的经历"。虽然他的意外导致了令他难以承受的健康问题，但他仍然对生活充满热情和感激，这引起了莱斯莉的注意。他说，他从这次经历中学到的最重要的事情是，每个人的生命都很重要，不管他如何生活。这句话说到了莱斯莉心里。接下来的几天，她开始以不同视角看待她的困难，认为它们不是将她击倒的巨大力量，而是对于她的生活正在偏离正轨的提醒。如果她对生活带来的一切持接纳态度，而不是仅仅接受符合自己心意的事情呢？通过这种新的态度，她认识到，她的项目中包裹了太多的自我，她对工作的执着使她远离了她所喜爱的人和事情。她对自己产生了不耐烦、苛刻、不灵活、不现实的期望。

根据这些洞见以及其他一些思想，莱斯莉改变了对待工作和个人生活的态度。当她更好地照顾自己，重新与同事和朋友建立联系时，她的精力、专注力和工作热情开始恢复。她重写了项目计划书。这一次，她愿意考虑每个新出现的机会，而不是仅仅追求一次大型创业机会。最终，她与一群希望改善发展中国家医疗保健水平的投资者建立了令人满意的合作关系。

几年后，莱斯莉回顾了那个"地狱般的一天"。她吃惊地意识到，这是她人生中最幸运的日子。她永远不会忘记，当她学会在最糟糕的境况下寻找机会时，一切似乎都变得豁然开朗了。

你是否看到过包含隐藏形象的图片？起初，你从各个角度观察，但只能看到正常的图片。接着，你的关注点突然发生变化，隐藏的形象出现了。你的观察方式发生了很大的变化。即使你想回到之前的视角上，也回不去了。重构是一种类似的改变关注点的过程。在这个过程中，新的信息或新的视角可以改变你对某件事情的观察方式。当你改变看待事物的方式时，也改变了你的身体对它的反应。所以，要想缓解难以避免的困难局面带来的紧张，最有效的途径就是重构或调整你对局面的感知。这样一来，你常常可以更加积极地适应局面，或者获得使局面好转的钥匙。在上面的故事中，一些创伤事件给莱斯莉带来了难以承受的压力，耗尽了她的肾上腺储备。对此，莱斯莉重构了这些事件。这种做法的效果很好，她的肾上腺疲劳完全康复了。莱斯莉的故事说明，你可以将一件看似完全消极的事情当成积极的事情，并让你的身体做出相应的反应。这需要一些想象力和努力。不过，重构有时真的可以挽救你的生命。

有时，我们可以根据环境的演变将悲惨的经历重构成有利的经历（比如发现某个不利的化验结果是错误的，从而获得新生）。不过，我们通常需要有意识地改变看待困难的方式，将它们转变成更好的经历，以便"将柠檬转变成柠檬水"（比如莱斯莉将她犯下的错误作为解锁生活中美好事物的钥匙）。如果我们静静等待，希望生活给我们带来一系列快乐的结局，那么可能会失望。不过，当我们选择使用重构技巧，以不同方式感知使我们精疲力竭、压力重重的局面时，往往可以获得保持健康的力量。我们改变了自己的身体经历和应对这些局面的方式。这种心理变化可以导致生理变化，从而直接影响我们的健康。

许多时候，改变某种局面的影响并不像你想象的那么困难。如果你从不同角度观察某个局面，或者改变对它的态度或信念，那么这种局面带来的压力和紧张常常会消退。例如，如果你每天上班时都觉得老板讨厌你，或者由于某个同事令人不快而惧怕上班，你就把自己看成了这种局面的受害者。相反，你可以把它看成你在寻找另一份工作时学习的硕士培训课程，课程内容是如何应对难以对付的人。这样一来，你就可以对这些人以及你应对他们的方法进行研究，并且从中受益。

当你改变自己的态度时，可以重新获得局面的控制权。你可以每个星期选择你想改变或调整的一种反应，不断努力掌控自己，使自己不再成为受害者。换句话说，你可以将它转变成根据愿望或需求获得某件事物的机会，而不是让它成为自己愿望或需求的阻碍。每当你发脾气或者感到紧张不安时，都应该意识到，你需要进一步练习屏蔽别人的消极影响，对自己的感受和目标保持积极，而不是责备或批评自己。

你所做出的积极改变可以使你更加相信，你可以找到自己喜爱的工作环境，这种环境在几个月前可能是你无法想象的。记住，我们不需要为了工作而出卖灵魂。我们中的一些人的确具有这种想法，所以我们才会为提出这种要求的公司工作。

许多人会吃惊地发现，改变信念不仅是可能的，而且常常可以导致局面的改变。例如，如果你相信，为了保持领先，必须在工作上耗尽自己的精力，那么你就陷入了真正的困境。唯一的获胜方法就是失去。如果你在工作上取得成功，可能会失去健康。如果你没有累得精疲力竭，那么你一定没有认真工作。

信念相当于你在心里遵循的等式。在这个例子中，如果你能把"工作成功＝精疲力竭"这一等式替换成"工作成功＝关注放松"这一等式，你就可以获得新的可能性。在第一个等式中，你具有一种无力感，你的工作控制了你；在第二个等式中，你对于自己以及你的工作经历获得了更大的控制权。关于成功的信念（你的等式）控制了你选择工作态度和行为的自由，后者会导致健康或虚弱，而且可能导致真正的成功或失败。例如，如果你需要在一些夜晚加班，你可以设置合理的工作量以及为了实现工作目标愿意额外投入的小时数。接着，在工作中，你可以使用深呼吸等方法，以保持专注和放松。和别人用枪指着你相比，你在放松状态下通常可以更加有效地工作，从而有可能更加迅速地完成工作。关于健康的重要结果是，当压力变小时，你可以做到你需要做到的一切。

重构练习一：将柠檬转变成柠檬水

下面是一组简单的重构练习，用于帮助你降低内部压力负荷。

（1）**写下负面自我暗示：**在两天时间里，关注你的自我暗示（你在不出声的情况下对自己说的事情）。尤其要注意你向自己提供的负面消息以及你在沮丧时告诉自己的事情。在一张纸上列出这些事情。如果你带上一个小记事本，就可以更方便地跟踪这些话语。例如，简早餐吃了3个多纳圈，然后认为自己又胖又丑，缺乏意志。所以，她写出了下列条目：

胖　丑　缺乏意志

（2）**评分：**两天以后，坐下来审视你的清单，统计你为自己提供的负面消息的数量。这样一来，你会知道你为了使自己获得糟糕的感觉付出了多少精力。任何一天超过三次的事情都会在你心中留下负面印迹。接着，统计你为自己提供某个消息的次数（例如，简曾10次告诉自己她很胖），并把这个总数写在每条消息旁边。根据这些总数，按照频繁程度为你的消息排序。这样一来，你可以更加清晰地了解最令你感到紧张的事情。在我们的例子中，简与食物和自我形象的关系非常紧张。

（3）**发现你想要的事情：**在负面消息的旁边写下积极的反义词。例如，简在胖的旁边写下了苗条，在丑的旁边写下了漂亮，在缺乏意志的旁边写下了意志坚强。现在，观察这份积极清单中排在前五位的消息，考虑这份积极清单中全部或大部分消息得以实现时你的生活会有什么不同。这样一来，你可以更好地理解你在生活中想要的、目前觉得自己没有的事情是什么。例如，当简考虑苗条、漂亮和强大的意志力时，她意识到，它们可以使她对自己的生活获得更大的掌控感（更加强大），使她受到别人的尊重，变得更加讨人喜欢。她真正想要的是力量、尊重和爱，但她却在关注她的外表和饮食习惯。从某种程度上说，这些事情可以使她获得对个人生活的一部分掌控感，因为它们更加真实，便于处理。现在，写下你的清单揭示的你在生活中真正想要的、目前没有的事情。

（4）**重构**：下一步是考虑如何对生活中的困难领域进行重构，使它们为你提供你想要的事情，而不是你不想要的事情。例如，在写下自己想要的事情以后，简认为，最好的入手点就是通过她与食物的关系想办法获得尊重和爱。在她目前的生活中，这是最困难、最令人沮丧的领域。她开始认识到，她的身体不是一个失去控制的暴君，而是一个需要关爱的孩子。当渴望摄入令人发胖的不健康食物时，她意识到，她的身体正在像哭泣的孩子一样向她发出央求信号，要求她做出反应。

（5）**根据你的重构感知采取行动**：当对困难的局面进行重构以后，你应该根据新的积极框架解释这个局面里发生的一切，并且采取相应的行动。在简的例子中，她没有试图压制或屈服于自己的渴望，而是将这种渴望作为机会，去发现她目前的需要，以便采取合适的行动。她可能需要食物、锻炼、休息、深呼吸，以及在家里或工作场所说出自己的想法。简将她对食物的渴望当成了满足个人需求的帮助而不是阻碍，她与食物的关系得到了极大的改善。她最初的行动是把她对身体的感知从暴君重构成依附别人的孩子。这样一来，她把她的饮食习惯转变成了弄清如何满足个人真正需要的机会，而不是无法满足个人需要的理由。通过用爱和尊重对待自己的身体，她最终获得了力量，在生活中的其他领域找到了她想要的事情。重构可以将你的关注点从墙壁转向门口。

重构练习二：按照想象行动

这个练习很短，你应该以游戏的心态对待它。它可以帮助你放松对于生活的感知。想象你有一个魔杖，可以改变任何情况下的一件事，也是唯一的一件事。例如，当你明天上班时，可以想象自己是一个不需要工作却选择工作的百万富翁。或者，当你下次在高峰时段被前面那辆行驶缓慢的车激怒时，可以在脑海里将那辆车的司机想象成你可爱的姑姑，她在你小时候为你讲了很多精彩的故事。有时，即使是最离谱、最可笑的形象也能帮助你消解生活中那些让你产生负面联想的问题。请每天开开心心地做这个练习。

重构练习三：化为灰烬

这项练习的目的是帮助你放弃那些你过于执着的事情，使你有机会获得新的视角。你需要一支铅笔、三张小纸、一根蜡烛或火柴以及一个小小的防火容器或平面。

如果你有蜡烛，请点燃蜡烛。在第一张纸上，用几句话写下你当前生活中一个不快乐的来源、一个问题或者一个遗憾。花一点儿时间体会这种思想，体会你对它的所有感受。然后，用蜡烛或火柴点燃这张纸的一端，并把它扔进容器里。看着它，确保它完全烧掉。接着，深吸一口气。当你缓慢吐气时，将这个问题呼出你的体外，让它离开你。

在下一张纸上，用几句话写下你认为目前要想快乐起来必须做出的一个改变。花一点儿时间体会这种思想，体会你对这种改变的所有感受以及你对它的信念的来源。接着，用蜡烛或火柴将这张纸的一端点燃，并把它扔进容器里。看着它，确保它完全烧掉。然后，深吸一口气。当你缓慢吐气时，将这个信念呼出你的体外，让它离开你。

在第三张纸上，用几句话写下当你快乐时，生活会有什么不同。花一点儿时间体会这种思想，体会你对它的感受。接着，用蜡烛或火柴将这张纸的一端点燃，并把它扔进容器里。看着它，确保它完全烧掉。接着，深吸一口气。当你缓慢吐气时，将这个预期呼出你的体外，让它离开你。花一点儿时间静静倾听你的呼吸，享受这种平和。当你完成这项练习时，你对于事物的看法可能会发生改变。

在下面的练习中，你将使用另一种对于恢复肾上腺疲劳非常重要的工具，即放松。

放　松

松弛反应：学会放松是适应困难局面、缓解紧张和虚弱的另一种方法。人们往往认为，休闲活动就是放松。不过，心理放松是你的心灵和身体保持镇静时发生的一组内部变化。它不同于睡觉、休息和娱乐。心理放松是一种心理状态，它可以保护你的身体不受巨大压力的破坏。毫无疑问，它对你的健康极为重要。虽然它在许多环境下都可以出现（从体育竞赛到冥想），但它在现代生活中很少自发产生。

20世纪60年代后期，哈佛心脏病学家、医学博士赫伯特·本森对于冥想者冥想时发生的心理变化进行了一系列研究。他将这些变化统称为"松弛反应"。他在这些研究中发现，不管松弛反应是如何引发的，它所导致的内部结果具有很强的一致性。身体会从交感神经系统占主导的状态转变成副交感神经占主导的状态，呼吸、心率和氧气消耗都会减缓，肌肉会放松，大脑会主要生成缓慢的阿尔法波，血压可能会下降。这些变化在导致松弛反应的活动开始几分钟后就会出现，而它们在睡眠时则需要在几个小时的时间里逐渐形成，在休闲活动中更是常常不会出现。与肾上腺疲劳恢复关系特别密切的是，在松弛反应中，肾上腺的刺激会减少，因此它们可以休息。而且，体内所有组织对于肾上腺分泌的压力激素的敏感性都会下降。这意味着身体里的每个部分都有机会恢复正常，获得康复，而不是不断处于红色警戒状态。

许多书籍和课程详细介绍了放松的方法，这类书籍和课程随处可见。有效的方法包括大多数冥想、瑜伽、太极拳、气功、意象导引、生物反馈、深呼吸等。我建议你在附近报个班，因为任何事物都无法代替一位好老师。不过，当你熟悉下面的简单练习时，它们可以可靠地引发松弛反应，帮助你入门。所有这些练习都涉及你的呼吸，原因有两点：你总是可以专注于你的呼吸；缓慢深沉地呼吸可以关闭驱使肾上腺过度工作的警报信号。你对这些练习的实践越多，就越能迅速方便地获得生理放松及其带来的心理和生理好处。如果你患有肾上腺疲劳，那么至少应该学会其中的一种方法，并将其融入你的生活。

松弛反应练习

（1）**腹式呼吸**：这是最自然的呼吸方式，尽管你一开始可能觉得它很陌生。如果你看过婴儿或动物的呼吸，那你看到的就是腹式呼吸。在这种呼吸中，扩张和收缩的不是胸，而是腹部。因此，空气可以抵达肺下部血液供应充足的地方，在几分钟之内引发松弛反应。你几乎不可能在腹式呼吸的时候紧张起来。

拿出你不会被打断的10分钟时间。躺在或者坐在能够完全支撑你身体的舒适平面上。把手掌放在肚脐下面的腹部。闭上眼睛。起初，你只需要关注你的呼吸，不需要改变它。倾听它的声音，感受鼻子和喉咙的进出气流，留意它进入身体的深度。接着，想象你双手按着的下腹部有一个气球。当你吸气时，试着为这个气球充气。当你呼气时，放出气球中的空气。不要在吸气时扩张胸部，只需要扩张腹部。在这项练习中，你最好用鼻子呼吸。不过，如果你由于某种原因无法做到这一点，那么可以用嘴呼吸。将气球的充气和放气过程持续至少5分钟。在前几次尝试时，你可能觉得腹式呼吸很尴尬或者不自然。不过，你很快就会对它感到非常自然。毕竟，这是你小时候的呼吸方式。

（2）**放慢呼吸速度**：这是一种非常简单的方法。即使你正在做其他事情，也可以使用这种方法。每当你感到紧张和不安时，都可以观察自己的呼吸方式。在紧张时，大多数人要么时而屏住呼吸，时而进行几乎无法觉察到的短促呼吸，要么进行速度很快的浅呼吸。在你意识到自己的呼吸以后，有意识地放松腹部，放慢呼吸速度。当你专注于放慢呼气而不是吸气速度时，这种方法的效果是最好的。每次呼气时，你可以对自己说，"慢下来。"这就是这种方法的全部——它虽然简单，却具有惊人的效果！

（3）**呼气时计数**：这是放慢呼吸速度的一种变形。你应该在你能够专门拿出10分钟时间的时候进行这项练习。在相对安静的地方保持舒适状态，开始腹式呼吸。这一次，你要在每次呼气时缓慢地从5数到1。你可能会多次走神。不过，每当你发现自己走神时，只需要平静地把思绪拉回来，并在每次呼气时从5数到1。至少做5分钟。当你能够在5分钟的时间里专注于呼吸时，就可以使用更加专注的冥想方法了。

（4）**重复曼怛罗或断言**：传统灵性训练用重复的短语或声音进行祈祷和冥想。格列高利圣咏和玫瑰经是西方传统中的例子。曼怛罗是东方传统中的例子，是冥想中使用的一种经过专门选择的声音/短语，它通过超觉冥想在西方得以流行。每天重复特定的声音、单词或短语似乎可以非常有效地清空你的大脑，触发松弛反应。你可以通过这种方法亲自获得身体和心灵放松的许多好处，即使你只使用了你自己选择的一个声音、单词或短语。

首先，你需要选择一个能让你镇静下来的单词、短语或声音。其他人选择的一些例子包括"放松""平和""我很宁静""我放下了过去""我打开了心扉""唵"等。花上15～20分钟的时间待在你不会被打扰的安静地点。坐下或躺下，将后背挺直，闭上眼睛。将注意力集中于眉毛中间（大脑中心）或者胸部中间（心脏中心）。让呼吸放慢并加深。当你感到安定下来时，出声或无声地重复你的单词 / 短语 / 声音。你会多次走神。每当你走神时，只需要轻轻地把思绪拉回到你的短语上来。一开始，你可能会经常睡着。不过，你应该不断回到练习上来。一天做一两次，每次至少做 15 分钟。你的感觉变化会使你感到吃惊的。

（5）**渐进放松：**如果你有许多与疼痛有关的压力，或者认为你无法放松，这项练习将会特别适合你。经过练习，你的身体可以更加轻松地消除紧张，并放松下来。

这项练习需要大约 10～20 分钟，最好在躺卧时进行。一些人用它来帮助自己入睡。进行几次缓慢的呼吸，以便安定下来。然后，从脚趾开始，首先尽量绷紧脚趾上的肌肉，保持大约 10 秒钟，然后放松脚趾。接着，绷紧脚上的肌肉，保持 10 秒钟，然后放松。从下到上，不断重复这个过程，直到身体的每个部位都得到了绷紧和放松，包括小腿肚、膝盖、大腿、臀部、髋部、腹部、后背、胸、双手、胳膊、肩膀、上背、脖子、脸、头皮。完成这些以后，每次吸气时想象一股放松的波浪在身体里向上翻滚，每次呼气时想象这股波浪将所有紧张从你的身体里带出去。做上几分钟，然后休息一会儿，缓慢地呼吸。你会发现，当你熟悉这项练习时，可以在练习中获得更加深入的放松。

（6）**宁静池塘：**你是否曾站在远离建筑和人群的宁静的池塘边？如果是，你就会知道，当你花一些时间站在池塘边，充分关注池塘，忘掉其他一切事情时，一切担忧和负担似乎都会从你的肩上滑下来，悄悄溜走。只要在池塘边待上几分钟，你就会感到神清气爽。如果没有这种经历，也许你拥有属于自己的经历；当你来到一个非常平和、舒适、清爽的地方时，可能会不想离开。

我相信，每个人都有能力将属于自己的平静池塘放在心里。经过练习，他们可以随心所欲地调用这个池塘。如果你拥有这样一个地点，请花时间每天在头脑中回忆它。每天寻找你的宁静池塘，即使它只占用几分钟甚至几次呼吸的时间。每天花时间放松。当你想起对于宁静地点的感受并将这些宁静平和的感受带入你的意识时，你所做的不仅仅是感觉良好。你在帮助神经系统建立平衡。你在激活神经系统中负责康复和修复的副交感神经系统。对于这些形象和感受的回忆有助于抵消体内积累的压力，即使这种回忆很短暂。

如果你能在每天的特定时间做这件事，你的身体很快就会把这个时间记住，并且开始自动唤起形象和感受，无须你做出有意识的努力。我曾经把我的冥想从一天中的一个时间转到另一个时间上。我的身体用了几天的时间才完成转换。在这个过渡期，在之前的冥想时间开始几分钟之前，我可以感受到我的身体做出了冥想的准备。如果能在每天的几乎同一时间回归宁静的内心池塘，你很快就会在无意识休息上获得帮助。请找到自己内心深处的宁静池塘。在这里，你每天都可以获得休息，不管你在哪儿，不管你在做什么，也不管你周围正在发生什么。

松散时间

除了学习生成松弛反应，你还应该在每个星期（或者每天，如果可以的话）规划一些松散时间。一个星期休息一天的想法很久以前就成了西方文化的一部分，但在现代生活中，它很少能实现。我所说的松散时间指的是不需要完成任何计划好的活动或目标的一两个小时或者更长时间。你可以用这段时间做你喜欢做的任何事情，无须担心效率或者其他人的看法。你可以在房子周围漫步，慢悠悠地走来走去，或者做你喜欢做的任何事情，但你最好不要看电视或者睡觉。这段松散时间可以使你的情绪和心理从持续的努力和对效率的衡量中获得休息，以免你的肾上腺被耗尽。

休　假

每年花一些时间休息、恢复精力和享受生活对于你的健康和幸福是很有好处的，尽管你的财务可能会受到影响。如果每年进行一两个星期的休假，每年至少去一次陌生的地方，你的身体、头脑和精神都可以获得恢复。

放松引出了康复过程中另一个重要元素的改善，即充足的深度睡眠。

睡　眠

睡眠对于肾上腺的充分恢复非常重要。问题是，失眠有时是肾上腺疲劳的症状之一。不管怎样，你的睡眠质量和睡眠时间都会对你的肾上腺疲劳和恢复造成影响。

睡眠时间

对于肾上腺疲劳群体（大多数人）来说，在晚上大约11∶00的第二波精力来临之前上床入睡是非常重要的。抓住第二波精力熬到凌晨一两点的做法会进一步消耗你的肾上腺，即使你觉得你在这段时间比其他时候更有精神。为了回避这种陷阱，应该确保你在晚上10：30之前上床进入入睡过程，使你的肾上腺没有机会进入第二波精力的超负荷状态。

早上睡到8：30～9：00也是有帮助的，尽管大多数人的时间表不允许他们这样做。对于肾上腺疲劳群体来说，上午7：00～9：00的睡眠具有某种神奇的恢复力量。即使你在晚上无法入睡或者睡眠时断时续，上午7：00～9：00的短暂睡眠也具有明显的提神效果。

这是因为，当你在上午这几个小时睡觉时，你的肾上腺可以获得休息的机会，促进你的皮质醇水平上升。通常，从早上6：00开始，皮质醇水平会迅速上升，直到8：00左右。不过，肾上腺疲劳群体的皮质醇水平常常不会提高到正常水平，或者下降速度高于正常水平。而且，当你的皮质醇水平较低时（肾上腺疲劳群体就是这样），早上充分清醒过来需要花费更长的时间。因此，睡懒觉不仅有利于肾上腺的恢复，而且可以使你在醒来以后以及一天中的其他时间感觉更好。我的一些病人告诉我，他们甚至可以在凌晨2：00～4：00爬起来做一些工作，然后回到床上。只要能在早上7：00之前入睡并且一直睡到上午9：00，他们就可以在一天之中感觉良好。我不建议这样做，但它说明了一个重要事实：你的睡眠时间和你的睡眠时长一样重要。遗憾的是，我们许多人无法在工作日睡懒觉。在这种情况下，如果可能，你应该在周末睡懒觉。这不是自我放纵，它非常重要。掌握正确的睡眠时间对于你的状态非常重要。

如果我无法入睡呢

肾上腺疲劳群体失眠的原因有很多。如果你在凌晨1:00～3:00醒来，你的肝脏可能缺少糖原储备，无法通过肾上腺的转化维持夜晚足够高的血糖水平。血糖水平在凌晨通常较低。不过，如果你患有肾上腺功能减退，你的血糖水平有时可能会变得极低，导致你在夜间被低血糖症状唤醒。如果你感到恐惧或焦虑，做噩梦，或者凌晨1:00～4:00的睡眠时断时续，那么你通常具有这个问题。为应对这个问题，你可以在上床之前吃几口含有蛋白质、非精制碳水化合物和优质脂肪的零食，比如半块带有花生酱的全麦吐司或者一块全麦饼干加一片奶酪。要想获得更多建议和具体信息，请参考第13章"食物"。

过高和过低的夜间皮质醇水平都会导致睡眠障碍。要想确定你有没有这方面的问题，只需要做一个夜间皮质醇测试，将你的夜间样本水平与你自己白天的水平以及这些时间的标准水平进行比较。在做夜间测试时，你应该在上床时提取一份唾液样本，在夜间醒来时提取第二份样本，在早上提取第三份样本。在瓶子上以及记事本的单独一张纸上写下每份样本的提取时间。如果皮质醇是元凶，你在这些时间的皮质醇水平应该明显高于或低于正常水平。如果你的夜间皮质醇水平太低，那么你在晚上上床之前做些锻炼，可能会获得更好的睡眠，因为锻炼往往会提高皮质醇水平。如果你夜间的皮质醇水平过高，试着在上床之前进行某种放松或冥想练习，使自己平静下来。名为"交替拉腿"的瑜伽姿势对于入睡的开始和恢复很有帮助。几乎所有瑜伽书籍或视频都会描述这个基本的瑜伽姿势，但你最好找一个教练，因为这个姿势存在一些微妙之处。

下面列出了其他一些改善睡眠的方法。

（1）首先，尽量在晚上10：30之前上床，并且一直躺到上午9：00，即使你只能在周末这样做。睡到上午9：00对于肾上腺具有惊人的恢复作用。

（2）一定要在白天进行足够的体育锻炼。尝试不同的锻炼种类、强度和时间。许多人告诉我，晚上游泳可以帮助他们入睡。

（3）瑜伽、太极拳和气功中的一些姿势也是有帮助的。找到这些领域的老师，弄清哪些姿势或练习对你特别有帮助。

（4）回避咖啡、含有咖啡因的饮料以及巧克力，因为它们是兴奋剂。它们会打乱睡眠模式，加重上午的低迷状态。即使你在每天很早的时候摄入这些饮食，它们也会扰乱你的睡眠，使你在第二天早上更加难受。

（5）一些人对光线敏感，看电视或计算机屏幕会阻碍他们体内褪黑激素水平的上升，抑制睡眠。如果你难以入睡并且经常在晚上很晚的时候看电视或计算机屏幕，试着将这些视觉刺激限制在晚上8：00以前。

（6）如果你的皮质醇水平在晚上很晚的时候很低，试着在晚上锻炼身体，因为锻炼可以提高皮质醇水平，为你带来一整夜的安睡。

（7）一些营养补充剂是有益的。通常，睡前30分钟服用褪黑激素（0.3～1.3毫克）有助于建立正常的睡眠模式。晚上睡前服用500毫克柠檬酸钙和50毫克5-羟色氨酸脱羧醇也具有放松作用，可以帮助许多人睡上一整夜。晚饭服用微量矿物质片剂也有助于身体恢复。

睡前半小时服用肾上腺提取物常常有助于肾上腺疲劳群体进入和维持睡眠。如果你有中等或严重的肾上腺疲劳，请首先尝试这种方法。

（8）下丘脑对于睡眠管理非常重要。虽然下丘脑功能的准确测试非常复杂，但你可以亲自进行一项简单的测试，在睡前服用1~4片下丘脑提取物以及10~40毫克锰，看看你的睡眠是否有所改善。有时，要想获得正常睡眠，你需要同时服用下丘脑片剂和肾上腺提取物。

（9）一些草药也经常被用于改善睡眠，比如蛇麻草（全株）、猫薄荷（叶）、缬草（根）和甘草（根）。虽然南非醉茄并非镇静剂，但它可以促进皮质醇和性激素的正常化，减少干扰睡眠的因素，从而间接促进睡眠。

如果这些方法都没有用，睡眠的缺乏和中断对你的生活造成了不利影响，请在附近或网上寻找距离你最近的睡眠中心。美国一些城市拥有睡眠中心，专门帮助个体确定睡眠障碍的原因。

白天进行短暂的躺卧休息

你很可能会注意到，你在白天的某些时候会出现困倦、头晕、疲惫或者其他肾上腺疲劳症状。试着安排休息时间，使你在出现这些症状时能够躺下15~30分钟。对于肾上腺疲劳群体来说，躺卧的恢复效果比坐着要好得多。

笑

你应该听人说过，"笑是最好的药"。这尤其适用于肾上腺。当你开怀大笑时，你的压力会下降，所有的身体机制都会放松。当身体相对缺少压力时，即使是短暂的轻浮，肾上腺也可以更加自由地恢复和重建。

诺曼·卡曾斯在《疾病解剖》（*Anatomy of an Illness*）一书中描述了他与强直性脊柱炎的斗争，这种疾病最终会导致脊椎骨融合。根据医生的预测，他会终身无法移动，固定在某个坐姿或站姿上。他不愿意相信这种预测，因此独自做了一些研究。他发现，肾上腺分泌的皮质醇具有抗炎作用，对于克服强直性脊柱炎的不利影响非常重要。通过自己的调查，他发现了促进肾上腺重建的两个重要因素：笑和维生素C。发现这些信息以后，卡曾斯每天要求自己服用维生素C并发出笑声。他做了一切能让自己发笑的事情，包括看滑稽电影、幽默的书籍、动画片、笑话、连环漫画以及其他引人发笑的事物。实际上，由于笑得太多，他影响了病房里的其他病人，不得不搬到一个单间里。在那里，他可以一直笑到恢复健康为止。他的疗法取得了成功。仅仅通过每天的笑声和幽默、维生素C以及从忙碌到劳逸结合的生活方式的转变，他就完全恢复了健康。

上述每个元素都很重要。不过，永远不要低估欢笑和享乐作为恢复途径的巨大价值。所以，请将欢笑作为生活中的药方。不要过于认真地对待自己和别人。看一看生活中更加轻松的一面。要求自己每天笑上几次，尤其是当你感觉不好时。欢笑不仅可以使你的生活变得更好，而且是一种良好的治疗方法。

有一种与此有关的简单而有效的东方医学实践，它要求你在独自一人时摆出微笑的表情。你不需要产生想笑的感觉，甚至不需要考虑任何使你发笑的事情。这种面部表情本身就足以使你获得更加平和的内心，并减少你的压力。

体育锻炼

如果你患有肾上腺功能减退，那么锻炼可能是你最不想做的事情。不过，在跳过本节之前，请看一看它对你的所有好处。记住，跳舞和交欢也是锻炼！

锻炼的好处：快速地呼吸可以将不稳定气体排出体外，这些气体在体内的积累是有害的。血流的加速有助于避免动脉中斑块的积累，刺激肝脏更加高效地执行它的3000多项功能。随着二氧化碳、氧气和营养素交换的加速，细胞功能也可以得到改善。锻炼可以使皮质醇、胰岛素、血糖、生长激素、甲状腺激素以及其他一些激素水平恢复正常，将更多氧气输入大脑。这只是锻炼的一部分作用。锻炼可以使你在各个方面感觉更加舒服，这是它最大的好处。

锻炼还可以缓解抑郁。我的朋友杰伊曾经管理伊利诺伊州杰克逊县的居民区精神病治疗机构。他在上任时做出的两个最重要的改变就是取消在一些患者饮食中占据70%的糖，以及在所有居民中推广一项每日锻炼计划。他发现，这两件事本身极大地降低了精神病院患者的抑郁水平。抑郁是肾上腺疲劳患者的常见症状。研究表明，在抑郁症的治疗方面，锻炼和一些药物一样有效。它可以给人力量，使人恢复青春。

　　李是一个有抱负的25岁心理学大学生，他还拥有一家夜总会的部分股权。他需要从晚上6：00到凌晨3：00管理夜总会，从上午7：00到中午上课。这颇具挑战性，但他很享受这两个任务。最终，李制定了工作、上课和完成学业的时间表。他唯一需要放弃的就是睡眠。根据新的时间表，除了偶尔打盹，他只能在星期日和星期三睡觉。他用咖啡、可口可乐和酒精维持清醒状态。这种情况持续了一个多学期。虽然他经常在课堂上睡觉，但他还是获得了大学学位，毕了业，甚至登上了光荣榜。毕业后，他似乎只想休息。当然，对他来说，仅仅管理夜总会而无须上学的生活就相当于休息了。

　　不过，当他即将开始恢复精力时，他的女友从科罗拉多州给他写了一封信，要求他搬过去，以便和她在一起。急于结婚的他卖掉了夜总会，开车去了科罗拉多。遗憾的是，在他来到科罗拉多不到一个星期的时候，他的未婚妻结束了婚约。

　　面对情感打击和紧张的财务状况，他找了一份建筑工作。这种体力活动对他的身体是有好处的。接下来几个月的户外工作使他感觉好多了。他几乎不需要承担任何责任，只需要早上出现在

有智、有识、有恒
做有声音的文字

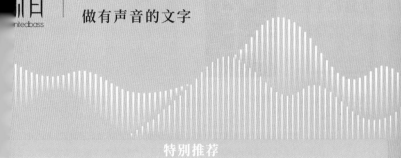

特别推荐

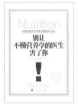

**别让不懂营养学的
医生害了你**
[美]雷·D·斯全德著
吴卉译
978-7-5502-6973-6

健康不能依靠医生，要靠自己。

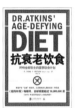

抗衰老饮食
[美]罗伯特·C.阿特
金斯著／仝雅青译
978-7-5596-4839-6

阿特金斯医生的营养饮食计划。

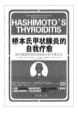

**桥本氏甲状腺炎的
自我疗愈**
[美]伊莎贝拉·温兹、
[美]玛尔塔·诺娃沃
萨兹卡著／李盼译
978-7-5596-4591-3

探寻病源并治疗的生活方式干预方法。

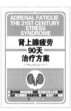

**肾上腺疲劳
90天治疗方案**
[美]詹姆斯·L.威尔
逊著／刘清山译
978-7-5596-4797-9

治疗肾上腺疲劳的自助手册，影响数百万
人的健康，摆脱肾上腺疲劳。

北京联合出版公司
Beijing United Publishing Co.,Ltd.

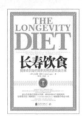 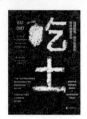 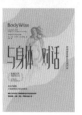 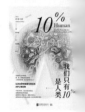

长寿饮食：健康活到老的简单实用营养饮食方案 /[美] 瓦尔特·隆哥著

郭红辉、彭如青译 / 978-7-5596-4173-1 / 长寿饮食比你想象得要容易实践。

吃土：强健肠道、提升免疫的整体健康革命 /[美] 乔希·阿克斯著 / 王凌波、魏宁译

978-7-5596-1168-0 / 菲尔普斯的保健医生，美国著名自然医学专家兼临床营养学家普及"脏一点儿更健康"的全新理念。

与身体对话：终结疲惫的自疗启示录 /[美] 瑞秋·卡尔顿·艾布拉姆斯著 / 刘倩译

978-7-5596-0837-6 / 告别疲惫、失眠、焦虑、抑郁的绝佳方案。

我们只有 10% 是人类：认识主宰你健康与快乐的 90% 微生物 /[英] 阿兰娜·科伦著

钟季霖译 / 978-7-5596-1341-7-01 / 与演化生物学家一起，认识另外 90% 的你。

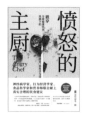 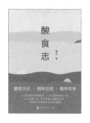 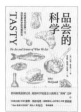 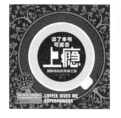

愤怒的主厨：戳穿全球健康饮食风潮下的谬论、伪科学与营养谎言

[英] 安东尼·沃纳著 / 吴婉湘、吴振阳译 / 978-7-5596-3466-5

精辟归纳健康饮食相关的伪科学论调与传播话术，戳穿背后涉及的科学谣言。

酸食志：解构中国人的酸食 DNA / 要云著 / 978-7-5596-3980-6

老食客 30 年寻味之旅，解构中国人的酸食 DNA。

品尝的科学：从地球生命的第一口，到饮食科学研究最前沿 /[美] 约翰·麦奎德著

林东翰、张琼懿、甘锡安译 / 978-7-5502-9993-1 / "我们吃的不是食物，是文化"。

读了本书可能会上瘾：图解咖啡的奇趣之旅 /[日] 岩田良子著 / 袁婧译

978-7-5596-0782-9 / 手捧本书，啜饮一口咖啡，你便能发现真正的幸福之源。

工作地点。调整好状态以后，他离开了科罗拉多，用全新的精神面貌开始了新的奋斗和生活历程。

在这个例子中，李患上了肾上腺疲劳，但他调整了生活方式，在维持活跃状态的情况下恢复了健康。在参与高强度体力活动时，他在情绪和心理上得到了休息。虽然李明显拥有相对强大的肾上腺和良好的精力储备，但他的故事仍然反映出体育锻炼的修复力量。

哪种锻炼是最好的？有益于肾上腺疲劳恢复的锻炼应该是令人愉快的。它不应该极具竞争性，或者令人极度疲惫和虚弱。你需要的是能够在获得快乐的同时提高肺活量、肌肉张力和灵活性的活动（见下图"锻炼——有氧运动、无氧运动和灵活性运动的结合"）。

有氧运动 加强耐力	无氧运动 提高力量	灵活性运动 提高关节运动范围和 肌肉长度
快走 爬楼梯 越野跑步 越野滑雪 游泳 水中有氧运动 跑步机 短距离全速冲刺	举重 等长收缩 等张运动 举重器械 提举和搬运重物 俯卧撑 仰卧起坐 引体向上 卷腹	瑜伽 太极拳 拉伸 缓慢伸展运动

锻炼——有氧运动、无氧运动和灵活性运动的结合

带有呼吸练习的瑜伽、太极拳、踢拳、游泳、快走、跳舞以及一切团队运动和锻炼计划都是让身体运动起来的良好途径。选择你所喜欢的运动。记住，你的锻炼不是为了跑马拉松或者创下新纪录，而是为了让身体恢复生机，再次享受生活。你有时不想做任何体育运动，尤其是在刚开始锻炼的时候。此时，你不应该强迫自己锻炼，而是应该慢慢开始，逐渐投入其中。换句话说，不要让锻炼成为生活中的另一个压力来源。当你产生某种抵制情绪时，你应该用善意的理解来对待它，承认这种抵制情绪，但是不要让它动摇你恢复健康的决心。肾上腺疲劳群体常常疲劳得不想锻炼。不过，如果你设置固定的锻炼时间，不管你的感受如何，都会很快体会到自律的回报。

我怎么知道我是否在以正确的方式锻炼？你应该以你自己的节奏锻炼，而不是以你旁边的人或者朋友的节奏。如果感到疲惫，你应该休息一下、暂时退出或者当天退出。如果第二天早上仍然感到疲惫，你应该在下次锻炼时降低强度。随着耐力的加强，你可以逐渐加强锻炼。在这项计划中，锻炼的目的不是变得更强，而是改善身体的状态、灵活性和有氧能力。在开始每日锻炼的两个星期以后，你应该注意到，你的感觉开始好转。你应该在锻炼之后感觉良好，而且应该在第二天仅仅感觉到轻微或温和的酸痛。如果你在锻炼以后或者第二天感觉更加糟糕，这说明锻炼强度可能太大了，你需要把强度调低一点儿。体形不佳的A型人格者特别容易出现这个问题。在他们看来，他们的状态比实际情况好得多，因此他们经常对身体提出了超出正常限度的要求。合理的锻炼可以使你在身体和心理上获得更好的感觉。如果你在开始定期锻炼几个星期之后没有这种感觉，则应该稍微降低运动强度，或者尝试另一种运动。最重要的是，你应该在运动中获得乐趣。

第 13 章

——

食 物
Food

你可能会承认，即使在最佳状态下，你也需要摄取食物，以便维持生存和健康。肾上腺疲劳显然不是最佳状态，此时你所选择的食物对于你的生存和健康就更重要了。古老的计算机谚语"输入垃圾＝输出垃圾"同样适用于这一情况。如果你选择不合格的食物（输入垃圾），你的身体在面对要求（压力）时就会做出不合格的反应（输出垃圾）。当你的肾上腺对压力做出反应时，细胞的代谢会加速，将营养物质的消耗量提高到正常情况下的许多倍。当你处于肾上腺疲劳状态时，你的细胞已经用掉了体内储存的许多营养物质。要想继续发挥功能甚至恢复健康，你的细胞急需新的补给。优质食物是这些营养物质的最佳来源，是不可替代的。第 11 章提到的营养补充剂可以提高你的康复能力，加快恢复速度。不过，如果没有摄入富含营养的基本食物，你就不会取得太多进展。

"合理饮食的重要性怎么强调都不为过。"约翰·廷捷拉医

生——肾上腺功能减退的皮层状态及其管理。(《纽约州医学期刊》，55卷第13号，1955年7月1日，第11页)

你应该阅读本章，以便理解哪些食物对你的康复过程有益，哪些食物有害。即使你认为你对食物和营养已经有了许多了解，我仍然建议你阅读本章，因为任何肾上腺疲劳综合征患者的食物摄入中都会缺少某样东西。他们可能缺少重要的营养物质，无法满足细胞在压力下的更高要求。在许多肾上腺疲劳病例中，不良饮食都是最主要的原因。在所有肾上腺疲劳的康复病例中，富含营养的饮食都是一个重要因素。

肾上腺疲劳与低血糖的关系

肾上腺激素皮质醇有助于将血糖维持在合适的水平，以满足身体的能量需求。不过，当肾上腺疲劳时，皮质醇水平会下降到正常水平以下。这样一来，你的身体很难维持正常的血糖水平。所以，肾上腺疲劳（肾上腺功能减退）群体往往存在低血糖问题。

如果你患有肾上腺疲劳，那么你的进食时间几乎和你的进食内容一样重要。低血糖本身就是一种压力，它会进一步消耗你的肾上腺。所以，如果你以频繁而固定的间隔摄入天然优质食物，以免血糖下降得过低，那么你的肾上腺健康和精力都会得到改变。许多具有温和肾上腺功能减退的人会拼命努力，常常在不正常吃饭的情况下工作很长时间。这进一步加重了肾上腺的负担，因为血糖水平越低，恢复血糖水平所需的皮质醇就越多。如果你患有肾上腺疲劳，那么你不应该遵循一些畅销书介绍的完美肾上腺饮食的进食模式。根据这种所谓的"肾上腺饮食"，你应该在早上吃优酪乳，在4个小时后的中午吃水果、一份绿沙拉、一片全麦吐司，再过6个小时吃一顿简单的晚餐。这种进食模式只适用于肾上腺非常强大、功能超强的人。在这种饮食计划中，足够的蛋白质、重要的脂肪酸和优质碳水化合物的缺失以及两顿饭之间漫长的时间会加重肾上腺疲劳的症状。

精力充沛的人在出现肾上腺功能减退以后往往会选择以肾上腺为代价激活自己的食物和饮品，比如咖啡、可乐和快餐。他们很快就会发现，脂肪比糖类更能持续提供能量，因此他们用富含脂肪的快餐来维持状态。问题是，加工食品和快餐中的脂肪是错误的脂肪，碳水化合物是错误的碳水化合物（因为它们经过了精制，几乎失去了食物的价值），蛋白质的质量很差。这些食物通常只能提供很少的营养。咖啡和可乐中的咖啡因只能暂时驱动肾上腺，这又会进一步消耗肾上腺储备，导致血糖水平出现过山车式的变化。经过这样的一天，这些人常常会感到很疲惫。当这样的日子持续几年后，你应该知道它会有怎样的效果。当他们不断用快餐和咖啡因的过度摄入刺激肾上腺，剥夺身体中的某些恢复性营养素，他们的肾上腺会变得越来越疲劳，很难得到有效的刺激。[1]

---

[1] 第22章"皮质醇不足、肾上腺疲劳和低血糖的相互作用"部分给出了关于肾上腺疲劳、皮质醇水平和低血糖的概述。

体重增长与皮质醇水平

也许是觉得这还不够糟糕，处在这种困境中的人常常会过量摄入食物，希望摆脱低迷的状态。最终，他们的体重会增长。当你用过多的快餐和咖啡因刺激肾上腺，皮质醇水平会暂时提高，使皮质醇水平长期低下的人增重。这是因为，即使是暂时过量的皮质醇也会导致脂肪在身体中部的堆积（使人出现"游泳圈"，或者看上去像吞下了沙滩球一样）。体重的增长会加重他们的困倦感，使他们吃下越来越多不正确的食物，以便熬过每一天。如果他们知道合适的进食时间和方式，就可以在不采用这种破坏性饮食模式的情况下维持稳定的精力。下面将介绍这种恶性循环的解决方案。

何时进食

肾上腺输出不足的群体犯下的主要饮食错误是不在醒来以后及时进食。如果你患有肾上腺功能减退，那么你应该在上午10∶00之前进食。你需要在前一天晚上的能量消耗之后补充正在减少的糖原供给（血糖储备）。即使是吃少量有营养的零食也比什么都不吃强。不过，有两个因素往往会在早上降低你的食欲。皮质醇水平通常会在上午6∶00～8∶00迅速上升，在上午8∶00左右达到峰值。当皮质醇水平较高时，你可能并不想吃东西。而且，通常伴随肾上腺功能低下出现的肝脏功能低下也会抑制早上的饥饿感。如果你的肝脏非常繁忙，你有时甚至会在早上对食物产生反感。不过，这并没有改变你的食物摄入需求，所以你必须在上午10:00之前摄入一些有营养的食物，以免身体在接下来的一天时间里无法达到理想状态。要想了解这方面的建议，请参考本章"饮食内容"一节。

另外，在中午之前吃午餐比晚一些吃午餐要好，因为你的身体很快就会用光早上的营养，需要获得下一轮补给。上午11:00~11:30通常是最好的午餐时间。你还应该在下午2:00~3:00吃一些有营养的零食，因为大多数肾上腺功能减退患者的皮质醇水平在下午3:00~4:00通常会下降。当皮质醇水平下降时，你无法像平时那样方便地获取蛋白质和脂肪中储存的能量并将它们调动起来。所以，当你在下午2:00~3:00摄入食物时，可以更加平稳地度过这个能量低潮期。你应该在下午5:00或6:00左右吃晚饭。如果你和大多数肾上腺疲劳患者类似，你会在晚饭后获得一天里最好的状态。如果你在晚饭后的感觉不是最好的，那么你可能没有在晚饭时吃对食物。

要想成功度过夜晚，不出现恐慌、睡眠障碍、焦虑反应或者早上不感到痛苦，晚上睡觉之前吃上几口高质量的零食常常是个不错的方法。"饮食内容"一节可以为你提供关于吃这些零食的指导。

如果你感到非常饥饿，或者感觉低血糖症状在白天逐渐向你袭来，这说明你在吃饭之前等的时间太长了，你应该立即摄入一些有营养的食物（不是甜食）。在过度饥饿或者出现低血糖体征或症状之前进食对身体的负担要小得多，尤其是当你的肾上腺很虚弱时。只要食物可以提供优质蛋白质、脂肪和复合碳水化合物，你就不需要吃得太多。在每天的"飞行"中，应该根据需要多次"加油"。记住，良好的"燃油"供给可以使你远离坠毁的命运。

饮食内容

来自食物的能量: 如果你患有肾上腺疲劳,那么你每次吃正餐和零食时最好将脂肪、蛋白质和富含淀粉的碳水化合物(比如全谷类)结合在一起。你的身体可以将脂肪、蛋白质以及淀粉或碳水化合物转化成血液中的葡萄糖。虽然你的身体将葡萄糖作为燃料,但摄入食糖或含糖食物以及果汁对于身体是一种负担。它会使血糖上升得过高过快,然后下降得过低,使你的身体再次缺少燃料。你可以在第22章"肾上腺的解剖和生理学"读到更多这方面的知识。现在,你只需要记住,能够迅速转换成能量的食物会使你迅速熄火。同时,摄入的脂肪、蛋白质和富含淀粉的碳水化合物可以在更长的时间里提供稳定的能源,因为它们会以不同速率转化成葡萄糖。富含淀粉的碳水化合物可以相对迅速地转化为能量,蛋白质的转化要慢一些,脂肪的转化是最慢的。如果将这三种物质共同作为能量来源,身体每个部位受到的压力都会小一些,包括肾上腺。

放盐还是不放盐——这不是问题: 嗜盐是肾上腺疲劳各个阶段的共同症状。关于生理学和解剖的第22章解释了这件事的生理原因。简单地说,这是身体对于它所需要的事物发出的信号。我们这个恐盐社会使数百万与肾上腺疲劳做斗争的人失去了一种能够缓解症状和加快恢复速度的事物。他们让自己的身体忽略对于盐的渴求,因为含盐食物在传统上是不健康的。这种对于盐的恐惧主要来自"盐会导致高血压"的说法。

不过,大部分肾上腺疲劳患者患有低血压,而不是高血压。我们在70多年前就知道，在饮食中加钠（盐）对于艾迪生病患者是有益的。实际上，在皮质类固醇药物出现以前，著名医生和研究员洛布通过在饮食中使用大量的钠来维持艾迪生病患者的状态。在肾上腺疲劳患者的饮食中，盐是一种有益的补充，因为它不仅有助于升高血压，而且有助于恢复与细胞内部缺乏钠有关的其他一些功能。所以，如果你渴望摄取盐，你应该取出食盐瓶，大胆使用。

如果你担心血压，可以通过药店、互联网或者医疗用品店购买一个血压计（血压袖带）。虽然一小部分人对钠敏感，由于摄入钠出现了高血压，但是大多数血压正常的人不会由于适量摄入食盐出现血压上升的情况。具有低血压的人在摄入含钠饮食时可能会暂时出现血压恢复正常的情况。不过，这不会导致高血压。如果你的血压上升到90/140mmHg以上，你应该减少食盐摄入量。

在大多数肾上腺疲劳病例中，在饮食中添加食盐对于患者是有益的。所以，如果你不是同时拥有肾上腺疲劳和高血压的少数人之一，你应该在食物中加盐。实际上，肾上腺疲劳的一些症状是由身体缺盐导致的。

海盐是一种很好的食盐来源。它比正常的餐桌食盐包含更多的微量矿物质。不过，请注意，海盐通常不含碘。海草和芝麻盐是两种最富含营养的食盐来源。芝麻盐是用芝麻和海盐制作的。这种组合对于严重肾上腺疲劳患者特别有益。

这并不意味着过量摄入食盐对于没有肾上腺疲劳的人是有益的。过量的食盐是有害的，尤其是在与富含精制碳水化合物和脂肪的食物结合在一起时，或者被肾上腺功能比较强的人摄入时。当你的肾上腺变强时，你通常会失去对于盐的偏好。如果你担心自己摄入的食盐过多，请降低食盐摄入量，并且密切关注自己的情况。如果你的症状加重或者不像之前的感觉那么好，你可能仍然需要通过多摄取一些食盐来获得帮助。

反过来，水果等富含钾的食物会加重肾上腺疲劳，尤其是香蕉和干无花果。这是你应该在早上回避水果和果汁的另一个原因。它们不仅含有大量果糖，而且含有大量钾。对于肾上腺功能减退的人来说，这是一种双重危险。由水果和优酪乳组成的美好而"健康"的早餐会将许多肾上腺功能减退的人放倒。实际上，肾上腺功能减退的迹象之一就是在食用富含水果的早餐后，疲劳或颤抖加重。

来自食物的营养物质

前面说过，你的进食内容是肾上腺恢复计划的一个重要组成部分。所以，你应该理解食物的不同组成部分及其对于肾上腺健康的影响。

科学家将食物分为能量、营养物质和纤维三个部分。能量部分可以提供燃料，供身体转换成能量（通常是果糖），它包括脂肪、蛋白质和碳水化合物。营养物质是食物中为身体提供营养的维生素、矿物质和其他物质。纤维是食物中不可消化的植物细胞壁，它对于身体健康的维持也起着重要作用。下面几节描述了各种食物和营养物质对于肾上腺健康的影响。

蛋白质

存在于肉类、鱼类、禽类、蛋类、乳制品和各种植物中的优质蛋白质对于肾上腺的恢复非常重要。请回避加工过的蛋白质，比如午餐肉、加工过的奶酪以及带有纹理的植物蛋白。轻度烹饪或没有烹饪的蛋白质拥有更多食用价值，更容易消化。在未烹饪或轻度烹饪的食物中，氨基酸是完好无损的（因而更具可用性）。在高温或长时间烹饪的食物中，氨基酸会发生变性（不可逆变化）。不过，你总是应该对禽类和猪肉进行充分烹饪，以避免潜在的微生物风险，并且确保生鱼肉、贝类和牛肉没有受到污染。如果可以确保食物来源的安全性，那么寿司、生鱼片和酸橘汁腌鱼是绝佳的蛋白质来源，用有机饲养的新鲜牛肉制作的鞑靼牛排和类似菜肴也是如此。未烹饪或轻度烹饪的鸡蛋、羊奶或羊奶酪也可以提供身体极易吸收的蛋白质。

许多患有肾上腺疲劳的人还具有较低的盐酸水平，而盐酸是在胃中正常分解蛋白质所需要的物质。如果你存在这个问题，你在摄入含有蛋白质的物质以后可能会出现胃部沉重和胀气现象。由于这些令人不快的后续影响，盐酸水平较低的人常常选择摄入蛋白质含量较少和碳水化合物含量较多的食物。这种过多的碳水化合物摄入和过少的蛋白质摄入只会加重肾上腺疲劳，使问题变得更加复杂。解决方案是获取消化方面的帮助，在食物中补充盐酸以及胃蛋白酶、胰蛋白酶、木瓜蛋白酶或消化酶等因子，以帮助你的身体正常分解蛋白质。

如果来自蔬菜的蛋白质得到正确组合，可以提供你所需要的所有氨基酸，那么它们也是一种很好的蛋白质来源。你必须将豆类与全谷类、种子和坚果结合在一起，以获得完整的蛋白质。不过，根据我的经验，患有中度到严重肾上腺疲劳的素食者很难在严格遵循素食计划（没有来自动物的食物）的情况下恢复过来。如果你是素食者，而且患有肾上腺疲劳，那么如果你调整饮食，添加蛋类、味噌（日本豆酱）、海草、优酪乳，并且每顿饭将谷类与豆类、种子和坚果结合在一起，就可以更好地恢复健康。

对一些人来说，乳制品（牛奶、奶酪、优酪乳、酸牛乳酒）是绝佳的蛋白质来源。不过，许多人无法消化乳制品中的某些成分，因为他们对乳蛋白（酪蛋白）过敏，或者缺少分解乳糖所需要的酶。如果你知道自己对乳制品敏感，那么一定不要将其作为蛋白质的来源。如果你无法确定，请参考"食物过敏和敏感性"一章，以确定你是否对乳制品或其他食物过敏。

碳水化合物

碳水化合物广泛存在于包括谷物、蔬菜和水果在内的许多食物之中。不过，不是所有碳水化合物都是相同的。一种简单的分类方法是将碳水化合物分成三个有用的类别：①含糖；②含淀粉；③不含淀粉。这些类别通常分别对应水果、谷类和蔬菜。

含糖碳水化合物是甜味食物的主要成分（蜂蜜、食糖、糖浆、干水果和鲜水果、果汁、牛奶、软饮料、果馅饼、蛋糕、点心等甜品以及所有用糖制作的食物）。它们可以迅速补充能量，使血糖水平迅速提升。一个小时以后，血糖又会下降到较低的水平。这些食物在每天早上的害处是最大的。如果你早上喝一杯咖啡，吃一个多纳圈，可能会暂时感觉良好，但你在接下来的一整天时间里都将陷入不可避免的低迷状态之中。如果你在一天之中吃得不多，而且还吃了含糖的零食，你可能会在第二天早上产生疲惫甚至宿醉的感觉。这种食物提供的"过山车"式能量对于肾上腺功能低下的人尤其有害。所以，如果你能极大地限制含糖食物的摄入，就可以表现得更好。这个类别中最好的选项是水果和含有一定盐分的果汁。请回避水果馅饼、蛋糕、曲奇饼、多纳圈等白面粉和糖的组合。如果你一定要食用某种能迅速提供能量的食物，请将它们与蛋白质和脂肪结合在一起，而不是单独食用它们。

含有淀粉的碳水化合物主要存在于谷类和某些根菜之中。谷类可以细分为两个类别：精制类和未精制类。这种分类反映了它们的加工程度。未精制谷类（全谷类）只得到了最低限度的加工，仍然含有营养成分和淀粉成分。你的身体代谢这类碳水化合物并获得能量的速度比较慢，这意味着你可以通过它们获得更多的持续能量和营养。它们还含有转化成能量所需要的大量维生素和矿物质。糙米、全小麦、荞麦、带壳大麦、全燕麦、带壳小米、昆诺阿藜和苋菜是未精制碳水化合物的良好来源。在烹饪和进食时，你应该在很大程度上保持它们的自然状态。你只需要进行清洗，加一点儿盐和适量的水，放在带盖的锅里煮（水通常是谷物的两倍）。根据品种的不同，全谷类的烹饪时间在15分钟到1小时。请注意一点——大多数肾上腺疲劳患者不适合在早上吃麦片类食物（包括用全谷类制作的麦片）。你应该关注自己的反应。在将谷类和早餐麦片作为一天中的第一份食物时，请保持警惕。偶尔吃一碗燕麦（非速食）似乎就够了。

相比之下，精制谷类（精制碳水化合物）在加工过程中去除了其他所有成分，只留下了谷物内部富含淀粉的白色部分。通过代谢获取能量所需要的营养物质（维生素和矿物质）存在于谷类的外部，这部分在精制过程中被磨掉了。由于谷类缺少营养成分，你的身体需要从自身盗取营养成分，或者从不同的食物中获取它们，以便从精制谷类中获取能量。随着时间的推移，这将导致营养破产，表现为身体虚弱、疾病、慢性病以及许多微妙的健康恶化（垃圾输出）。

遗憾的是，我们在生活中最喜欢的许多食品是用这些精制谷类制作的，比如蛋糕、白米饭、面包、点心以及所有用白面粉制作的烘焙产品。甘蔗、甜菜和玉米被提炼成蔗糖和玉米糖浆时也存在类似的问题。大约一米的甘蔗可以制作一勺白糖。这意味着一米的营养物质和纤维在制作一勺纯卡路里的过程中流失了。这种纯卡路里（没有营养物质的能量）的持续摄入会导致营养物质缺失。营养物质缺失会导致生理功能受损。生理功能受损会导致结构性和病理性变化，我们称之为慢性病。由于进食的目的是为身体提供必要的能量和营养物质，所以请回避只提供能量的食物（即糖类、白面粉制品以及精制的纯卡路里）。将它们作为偶尔的例外，而不是每日的规则。请利用本章稍后提供的饮食饼图规划和实践健康的饮食方案。

选择完整食物，而不是精制食物。如果你想要选择精制食物，请选择面食而不是白糖制品。面食维持血糖的时间是白糖制品的大约三倍。不过，二者都会导致营养物质的净流失，因为二者的加工过程都去除了维生素、纤维、矿物质和其他食物价值。随着时间的推移，这种净流失对你的健康具有负面影响。如果这些食物在你的饮食中占据重要组成部分，你最终就会缺少某种营养物质。

升糖指数

低碳水化合物饮食最近的流行使升糖指数获得了公众的关注。升糖指数为每种食物提升血糖的能力赋予一个数值，最初是供糖尿病患者使用的。这个指数只考虑某种食物提升血糖的能力，不考虑食物的营养价值或者食物提供能量的持续性。

所以，我们不应该将升糖指数作为选择食物的唯一指导标准。一家糖尿病患者协会最近发布的一本小册子展示了仅仅根据升糖值评价食物价值导致的误解。这本小册子将一块巧克力蛋糕和一个土豆并排放置，并且问道："哪一个更能提升血糖？"它给出的回答是，二者的提升作用相同。这个回答基本上是正确的（实际上，土豆对血糖的提升作用比巧克力蛋糕稍微强一些）。由于二者具有相同的效果，因此这本小册子认为吃巧克力蛋糕是没有问题的。这个结论并不正确。拥有血糖问题的人在摄取这两种食物时都应该小心，但它们的代谢方式是不同的。土豆皮有许多营养物质（你总是应该吃带皮的土豆），巧克力蛋糕则主要由白面粉和糖组成，它们在代谢成血糖时会盗窃身体里的营养物质。你应该根据升糖指数图表维持稳定的血糖水平，同时认识到它没有提供关于食物营养物质和可持续能量的信息。当可以选择时，你总是应该选择完整的食物。你可以在附录1和网站上找到升糖指数的副本。

蔬 菜

你每天的食物中应该包含6~8份各种类型的蔬菜，尤其是天然呈现深色的蔬菜（亮绿色、红色、橙色、黄色、紫色）。除了碳水化合物和蛋白质，蔬菜还可以提供维生素、矿物质、抗氧化剂以及大量纤维。它们还包含了原花青素、花青素等对于健康非常重要的物质，但在典型能量或营养物质类别中是不会被考虑的成分。一定要在每顿午餐和晚餐摄入至少三种深色蔬菜。这些蔬菜不会使你增重，但是它们可以提供给你的身体长期改善所需要的许多因子。

蔬菜可以蒸、煎炒、翻炒、油炸、烘焙、煮、烤、烫或者生吃。实际上，你最好用多种方法做菜，因为不同烹饪方法可以提供不同的营养物质。例如，维生素C和叶酸等营养物质不耐高温，无法在烹饪后保留下来。不过，类胡萝卜素（与维生素A有关的物质）等维生素和一些矿物质在烹饪以后更容易吸收。因此，如果你将多种烹饪方法和多种蔬菜结合在一起，就可以更好地从蔬菜中获得最为完整的营养物质。

海草是大多数沿海地区都会食用的一种蔬菜。海草有许多种，几乎所有海草都富含微量矿物质和优质蔬菜蛋白质，而且很容易消化。大多数东方商店和一些健康食品店都会销售多种富含营养的海草，它们还会告诉你如何制作这些蔬菜。我认为，海草是你能吃到的最有营养的蔬菜。

芽菜是另一种富含优质营养物质的食材。几乎任何豆类和种子都可以发芽。芽菜易于生长，价格便宜，含有多数食物中常常缺乏或缺失的营养物质。它们可以用于沙拉、汤和蔬菜菜肴之中，可以与任何蔬菜、谷类或肉类共同食用。任何健康食品店和合作商店里的人都可以告诉你如何发芽。你也可以在一些书籍和小册子里找到简单的指导。简而言之，芽菜是营养物质的顶级来源。食用含有大量海菜和芽菜的人通常很健康。注意：请在健康食品店或其他食品店里获取种子。用于种植的种子常常含有杀虫剂和其他化学物质，这些物质直接食用是有害的。如果你对某些种子能否用于发芽存在疑问，请询问店里了解情况的人。

附录2列出了一些蔬菜。请用这份清单扩大你平时的选择范围，找到具有全新味道的有趣食物。

富含钠，因而有助于支持肾上腺恢复的蔬菜包括下列品种（根据钠含量降序排列）：

（1）钠含量最高：海带、绿橄榄、红海藻、成熟橄榄（黑橄榄）。

（2）钠含量较高：红辣椒、新西兰菠菜、瑞士莙荙菜、甜叶菜、芹菜（叶和根）、密生西葫芦。

下面是一种蔬菜汤的制作菜谱。实践证明，这种汤有助于在传染病的活跃、稳定和恢复阶段恢复肾上腺功能。这种富含能量的汤叫"塔兹"，来自多洛雷斯·S.唐尼的《用营养物质平衡身体化学反应研讨会》（加农伯格，MI49317，第158页）。

肾上腺恢复汤

16盎司[1]绿豆	1杯切碎的芹菜	1个密生西葫芦，切片
1个中等洋葱，切开	1杯番茄汁	1杯泉水
2汤匙生蜂蜜	1茶匙红辣椒粉	1杯鸡汤
提味辣椒		

将原料放在一起，小火煨一个小时，直到蔬菜变软。

---

[1] 1盎司约等于28.3克。

水　果

存在肾上腺疲劳和血糖问题的人应该少吃水果，尤其是在上午。不过，如果你早上锻炼，早餐可以吃一点儿水果。锻炼可以提升皮质醇和醛固酮水平，进而提升血液中钠的含量，使你更能承受水果的影响。不过，请对水果的摄入保持警惕。如果你发现自己变得更加疲惫、头晕或者开始出现低血糖或者肾上腺功能低下的其他症状，请取消上午的水果摄入。

你所食用的任何水果都应该是有机生长的。许多患有肾上腺疲劳的人对于食物中的化学物质非常敏感。商业种植的水果会使用一些喷剂。虽然它们符合政府标准，但是仍然会对相当一部分肾上腺疲劳患者产生负面影响。如果可以，请从有机农场主那里购买水果，或者在那些销售无喷剂或认证有机水果蔬菜的健康食品店和杂货店购买水果。如果你无法找到有机或没有喷剂的水果蔬菜，请在3升水中放1茶匙漂白剂，将农产品浸泡15分钟，清洗干净并晾干，或者使用许多杂货店和健康食品店目前提供的某种蔬菜清洗剂。这将有助于消除蔬菜水果表面的大部分化学物质。

下面是肾上腺疲劳群体应该选择和回避的简短水果清单。附录3提供了完整的水果清单。记住，数量、质量和一天中的摄入时间对于水果摄入都很重要。总体规则是，不要在上午吃水果，只吃没有喷过化学物质的有机水果（否则你可能会疲劳好几天），每次只吃适量的水果。如果水果在生长时喷洒了化学物质（非有机），不要吃果皮。表皮化学毒素的危害超过了水果营养物质的价值。同化学中毒相比，

肾上腺疲劳群体的水果指导	
推荐水果	应该回避的水果
木瓜	香蕉
杧果	葡萄干
李子	枣
梨	无花果
奇异果	橘子
苹果	西柚
葡萄（一点点）	
樱桃	

营养缺失更容易纠正。只要可能，应该购买有机生长的水果。在进食之前，水果总是应该清洗干净。

油　脂

　　过去几年，油脂在北美的口碑很差。一方面，大多数北美人在日常饮食中摄入了过多的脂肪（每日卡路里的40%～55%）。另一方面，北美人患上肾上腺功能减退的比例高得出奇。肾上腺疲劳患者常常渴望获得油脂，部分原因在于，同低脂食物或甜食相比，富含脂肪的食物可以在更长的时间里使他们感到舒服。一些脂肪还包含肾上腺所需要的胆固醇，可以合成对于全身肾上腺活动非常重要的类固醇激素。理想情况下，脂肪在每日总卡路里中的比例不应该超过20%～25%。

而且，你应该摄入合适的脂肪种类，这一点非常重要。

虽然我们摄入了过多的脂肪，但是大多数北美人缺少对于提升皮肤质量、减少炎症、延缓身体组织衰老非常重要的脂肪酸，这很令人担忧。饮食中脂肪的类型和质量非常重要，因为它们会成为你的细胞外壁、神经和细胞膜的重要组成部分。所以，除了减少脂肪摄入，你还要仔细观察你所摄入的油脂种类，确保你选择的是富含重要脂肪酸、可以滋养身体的油脂。乌多·伊拉兹马斯的《救命脂肪，夺命脂肪》是关于脂肪的一本优秀图书。下面是你应该了解的关于油脂的几件事情。

饱和与不饱和脂肪：油脂由一个甘油分子和三个脂肪酸分子连接而成。脂肪酸是包含4～24个碳原子的碳链，末端连着一个羧基。每个碳原子通过单键或双键与下一个碳原子连接在一起。如果脂肪酸链条中的所有碳原子只通过单键连接，这种脂肪就叫饱和脂肪（比如黄油、椰子油和猪油）。当整个脂肪酸碳链中有一个双键时，它叫单一不饱和脂肪（比如橄榄油）。如果碳链中有不只一个双键，这种脂肪叫多元不饱和脂肪（比如芥花籽油、花生油和红花油）。

人们通常认为，饱和脂肪是不好的，多元不饱和脂肪是好的，单一不饱和脂肪是最好的。事实上，每种脂肪都有自己的用途。最不容易受到高温破坏的油包括（按顺序）：椰子油、棕榈油、棕榈仁油、可可脂、黄油、精制花生油、精制鳄梨油、高油酸向日葵油、高油酸红花油、芝麻油和橄榄油。饱和脂肪最能承受高温，因此加热时不会像其他油那样容易变质或产生毒性。请用饱和脂肪烹饪（烘焙、烤、煎炒、炸），但是请最大限度地降低使用量，而且不要重复使用。你可以根据饱和脂肪在室温下保持固态的能力识别它们。黄油、动物脂肪、棕榈油、棕榈仁油和椰子油是饱和脂肪的常见来源。

单一不饱和脂肪可以用于低温烹饪，但是不应该用于高温或长时间烹饪。你可以根据单一不饱和脂肪在室温下保持液态、在冷冻时保持固态的性质识别这种脂肪。橄榄油含有大量单一不饱和脂肪。在使用这些油时，快速翻炒、煎炒以及类似方法是可以接受的。在煎炒或翻炒时，请在加油之前加一点儿水，以免油变得过热，然后加入大蒜、洋葱或大葱，以缓解高温对油的酸败作用，并且只使用少量油。虽然这些油是安全的烹饪用油，但是它们都不包含足够的必需脂肪酸。它们只是"对你不那么有害"而已，因为它们不容易在高温下分解。

请回避油炸食物。如果你患有癌症或者任何退行性疾病，请不要吃任何油炸食物。如果你有肾上腺疲劳，那么应该每月只吃一次油炸食物或者更少。你不应该为了方便或习惯而付出巨大的健康代价。

即使在室温下，多元不饱和脂肪酸也比较脆弱，其变质速度比其他脂肪快得多。它们打开包装以后的平均保存时间只有几个星期。它们接触的热量和光线越多，变质的速度就越快。虽然它们不稳定，但是为了健康，我们需要在饮食中包含一些多元不饱和脂肪酸。所以，虽然它们不应该用于烹饪，但是我们应该在烹饪之后将其添加到食物之中，或者将其用在沙拉酱中。

必需脂肪酸：多元不饱和脂肪酸分为两类：非必需脂肪酸和必需脂肪酸。非必需脂肪酸是身体可以通过其他油脂合成的脂肪酸。必需脂肪酸是我们无法自己制造、需要通过食物获取的脂肪酸。幸运的是，一些植物和动物可以提供这些脂肪酸。我们可以通过食用它们以及它们制作的油获得必需脂肪酸。必需脂肪酸对我们非常重要。要想维持健康，我们需要摄入足够的必需脂肪酸。实践表明，必需脂肪酸若摄入不足或不平衡会导致大量健康问题发生。

必需脂肪酸分两种：阿尔法亚麻酸和亚麻酸。阿尔法亚麻酸属于欧米伽3族脂肪酸，亚麻酸属于欧米伽6族脂肪酸。欧米伽3脂肪酸拥有更多双键（3~6个），来自更加寒冷、更加靠近北方的地区。富含欧米伽3脂肪酸的食物包括三文鱼、沙丁鱼、大豆、胡桃、亚麻籽等。深绿色植物中也有少量欧米伽3脂肪酸。欧米伽6脂肪酸拥有更少的双键（2~4个），来自更加靠近南方的植物，比如芝麻、向日葵、红花和玉米。这两种必需脂肪酸对你的健康非常重要。必需脂肪酸的不平衡会引发许多问题，比如心血管障碍、关节炎和癌症，这些疾病还会不可避免地将肾上腺牵涉进来。

这些油含有许多双键，因此它们相对不稳定。所以，你应该每次少买一些，并将它们保存在冰箱里。即使在冰箱里，它们也会保持液态。请在选择时注意，购买用有机生长的生种子在低温下（低于100华氏度）压榨的、包装在不透光（深色，不透明）容器中的非精制油。你可以在特别商店、健康食品店和互联网上找到这些油。嗅觉测试是检查新鲜度和质量的一个良好途径。当你把油带回家时，请取下盖子闻一闻。它应该具有令人愉悦的味道，使你想到榨油的种子。如果油有鱼腥味、苦味、清漆味或者其他异味，请把它退掉，因为它已经变质，而且很可能在提取过程中经过了过度精制、过度加热或者使用了溶剂。

必需脂肪酸摄入量的正确平衡对于肾上腺的恢复以及你的整体健康非常重要。为获得对健康最有利的必需脂肪酸平衡，欧米伽6和欧米伽3的比例应该达到4∶1。要想获得这种比例的适量的必需脂肪酸，一种简单的途径是每天摄入1汤匙的亚麻籽油和1汤匙的葵花籽油或红花油。你可以在进餐前将这种未经烹饪的混合物添加到食物里（作为沙拉酱，混在蔬菜、酱料或谷类食物里，添加到冰沙里，等等）。我最喜欢的方法是在其中加入一点儿酱油，用它替代黄油或麦淇淋（人造黄油）。当你用这种方式将其作为调味品时，它的味道非常可口。

另一种确保摄入足够必需脂肪酸的好办法是遵循下面的简单规则。

（1）获取你所需要的必需脂肪酸

- 以1∶1的比例将亚麻籽油与红花油或葵花籽油混合在一起
- 每天摄入1～2汤匙（未烹饪），将其淋在肉类、蔬菜、谷类等食物上
- 只用新鲜的、生的、冷榨的、未精制的油
- 只购买存储在不透光容器里的有机生长的油
- 将所有油保存在冰箱或冰柜里
- 在每1/4杯油中挤入400国际单位的胶囊装维生素E（复合生育酚）
- 食用冷水海鱼（金枪鱼、鲭鱼和箭鱼除外[1]），作为欧米伽3油的来源
- 食用新鲜的种子和坚果（花生除外），作为欧米伽6油的来源

---

[1] 这些鱼的汞含量过高。

- 回避所有氢化油和部分氧化油（阅读食品标签）

- 使用低温烹饪方法（见上面的烹饪建议）

- 偶尔食用煎制食物

- 回避所有油炸食物

- 回避餐厅里用油烹饪的食物

如果你还在摄入劣质油或氢化油，那么即使你以合适的比例摄入了适量的必需脂肪酸，它们的价值也会被抵消。之后本章的"应该回避的食物"一节详细介绍了氢化脂肪、部分氢化脂肪和劣质脂肪带来的问题。请阅读标签。不要购买含有它们的任何食物，回避餐厅里的煎制食物。如果你继续摄入这些食物，即使摄入了合适的必需脂肪酸，也会失去必需脂肪酸非常宝贵的、有益健康的作用，促进导致癌症、心脏病、关节炎、肥胖症和其他慢性疾病的身体过程。当然，你还增加了肾上腺的恢复难度。

（2）作为必需脂肪酸来源的种子和坚果

选择合适的种子和坚果——种子和坚果是必需脂肪酸的重要来源，你的身体可以将这些脂肪酸转化成你所需要的许多不同物质。例如，如果你的饮食中缺少足够的胆固醇，你的肾上腺就会制造胆固醇，以便生成所有的肾上腺类固醇激素。这些胆固醇是用你所摄入的油脂中的脂肪酸制造的。前面说过，利用这些油脂制造的其他物质是细胞外壁、神经和细胞膜结构的重要组成部分。显然，你所摄入的油脂的质量越高，你的身体制造优质细胞结构和激素就越容易。

下面的种子和坚果是必需脂肪酸的良好来源，前提是它们在购买时是新鲜的，并且得到了合适的存储。大多数种子和坚果的右边简单描述了它们新鲜时的外表。当购买种子、坚果、鱼类及其榨取的油时，你必须确保它们的新鲜度。变质油会加重肾上腺疲劳的症状，应该完全避免。括号里是种子或坚果的具体变质迹象。

种子（仅限生种子）

- 带壳芝麻籽——褐色或黑色（发亮、味苦或闻起来不新鲜的种子是变质的）

- 南瓜籽——绿色（发亮的种子是变质的）

- 葵花籽——老鼠灰（带有棕色或发亮的种子是变质的）

- 亚麻籽——红棕色（稍微带有鱼腥味的种子是变质的）

坚果（仅限生坚果）

- 欧洲榛——棕色外皮，奶油色果肉（皱缩的坚果或者果肉上有深色斑点的坚果是变质的）

- 腰果——浅米色，没有外皮（深棕色或发亮的腰果是变质的）

- 杏仁——浅棕色外皮，浅奶油色果肉（皱缩的坚果或者果肉上有深色斑点的坚果是变质的）

- 巴西坚果——深棕色外皮，浅奶油色果肉（果肉上的棕色条纹意味着坚果变质了）

- 澳大利亚坚果——非常浅的奶油色（发亮的坚果或棕色的条纹意味着坚果变质了）

- 新鲜的椰子——沉重，富含汁液，难以打破的外壳，具有香甜气味的白色果肉（发酵气味、棕色或皱缩的果肉意味着椰子变质了）

- 美国山核桃——平滑的外壳，棕色和奶油色的果肉（发亮、油腻或皱缩的坚果是变质的）

- 胡桃——平滑的外壳，棕色和褐色的果肉（发亮、油腻或皱缩的坚果是变质的）

- 花生——淡红色果皮，奶油色到浅褐色的果肉（皱缩、变黑或坚硬的坚果是变质的；有机生长、低温存储的坚果不太可能被黄曲霉素污染）

- 栗子——深棕色、饱满、平滑的外壳，奶油色果肉（皱缩、坚硬或深色的果肉意味着坚果变质了；坚果内部可能也会有浅蓝色霉菌）

所有种子和坚果都应该购买生的，并且应该存储在冰柜里，以免变质。你最好生吃。如果你想烤坚果，这很容易。你只需要在铸铁锅里用中低档温度加热10分钟左右，同时频繁搅动，或者在预加热到90摄氏度的烤箱里将它们放在烘烤板上烘烤大约20分钟。要想制作有利于肾上腺的美味零食，另一种方法是在烘烤坚果和种子之前或之后洒上酱油。这种酱油是用有机生长的大豆制作的，不含味精。不要在烘烤坚果时使用油。干烤过后，应该再次将坚果存储在冰柜里，以备急用。生坚果和干烤坚果可以作为零食、添加到正餐里、混合到坚果饮料里、撒到沙拉上或者用于其他许多用途。回避所有经过商业烘烤或油炸的坚果和种子。这个过程中使用的高温和劣质油通常会使它们迅速变质。变质的油有毒，需要回避。它们会扰乱身体对油的正常代谢，破坏细胞外壁中的自由基。为避免你的身体受到变质油的破坏，为质量更好的生坚果和新鲜的油多花一点儿钱是值得的。

变质的坚果和油会以微妙的方式对思维过程造成特别的破坏，这种破坏很难觉察，但它会对日常生活造成影响。许多人并没有意识到他们对变质油的敏感性。请阅读第14章"食物过敏和敏感性"，以了解你是否属于这样的人。在我知道的一些例子中，当产生怀疑的病人开始食用存储在冰柜里的生种子和生坚果，并开始仅仅使用有机生长的冷榨油时，他们吃惊地发现，他们的思维过程出现了许多积极的变化。第14章的"不属于过敏的食物敏感性"一节介绍了几个有趣而具有戏剧性的例子。每当你对变质油等食物出现负面反应、过敏反应或敏感反应时，你的肾上腺都需要再次集中资源，以对抗压力，使身体的化学反应重获平衡。

关于用油烹饪的建议——虽然上述必需油脂的摄入非常重要，但你不应该用它们烹饪。含有必需脂肪酸的油脂很容易在加热时分解，形成有害的自由基。所以，你最好用必需脂肪酸含量较低的油脂烹饪。用下页的表选择烹饪用油。注意，表中给出的所有油都不含有大量必需脂肪酸。所以，仅仅将这些油作为你的脂肪摄入会导致必需脂肪酸摄入不足。如果你用油烹饪，请用一种油烹饪，并在进食之前将富含必需脂肪酸的油添加到食物中。下面列出的油更能抵抗有毒的自由基和加热导致的变质效应。如果加热过度，就连这些油也会分解。所以，为了保护自己，请采取下列行动：

- 回避所有油炸和烤焦的食物

- 在加入待烹饪食物之前，先在锅里放一点儿水

- 先放食物，后放油

- 只用少量油（不到一汤匙）

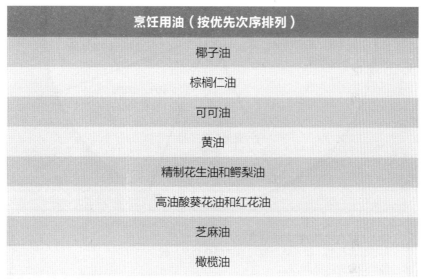

烹饪用油（按优先次序排列）
椰子油
棕榈仁油
可可油
黄油
精制花生油和鳄梨油
高油酸葵花油和红花油
芝麻油
橄榄油

资料来源：乌多·伊拉兹马斯，《救命脂肪，夺命脂肪》，第129页

进食内容总结

下一页的"饮食摄入饼图"总结了肾上腺疲劳患者应该摄入的食物。下面是9个易于遵守的规则。

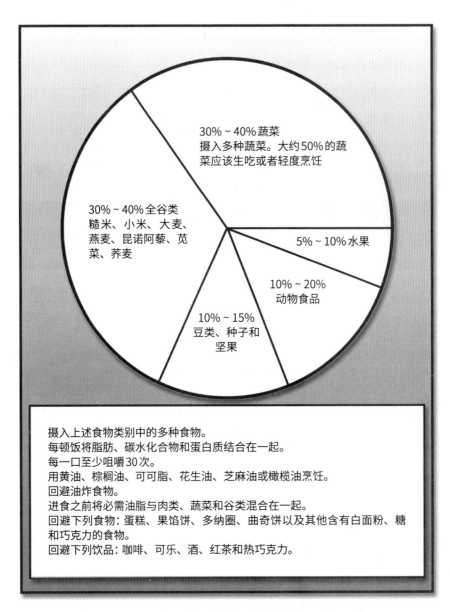

摄入上述食物类别中的多种食物。
每顿饭将脂肪、碳水化合物和蛋白质结合在一起。
每一口至少咀嚼30次。
用黄油、棕榈油、可可脂、花生油、芝麻油或橄榄油烹饪。
回避油炸食物。
进食之前将必需油脂与肉类、蔬菜和谷类混合在一起。
回避下列食物：蛋糕、果馅饼、多纳圈、曲奇饼以及其他含有白面粉、糖和巧克力的食物。
回避下列饮品：咖啡、可乐、酒、红茶和热巧克力。

针对肾上腺疲劳的饮食摄入饼图

（1）摄入多种完整自然的食物。

（2）每顿饭将脂肪、蛋白质和碳水化合物结合在一起。

（3）摄入许多蔬菜，尤其是亮色蔬菜。

（4）在食物中加盐，达到可口的程度。

（5）将全谷类作为主要的淀粉类碳水化合物来源。

（6）将谷类与豆类、种子或坚果结合在一起，以形成完整的蛋白质来源。

（7）上午不要吃水果。

（8）每天将一两汤匙的必需脂肪酸添加到谷类、蔬菜和肉类中。

（9）摄入高质量的食物；它们会成为你的一部分。

当你遵循这些简单的指导原则时，你的食物摄入可以帮助你从肾上腺疲劳中恢复过来。

当你存在中度到严重的肾上腺疲劳，如果增加蛋白质摄入，减少饮食中淀粉类碳水化合物（全谷类）和糖类碳水化合物（水果）的含量，你的健康状况很可能会得到改善。当然，糖和白面粉产品应该完全取消（见下页）。随着健康状况的改善，你应该能够逐渐应对更大比例的淀粉类碳水化合物（谷类）和水果。重新阅读关于蛋白质的小节，以熟悉最有利于恢复的蛋白质。

除了应该吃什么，你还需要了解应该回避哪些食物。这些食物可能破坏你的生物化学反应和激素平衡，最终影响你的健康。阅读下一节，了解哪些食物正在暗中破坏你的健康，以便更好地保护你自己。

应该回避的食物

当你患有肾上腺疲劳时，关于应该吃什么和不应该吃什么的知识都很重要。摄入错误的食物或食物组合可能使你低迷几个小时甚至几天。所以，不要试图将某些东西偷偷吃下去，你为此付出的代价是不值得的。你应该选择推荐食物并坚持下来。你离推荐的食物越远，可能出现的问题就越多，你的身体化学反应也就越难恢复平衡。

糖和白面粉产品的瘾性循环：具有讽刺意义的是，许多肾上腺疲劳患者常常渴望摄取多纳圈、面包卷、果馅饼、蛋糕、曲奇饼、饼干、糖棒和软饮料等用糖和白面粉制作的食物。这是因为，当你患有肾上腺疲劳时，你通常也会出现低血糖，而用精制面粉和/或食糖制作的食物可以迅速提升血糖。遗憾的是，由于它们将血糖提升得太高太快，你的身体会释放过多的胰岛素。这些胰岛素又会导致血糖水平迅速下降，使你出现低血糖症状，再次渴望摄取这类食物。而且，糖和白面粉是纯粹的卡路里，它们的代谢将在本已缺乏资源的身体中消耗更多维生素和矿物质，这些物质是身体本身恢复和维持运转所需要的物质。此外，由于它们对身体代谢的破坏作用，这些食物还会引发你对它们的渴求和强迫行为，使你上瘾。

在工业化国家，数百万人对糖和白面粉产品上了瘾。看一看典型的"咖啡休息"。它通常发生在上午10：00，也就是早餐过后大约两个小时，包含咖啡和多纳圈，或者糖和精制白面粉的其他某种组合。它会使你的血糖暂时升高。很快，胰岛素水平也会上升。前面说过，过多的胰岛素分泌会导致血糖水平迅速下降。正常情况下，当你的血糖开始下降时，流通的皮质醇会使一些蛋白质和脂肪转化成血糖，以补偿这种下降。不过，当你的肾上腺疲劳时，皮质醇的流通量很低，无法满足制造新血糖的要求。因此，你的血糖会继续不受限制地下降，达到更低的水平。通常，这发生在中午大约11：30～12：00。此时，你通常可以用午饭阻止这种下降。

不过，人们常常用一杯咖啡、一杯碳酸饮料或者一份甜品作为简易午餐，这使血糖再次提升到虚假的高度。人们知道，如果他们不这样结束午餐，就会在下午2：00左右产生困意。不过，他们之所以在饭后感到困倦，是因为随着时间的推移，他们反复摄入的精制碳水化合物降低了他们分泌出足够的消化液、将食物完全消化的能力。当然，在接下来的下午3：00左右，他们通常会出现另一波肾上腺功能低下症状。为避免这种症状，许多人在下午2：00会进行另一次咖啡休息，摄取更多的精制碳水化合物，以提升和维持血糖水平。或者，他们可能会在整个下午不断地喝咖啡或软饮料。如果你遵循这种模式，那么到了一天结束时，你可能会感到精疲力竭，因为你摄入了使血糖坐上过山车的那种食物和饮料。如果你将果馅饼、蛋糕、曲奇饼、饼干、大多数甜品、商业面包和面食等用白面粉制作的食物以及所有含有咖啡因的饮料或苏打水等软饮料替换成同时含有能量和营养物质的食物，就可以停止盗窃身体所需要的资源。而且，你可以摆脱使你变得疲劳低效、加速内部老化的持续的低血糖过山车经历。

偏爱巧克力的隐含信息：是的，我们终于谈到了这一点。你觉得我们会直接跳过巧克力，不去提及这个话题。如果你一年只吃一两块巧克力，那么你也许可以跳过本节。不过，如果你渴望摄取巧克力，几乎愿意为巧克力"杀人"，或者巧克力是你在饮食中梦寐以求的一部分，那么你需要阅读下面的内容。

对巧克力的渴求有时是你的身体对镁的渴求，因为巧克力含有大量镁。这尤其适用于行经前渴望摄取巧克力或者存在经前综合征的女性。镁有助于缓解经前综合征的症状，因为它与黄体酮的生成关系密切。缺镁会导致黄体酮不足，引发经前综合征。你对巧克力的渴求是身体的智慧，因为巧克力富含镁。遗憾的是，巧克力还富含咖啡因和可可碱（一种与咖啡因类似的物质），它们会过度刺激肾上腺，加重肾上腺疲劳。性激素的合理平衡主要是由肾上腺完成的，肾上腺疲劳的加重会进而加重经前综合征。所以，虽然巧克力含有镁，但它最终会加重经前综合征。

所以，你最好将你对巧克力的渴求作为通过其他渠道获得镁的提醒。最简单的解决方案是每天用400毫克镁作为饮食补充。目前，成本最低的镁是柠檬酸镁。它易于获取和吸收，效果也很好。对于严重的经前综合征，应该整月服用镁。对于温和的经前综合征，你可以从排卵时（一个周期开始后的第12天到第14天）服用到下一个周期开始时。你的身体对于巧克力的渴求应该会迅速下降，这种下降通常出现在你开始补充镁的一两个星期之内。当镁的摄入量维持在充足的水平时，这种渴求应该消失，或者维持在可以忽略的水平。你还应该多吃海藻、杏仁、腰果和其他坚果、芝麻籽（棕色）、全小麦、豌豆和豆类等富含镁的食物。

氢化油和部分氢化油的罪恶：氢化脂肪和部分氢化脂肪是经过化学变化的油，它们具有一些和健康无关的性质（比如在室温下维持固态）。植物起酥油、人造黄油和花生酱产品中的油是三个常见的例子。这些劣质脂肪被用于几乎所有的杂货店商业食品和许多餐厅食物中。所以，虽然这个社会惧怕脂肪，我们仍然在摄入大量错误的油脂。许多劣质油脂是通过上述预制产品摄入的。

你在关于种子和油脂的部分章节了解到了正确的油脂对于健康的价值和重要性。好脂肪可以用于建造神经和细胞壁膜等组织，坏脂肪则会阻止这个过程。当你摄入含有氢化脂肪和部分氢化脂肪的食物，它们会扰乱身体里的正常脂肪酸代谢。它们会用光好的油脂正常使用的酶，阻止身体制造优质细胞膜和神经鞘。因此，你的身体无法将必需脂肪酸转化成制造各种细胞外壁成分和其他结构所需要的物质。

加拿大最近的一项临床研究表明，当被试者食用氢化油或部分氢化油时，好的油脂转化成身体所需物质的新陈代谢完全受到了阻止。这意味着用人造黄油代替黄油的做法很可能弊大于利。

所以，请阅读你所购买的所有食物的标签。你可能会吃惊地发现，你所摄入的许多食物都含有氢化油脂或部分氢化油脂。每当你在标签上看到氢化油脂或部分氢化油脂时，请把这种食品放回到货架上，不要购买。如果仔细寻找，你可以在健康食品店和杂货店里找到替代食品。

虽然你可能渴望摄取这些熟悉的食物，但是它们会严重干扰你的复原能力。你真正渴望摄取的是必需脂肪酸。要想了解如何真正满足身体的需求，请回头阅读"获取你所需要的必需脂肪酸"和"作为必需脂肪酸来源的种子和坚果"。

回避油炸食物：大部分油炸食物是在氢化脂肪或部分氢化脂肪里

炸的。这些脂肪持续处在高温之中，而且常常被反复使用。当油被加热到某个温度以上或者被反复加热时，它会分解，形成有害的自由基并变质。这意味着吃油炸食物不仅会导致氢化脂肪的问题，还会导致有毒自由基带来的新问题。由于自由基是油脂在高温分解时生成的，你还应该回避用富含必需脂肪酸的油（冷榨葵花油、亚麻油、花生油、红花油等）煎过的食物，或者任何高温或长时间煎制的食物。

回避"快餐"和垃圾食品：典型的快餐和垃圾食品有许多问题。它们都含有白面粉、糖、氢化脂肪中的一种或几种。它们的原料常常质量很差（便宜），几乎没有营养价值，而且用了人工色素、调味料和防腐剂来进行弥补。它们仅有的营养物质常常会在加热或长时间存储时流失。一些垃圾食品甚至连食品都算不上。你不需要这些"食品"，它们只会破坏你的生物化学反应，使你变胖，使你在胰岛素高峰过后感觉疲惫。

回避使你过敏或敏感的食物：你应该完全避免使你敏感或过敏的食物。大多数人并不知道他们的症状可能是对于敏感食物的反应，除非他们出现全身性过敏反应（无法呼吸）或者荨麻疹。第14章"食物过敏和敏感性"将会解释食物过敏和敏感对于肾上腺疲劳产生的影响。它详细描述了如何确定你可能对哪些食物过敏或敏感（如果有的话）以及当它是肾上腺疲劳的促成因素时如何帮助自己。

回避使你上瘾的食物：你渴望摄取的食物常常含有使你上瘾的物质，而上瘾的原因可能涉及食物敏感性和/或低血糖。这些食物会给你的肾上腺带来更多压力，所以你应该回避它们。要想了解更多信息，请参考下一章"食物上瘾"一节的内容。

如何进食

进食行为——对于你的肾上腺来说，进食方式和进食内容可能具有同样大的影响。在开始一顿饭之前，你应该让身体做好准备，使它开启消化、吸收和利用能量与营养物质的复杂过程。如果你能控制进食环境，请选择环境宜人的安静地点。如果不能，请想象宜人的环境并用耳机或照片等事物改变环境。你可以用耳机播放音乐或其他令人放松的声音，想象或观察环境中美丽或令人放松的事物，考虑令人愉快的事情。和朋友一起吃饭也是一个好主意。令人愉快的对话和良好的陪伴有利于放松和消化。在专注于工作或问题时匆匆吃饭、与令你紧张的人一起吃饭或者在令你紧张的环境下吃饭对你的健康是有害的。

请坐着吃饭。不要在吃饭时站在柜台前，来回奔跑，驾驶汽车或者躺下。你应该平静地坐在一个地方吃饭。在开始吃饭之前，请花一点儿时间让自己平静下来。

当你坐下准备吃饭时，**请深吸一口气**，然后呼出来。深吸第二口气，维持几秒，然后呼出来。用腹部深深地吸进第三口气，维持更长的时间，然后呼出来。你的目的不是考察自己能否在憋气时把脸憋红，而是帮助身体放松下来。当你放松时，你的神经系统中负责消化和吸收的部分可以自由自在地正常工作。憋气10到20秒是让身体放松下来的一个良好途径。

接着，花一点儿时间来感恩，因为活着本身就是一种很大的幸福。当通过呼吸和感恩做到身心合一时，你的身体会平静下来，做好进食的准备。如果可以，请平静缓慢地吃饭。平静缓慢地吃饭还可以帮助你更加彻底地消化食物，从食物中获取最多的价值，减少消化问题，更好地恢复精力。

请仔细咀嚼食物，因为合理咀嚼对消化具有良好的效果且影响惊人。关于咀嚼的指导非常简单：咀嚼，咀嚼，咀嚼（当你吃饭时，想着火车……）。如果可以，请每一口食物咀嚼30次。如果你消化不良或者消化食物有困难，请每一口咀嚼60次。对于糖尿病患者和有消化问题的病人，我总是让他们每一口咀嚼100次，因为咀嚼越充分，食物颗粒与唾液的混合就越充分，而唾液中含有消化酶。另外，咀嚼也是一种放松行为。

不要慌乱匆忙地吞下食物，因为你的身体需要通过相反的行为从肾上腺疲劳中恢复过来。坐下吃饭、缓慢呼吸、饭前感恩、平和缓慢地进食和仔细咀嚼的组合是一个非常放松、有益于整个身体、有助于恢复健康的过程。所以，进食和进食行为本身就可以起到治疗的作用。

如果你有低血糖，那么在白天少吃多餐也许比吃一两顿大餐更好。低血糖在肾上腺疲劳群体中很常见。许多血糖异常的人发现，少吃多餐比吃一两顿大餐对他们更有利。即使减少食量，你也应该非常仔细地咀嚼，每一口食物至少咀嚼30次。

即使你以正确的方式摄入正确的食品，隐性食物敏感性也会摧毁你的肾上腺。下一章会告诉你关于隐性食物过敏和敏感的一切。如果你有时毫无理由地感到不适，请继续读下去，因为这种症状和头脑模糊、偶发性协调不力以及其他许多与肾上腺疲劳有关的症状可能是由你对食物的反应导致的。

饮　料

适宜饮用——肾上腺疲劳群体常常渴望摄入咖啡因或可乐饮料，因为咖啡因具有刺激作用。问题在于，咖啡因也会过度刺激肾上腺。当咖啡因水平逐渐下降时，肾上腺会进一步疲劳。所以，许多患有肾上腺疲劳的人用一杯接一杯的咖啡和含有咖啡因的饮料或者咖啡因、糖果和巧克力（含有咖啡因以及一种类似咖啡因的物质）的结合刺激肾上腺，以便熬过白天。这种做法可以使他们暂时感觉良好，但它最终会进一步消耗肾上腺，导致更多问题出现。所以，请回避含有咖啡因的食物和饮品。

下面列出了更加适合肾上腺疲劳群体的饮品。需要制作的饮品旁边有一个星号，下面几页列出了制作说明。一些饮品附有必要的解释。

绿茶——与普通的茶（红茶）或咖啡相比，绿茶对你的肾上腺更加有益。虽然它含有少量咖啡因，但它含有大量抗氧化剂和其他营养物质。绿茶以抗癌或防癌的特点著称。它可口、提神、易于制作，可以热饮、冷饮或者室温饮用。如果你买的绿茶味道很浓或者很苦，这说明它的品质不好，你应该试试另一个牌子。你很容易在一些大型超市以及高质量的健康食品店和东方市场买到绿茶。

大麦茶——大麦茶是用烘焙过的大麦制作的茶。它在大多数东方市场和一些健康食品店以茶包的形式出售，可以热饮或冷饮。我在夏天用它代替常规冰茶，在冰箱里保留一罐一加仑（约4.55升）的大麦茶。它很可口，具有淡淡的烘焙味道。你还可以亲自制作大麦茶，这很容易。你只需要将去壳的大麦放在烘烤板上，在90摄氏度的烤箱里烘焙，直到它变成棕色，产生烘焙的芳香。冷却后，将其存放在塑料袋里，以保持新鲜。

茎茶——茎茶是用茶树的小枝制作的。这些小枝需要在水里煮。茎茶可以热饮或冷饮。茎茶的优势之一是它具有美好的烘焙味道。它和咖啡具有同样的黏度，尽管它的味道不像咖啡。我发现一些人既怀念咖啡的刺激，又怀念咖啡的黏稠度，因此茎茶可以在黏稠度上很好地替代咖啡。它可以在一些东方商店、健康食品店以及所有销售微生物的商店买到。

番茶——番茶是东方市场上的另一种茶。番茶有许多种类，一些有小茶叶，一些有嫩枝，一些与烤大米混合在一起。每一种番茶都可以饮用，每一种都有自己独特的风味。番茶可以热饮或冷饮，具有多种用途。

草药茶——过去20年，许多草药茶进入了市场，现在，许多大型商业公司也都在生产。由于草药茶多种多样，我很难对每一种进行评论。整体而言，草药茶应该只包含草药茶，不与红茶混在一起。草药茶可以热饮或冷饮，可以与坚果奶混在一起，具有很好的提神效果。

水——你可能觉得水的话题很简单。不过，水其实是一个非常复杂的问题。它需要双重注意：①大多数城市供水系统中的劣质水含有对肾上腺疲劳群体非常有害的有毒物质；②肾上腺功能低下的人具有特别的内部水平衡问题。

城市供水具有下列一种或几种健康风险：高pH值，颗粒物较多，有毒金属以及有毒化学物质，包括过多的氯和氟化物。细菌、病毒甚至寄生虫污染物也是城市供水的问题。所以，如果你没有对自己的供水进行足够的研究并确保它是安全的，那么饮用当地水源就可能带来短期或长期的健康问题。即使是瓶装水，有的也被发现含有污染物。对此，建议在水龙头或房间里安装净水系统。你所购买的净水系统应该过滤化学物质（氯、多氯联苯和三氯乙烯等有毒的工业化学物质、有毒金属、杀虫剂、除草剂、杀真菌剂、微生物、锈和颗粒物），留下矿物质。你也不能饮用软水，因为它会软化你的骨骼和牙齿。

为了检查水质，你可以尝试下列简单测试：①用氯指示器（来自游泳池供应公司）确定氯浓度。氯浓度越低越好，最好是没有。②用简单的酸度计（来自当地电子供应商或五金店）测量水的酸碱度。如果酸碱度远大于7.6，这说明水太硬了，可能含有过多的颗粒物。③取一瓶百万分之十五的胶质银（来自健康食品店或互联网），将一瓶盖（1茶匙）的胶质银滴入装有200毫升水的水杯中。如果水变浑浊，那么它很可能受到了微生物的污染。在对照实验中，将同样多的胶质银滴入200毫升蒸馏水中。蒸馏水应该维持透明状态。水越浑浊，水中的微生物就越多。

水为肾上腺疲劳群体带来了特别的问题，因为他们存在脱水倾向，但他们很容易通过饮用过多的水稀释血液中流通的电解质（钠、钾、镁和氯）。钠和钾的平衡对于肾上腺疲劳群体的症状具有重要影响，饮用纯净水会改变这种平衡（见第22章"肾上腺的解剖和生理学"的解释）。所以，虽然他们经常口渴，但是喝水可能会使他们感觉更加糟糕。为平衡水和钠的比率，避免这个问题，试着在每杯饮用水中加入1/4到1/2茶匙的盐（氯化钠）。如果你有肾上腺功能低下问题，你可能会发现，加入少量盐的水比普通水味道更好，因为盐水对你的身体更有利。你当然会感到更舒服，因为你的身体既需要水，又需要盐。如果你感到非常沉闷或疲惫，请在水中加入更多的盐。如果你讨厌盐水，可能需要减少盐，或者不需要在水中加盐。在水中加入过多的盐会使你感到恶心，所以请根据口味调整。

醒来后立即饮用盐水可以帮助你在早上表现得更好。下午2:00左右吃零食时再喝一杯盐水可以缓解甚至消除肾上腺疲劳群体下午3:00~4:00通常出现的低迷状态。我的患者不断证明盐水在肾上腺疲劳症状的应对和恢复中起到的重要作用。一些人可以仅仅通过他们对盐的渴求来评估他们的肾上腺功能。

关于果汁的警告——如果你存在肾上腺功能减退或者低血糖症，那么任何剂量的果汁和水果饮料都是不利的。你偶尔可以将其稀释，少量饮用。加入一点儿盐，以平衡果汁中钾的高浓度。你可能会发现，加盐以后的果汁味道更好了。不要在早上或者出现肾上腺疲劳主要症状时喝果汁。如果你在饮用果汁的90分钟之内出现更加严重的肾上腺功能低下症状，那么这很可能是果汁的问题，你应该在未来回避果汁。橘子汁似乎对肾上腺疲劳群体尤其有害。这可能是因为果糖浓度过高，或者果皮上残留了杀虫剂（大多数橘子汁是通过碾压完整的橘子制作的，而所有的橘子都喷有大量杀虫剂）。如果你患有肾上腺疲劳，请回避橘子汁，尤其是在中午之前。所以，关于果汁的关键信息是，不要在上午喝果汁，不要单独喝果汁，饮用的量要少。

蔬菜汁——新鲜蔬菜汁含有许多对身体有益的营养物质。几乎任何蔬菜都可以榨汁，它们的味道有时好极了。胡萝卜/芹菜/甜菜或者胡萝卜/欧芹的组合颜色鲜艳，富含维生素和植物营养素，有助于刺激肝脏。不过，一次饮用过多的蔬菜汁会使一些人的血糖升得过高，使他们在3/4到一个半小时之后崩溃。加入少量盐和在吃饭时饮用蔬菜汁有助于缓解这种反应。不过，你总是应该分段少量饮用蔬菜汁（4~6盎司），而不是一次饮用大量蔬菜汁。此外，饮用来自榨汁机的新鲜蔬菜汁也是不错的策略。你可以在许多健康食品店买到榨汁机。百货店和特别商店也可以买到质量差一些但足以胜任的榨汁机。

罐装番茄或蔬菜混合饮品正因为可以在工休时间就着零食饮用，或者在社交聚会上作为可乐或酒精饮料的替代品而变得越来越流行。你可以将一根芹菜或者一片柠檬放在圣母玛利亚（没有伏特加的血腥玛丽）里，以免人们说你在派对上不喝酒。唯一的缺点是，你需要忍受那些对你的饮料感兴趣的醉鬼。不过，为了在第二天感觉良好，不对你的健康造成负担，你应该付出这点儿代价。你总是应该阅读蔬菜汁商业产品的原料表。许多产品含有糖、玉米糖浆或果汁。这些产品应该被留在货架上。

奶

牛奶——牛奶既是完美的食物，也是许多问题的来源。根据我的经验，牛奶不适合肾上腺疲劳群体。原因有几点。其中一点是，牛奶中含有大量乳糖。我们知道，大约50%的白人、90%的黑人和几乎所有东方人都是乳糖不耐受群体。当你喝下一杯牛奶时，你其实喝下了许多很容易被吸收到血液里的食糖，这将导致我之前提到的低血糖过山车。第22章"肾上腺的解剖和生理学"更加详细地谈论了这个问题。

简单地说，喝一杯牛奶对血糖的破坏作用与吃几口糖的效果是一样的。而且，牛奶中的蛋白质（酪朊）是一种常见的致敏原。过敏对肾上腺的负担很重，因而会为肾上腺功能低下群体带来进一步的压力。和许多温和致敏原类似，酪朊会暂时刺激肾上腺功能，但它随后会导致肾上腺疲劳。如果你喜欢牛奶的味道和牛奶中的营养物质，可以选择一种更好的替代物：新鲜的羊奶。

羊奶——羊奶这一选项比牛奶要好得多。它更加接近人奶，乳糖含量较低，引发过敏的可能性要小得多。实际上，对于数百个对牛奶过敏的婴幼儿，我成功地用羊奶替代了牛奶。这些婴儿常常带着腹泻和皮疹的症状来到我的办公室。当他们转换成喝羊奶时，腹泻和皮疹消失了，免疫功能也得到了增强。在许多州，你可以通过认证羊获取未经高温消毒的羊奶。这是最好的羊奶形式。值得一提的是，羊奶在冰箱里放置的时间越长，它的味道就越浓。因此，羊奶越新鲜，它的味道就越温和，越可口。所以，你应该一次购买三四天能喝完的量。羊奶富含许多营养物质，通常可以在健康食品店和当地农场买到。一些全国连锁超市目前在乳制品区销售经过高温消毒的羊奶。羊奶是一个富含营养的健康选项。

米浆——米浆可以在家里制作，也可以在健康食品店和杂货店购买。米浆可以在大多数情况下代替常规牛奶，尽管二者的营养物质含量不同。我们把它用在麦片、奶昔、思慕雪中烹饪、烘焙。不同制造商的米浆略有差异。所以，请查看原料表，品尝不同品牌，选择你最喜欢的一款。米浆没有羊奶中的多种营养物质，但加钙米浆可以提供相当多的钙。它的优势是可以在更多场所获取，而且可以在家里制作。

要想亲自制作米浆，应将两杯有机生长的短粒糙米放在配有密封盖的3升不锈钢锅或玻璃锅里。用自来水淘米，直到水变清，然后把水排干。将4杯温泉水倒进装米的锅里，加入1/2茶匙海盐，在不盖锅盖的情况下煮至沸腾。当水沸腾时，立即降至小火，盖上密封盖，煮1小时。不要拿起锅盖或者搅拌大米。大米可以自动煮好，无须搅拌和观看。煮好后，令其冷却。将2杯熟米、8杯水、2汤匙芝麻油和1汤匙未过滤的蜂蜜放进搅拌机，搅拌2～3分钟。将米浆通过三层纱布滤到无菌容器中。挤压纱布，以得到尽可能多的液体。固态糙米可以用于制作大米布丁、大米面包或者其他美味食物。糙米混合物可以与坚果（尤其是杏仁）混合，形成包含完整蛋白质（坚果和谷物）的饮品。坚果与糙米的制作比例约为4∶1。

豆浆——现在，豆浆在大多数杂货店和健康食品店都可以买到。和米浆类似，豆浆可以代替常规牛奶，但它在家里制作比较困难。它的蛋白质含量高于米浆，加钙豆浆的钙含量与牛奶类似。豆浆具有多种风味，而且被制作成了冰激凌。请尝试不同品牌，以找到你喜欢的一款。注意，大豆正在成为最常见的致敏原，所以请缓慢尝试，并且观察你在食用或饮用大豆产品后的感受。

坚果奶——坚果奶很容易制作，你可以用任何坚果和水在搅拌机里制作坚果奶。我最喜欢的是杏仁奶和腰果奶，或者杏仁奶和腰果奶的组合。对于对牛奶敏感、正在寻找可自制替代物的人来说，坚果奶是一个不错的选项。一些种子也可以通过相同的程序制成奶，比如芝麻籽和南瓜籽。值得一提的是，坚果奶和种子奶富含必需脂肪酸，是北美饮食中很受欢迎的补充。

要想制作坚果奶和种子奶，应在搅拌机中放入：

1 杯你最喜欢的生坚果和种子

4 杯温泉水

用 1/4 杯温水稀释的 1 茶匙未过滤的蜂蜜

1/4 茶匙海盐

3 粒维生素 E 胶囊（400 国际单位）（混合生育酚）——打开胶囊，将油挤入混合物，丢掉胶囊。

以中高速搅拌 2～3 分钟。通过 3 层纱布将液体滤到无菌容器里。挤压纱布，以便获得尽可能多的液体。将液体存放在冰箱里。坚果残余可以与熟米或者果干等其他原料混在一起，以制作条形食品、曲奇饼或甜品。

长角豆——长角豆可以用作巧克力的替代物，它对人体的生理作用优于巧克力。例如，巧克力会加重低血糖，过度刺激肾上腺，长角豆则会使低血糖恢复正常，而且不含刺激物。长角豆具有粉、条和片的形式，可以在烘焙中替代可可粉或巧克力片。长角豆粉可以制作可口的热饮或冷饮，这种饮料在我家很受欢迎。要想制作长角豆饮料，应将一满茶匙长角豆与用一茶匙温水稀释的一茶匙蜂蜜混合在一起，然后将这种液体倒入 6 到 8 盎司或热或冷的羊奶、坚果奶或种子奶中搅拌。你可以在所有健康食品店和一些超市的特别区找到长角豆。长角豆非常适合对巧克力过敏的人，因为长角豆的味道与巧克力非常类似，但它不会引发巧克力的过敏反应。由于长角豆可以稳定血糖，而且含有多种营养物质，因此它是巧克力的健康替代物。另外，它本身也是一种受人喜爱的饮料。

不宜饮用

巧克力——热可可和其他巧克力饮料含有的咖啡因和糖分很容易为肾上腺带来压力。请谨慎行事，回避这类饮料。

咖啡因——"严禁摄入刺激肾上腺的食品和药物，尤其是咖啡……肾上腺已经受到了过度的刺激。"（哈罗尔，1929年，第86页）

关于咖啡因和类似咖啡因的物质对健康具有负面影响的令人信服的证据很久以前就出现了。我的建议是完全回避它们。请阅读食品标签，以确保你的饮料或食物中不含咖啡、巧克力、红茶或咖啡因等原料。咖啡、红茶和巧克力含有不同程度的咖啡因和可可碱。可可碱是一种与咖啡因类似的物质，会进一步扰乱肾上腺功能。所以，即使是去除咖啡因的咖啡和茶也不适合肾上腺疲劳群体饮用。另一个回避咖啡的理由是，咖啡受到了烘焙和研磨。烘焙和研磨之后，咖啡中的油会更加迅速地变质，这些变质油本身就是有害的。一些人对于食物和饮料中的变质油敏感，而且他们常常没有意识到这一点。如果你还需要把咖啡留在货架上的另一个理由，让我告诉你，咖啡也是一种强烈的助氧化剂，它会极大地促进细胞内部的氧化作用。简单地说，这会使你更快地变老。

由于咖啡含有所有这些影响肾上腺和整体代谢的不理想因素，因此完全戒除咖啡是明智的。不过，当你想到工业化国家每天消费数以吨计的咖啡时，你们中的一些人可能偶尔会喝上一杯咖啡，尽管你知道咖啡对你不利。如果你走上了这条危险的道路，下面是一些建议。①认识到你的行为对你的身体不利；长期来看，这只会使你更加疲劳，你可以通过其他途径恢复精力。②永远不要单独喝咖啡，你应该配上一些优质食物。③获取你能获取的最新鲜、最优质的咖啡。④就着奶油喝咖啡，因为奶油中的油会稍微中和咖啡因的负面影响。⑤不要在晚上喝咖啡，因为它会干扰合理睡眠所需的大脑阿尔法节律的形成。⑥喝咖啡时摄入额外的镁、钙、B族维生素、维生素C和抗氧化剂，以便为咖啡损伤的通道解毒。⑦应该小啜一两口，将杯子里的其余咖啡剩下来，而不是喝掉一整杯咖啡。⑧服用一定剂量的顺势疗法甘菊（10^{-12}ng/L），以便更好地对抗咖啡的负面影响。⑨记住，即使你做了所有这些事情，即使你在喝下一杯咖啡以后最初感觉很好，咖啡的消极影响也会在积极影响之后出现。消极影响通常会在早上出现，持续时间比积极影响长得多。

酒精——酒精是一种特殊的肾上腺毒药，肾上腺功能减退群体不应该摄入酒精。酒精是一种单纯的碳水化合物，具有极其精炼的形式（比白糖还要精炼），它会迅速进入人体细胞，迫使细胞迅速制造能量。这会引发前面"应该回避的食物"一节描述的过山车经历，用光身体里的许多营养物质，这些物质无法被酒精饮料替代。廷捷拉在1955年关于肾上腺功能减退的优秀文章中评论了与肾上腺有关的两种酒精中毒。在一种酒精中毒中，患者对酒精的渴求是由身体对能量的急切需要引起的，而这种需要又是由肾上腺的虚弱引起的。酒精可以暂时缓解肾上腺功能减退的体征和症状，但是当酒精的效果消退时，肾上腺疲劳会进一步加重，导致患者对酒精产生进一步的需求。在另一种酒精中毒中，患者由于摄入酒精出现了肾上腺功能减退。

如果你不顾这些警告，执意要喝酒，请遵守下面的原则：① 只在吃饱时喝少量的酒；② 喝酒时摄入富含油脂的饮食，因为油脂有助于阻止酒精的吸收，缓解它对细胞突然造成的影响。

如果你在使用液态草药提取物，请寻找不以酒精作为基底的提取物。酊剂以酒精为溶剂。虽然这通常是提取草药有效成分的好方法，但是当你的肾上腺功能低下时，酊剂中的酒精含量会抵消草药产品的好处。最好使用水溶性提取物或者以甘油为基底的提取物。如果无法做到，你可以在草药混合物与果汁或其他液体混合后将其静置。一些酒精在静置时会蒸发。更好的方法是加热混合物。经过大约5～15分钟的浸泡，酒精会蒸发掉，混合物中的酒精相对含量会大幅减少。你可以在冷却后饮用。

软饮料——可乐和其他碳酸饮料也应该回避。所有这些饮料都含有糖或人造糖，大多数饮料含有咖啡因。人造甜味剂本身正在成为一个大问题，因为它们的副作用和对健康可能造成的危害正在获得人们更多的认识。请善待自己，不要在诱惑下饮用它们。它们的味道也许很好，但它们只会危害你的健康。

关于哪些食物和饮品应该回避的知识与关于哪些食物和饮品有益的知识同样重要。请将恢复健康作为一个重要的优先任务，不要为了你所喜爱的不健康食物或饮品带来的廉价满足感而牺牲这个目标。为了恢复和维持健康，你需要积累尽可能多的有利条件。另一个可以积累的有利因素是以促进消化的方式进食。

第 14 章

——

食物过敏和敏感性
Food Allergies and Sensitivities

过敏对肾上腺疲劳的影响

大多数过敏涉及组织胺和其他促炎性物质（导致炎症的物质）的释放。皮质醇是一种强大的抗炎物质（减少炎症的物质）。你的皮质醇流通水平是控制体内炎性反应水平的关键因素。因此，你的肾上腺在组织胺释放和炎性反应的协调中起着重要作用，而过敏的症状就是炎症反应的一种表现形式。所以，对食物和环境过敏的人常常存在肾上腺功能不足的问题。

- 组织胺释放得越多，控制炎性反应所需要的皮质醇就越多，肾上腺制造皮质醇的工作就越繁重。
- 肾上腺的工作越繁重，它们的疲劳程度就越严重，生成的皮质醇就越少，组织胺对组织的炎性作用就越大。
- 这种恶性循环会导致越来越严重的肾上腺疲劳和越来越明显的过敏反应。

- 任何打破这种循环的事情都可以帮助肾上腺，减少过敏的影响。
- 去除饮食中过敏或敏感的食物是减少肾上腺沉重负担最好、最方便的途径。

食物过敏反应的差异

人们对于具体食物和饮品的反应因人而异，但是一些食物往往会更加频繁地导致过敏。最常见的过敏原是牛奶、小麦、玉米、大豆、巧克力、花生、番茄和牛肉。糖不是一种常见的致敏原，但它会极大地加重过敏反应。如果你在进食后感到不舒服，或者出现肾上腺疲劳的更多体征和症状，就应该考虑过敏或食物敏感性。上面列出的食物最有可能出问题，但食物过敏和敏感性可能是非常个性化的。你可能对任何事物过敏。食物过敏和敏感性在严重程度上也存在很大差异。例如，对玉米敏感的人具有不同的敏感性，有的人一周吃一两次玉米没有问题，有的人则非常敏感，即使吃以玉米为食的禽类或动物的肉也会出现反应。这些反应还具有不同的强度，有时同一个人也会出现强度差异。一种致敏原有时会产生很小的反应，有时则会使人失去正常生活能力。过敏或食物敏感性的大多数症状在进餐30分钟到3小时之后就会显现，但是一些症状可能会推迟两三天才出现。

食物过敏反应因人而异，即使它们是由相同食物引起的，因为相同的致敏原可能影响不同人的不同生理系统。例如，相同的食物可能会影响一个人的皮肤，影响第二个人的神经系统和第三个人的消化系统。最常见的过敏类型为"大脑过敏"，因为它主要影响你的大脑和神经系统。由于大脑中存在大量组织胺接收器，同其他地方相比，致敏原在神经系统中常常会导致更大的反应。从轻微到严重，大脑过敏反应的症状可能包括头晕、混乱、突发性尴尬、失去意识、昏迷和假死。食物过敏可能干扰你的日常生活，给你的肾上腺带来深刻而持续的压力。你应该跟踪和消除这些食物敏感性和过敏，以帮助肾上腺恢复健康。酶联免疫吸附化验（enzyme linked immunosorbent assay, Elisa）免疫球蛋白E食物过敏测试是最好的切入点。

跟踪隐性食物过敏和敏感性

化　验

Elisa测试——跟踪食物过敏，是一个冗长耗时的过程。幸运的是，过去几年Elisa食物组测试的出现大大简化了这个过程。同独自摸索相比，Elisa食物组可以更快、更容易地定位使你过敏的食物。通常，一份血样就可以测试许多食物。基本组覆盖了90～100种食物，更加全面的食物组覆盖了大约175种食物，包括香料、草药、调料和不常见食物。在接受Elisa测试的群体中，大约50%的人只需要这项测试就可以发现他们的重要食物过敏原。只需去除测试中发现的食物，患者的肾上腺功能就会得到改善，患者的一个重要身体负担就会被消除。测试报告是一份易于理解的打印文本，显示了你的具体过敏食物和你对每种食物的反应程度。这些结果将被发送给提出测试要求的医生。大多数实验室会发出两份结果，一份给医生，一份给你。一定要获取这份结果以及所有化验结果，将其作为你的个人健康记录保存在家里。大多数替代医生以及一些标准的内科医生均可以要求进行这些简单的血液测试。在一些州，脊椎按摩师和执业护士也可以提出测试请求。遗憾的是，许多执业医生仍然不知道Elisa食物组测试。所以，你可能需要四处打听，以寻找愿意让你做这种测试的医生。

虽然Elisa测试很有用，但是它无法发现某些食物反应。对于这些食物反应，细胞免疫食物反应测试也许更有用。

细胞免疫食物反应测试——细胞免疫食物反应测试也叫推迟型超敏感反应测试或激活细胞测试，是一种不太常见的血液测试，对于检测Elisa测试无法检出的细微或推迟型过敏非常有用。这种测试考察免疫系统对食物的反应中延迟到进食后3天以上的部分。这种食物过敏很少能够通过观察发现，或者通过常见的食物组测试发现。细胞免疫食物反应测试更加昂贵，但它帮助许多人解开了食物过敏之谜。

合并食物测试

一些实验室将Elisa测试和激活细胞测试结合成了一种非常全面的测试，叫Elisa/激活细胞测试。如果你负担得起，它是目前检测食物过敏的最佳途径。

获得结果以后

获得上述任何测试的结果以后，列出使你敏感或过敏的食物，将这份清单带在身边，直到你对它们了如指掌，懂得回避它们。在两个星期的时间里，回避食物组中出现反应的所有食物。如果你对上述某种常见致敏原过敏，你需要找出含有这种致敏原的所有食物。有时，实验室结果列出了含有阳性检出物的所有食物。如果没有，请访问我们的网站www.adrenalfatigue.org，打印出含有这些成分的食物清单。我们的网站会为每一种物质单独列出一张食物清单。请保留一份清单作为参考，因为一些预制食品常常含有不会被人怀疑的过敏物质。例如，许多汤罐头含有小麦或小麦面筋。另一种常见的食品添加剂组织化植物蛋白可能含有高达50%的谷氨酸钠，但是谷氨酸钠在食品标签上不会被提及。当你拥有一份含有过敏物质的食物清单时，就可以更容易地回避负面反应，并在出现负面反应时发现它们的来源。

如果你的食物敏感性没有在化验结果中出现，你需要进行更多的侦察工作。下面是一些很好的工具，可以帮助你发现隐性过敏和敏感性。选择看上去合适的一种或几种工具，遵循相应内容里给出的指导。如果你需要更多帮助，请在我们的网站上查看推荐书目以及关于这一主题的其他信息。

如果做不起化验，你仍然可以通过下面的一种或多种方法发现你的过敏食物和其敏感性。化验的主要优点是，它们可以迅速提供关于食物过敏的大量信息。不过，在化验诞生之前，医生会让病人进行下面的测试，它们的效果很好。凭借一定的决心、仔细地观察和良好地记录，你可以通过下面的方法发现你的大多数过敏食物。

你可以在家里使用的食物敏感性检测方法

如果你去除了所有检出阳性的食物，但是过敏反应并没有停止，那么你可能还有一些不会真正导致过敏反应的食物敏感性。食物敏感性会以微妙的方式影响你的生活。它们可能会增加你的疲劳感，模糊你的判断，加重你的愤怒和其他情绪反应，或者使你没有明显理由地感到不适。要想更好地发现你的微妙食物敏感性，请阅读下面的所有方法，确定最适合你的一种或几种方法。

选择合适的方法

这里给出了四种不同方法，可以帮助你发现食物敏感性：观察法、反思日记法、食物和反应日记，以及可可脉搏测试。其中的某种方法通常可以找出罪魁祸首。当每一种食物敏感性被发现和消除时，你的症状都会得到缓解，你会获得更加清晰的头脑和更加充沛的精力。更重要的是，在身体压力的缓解和肾上腺的恢复速度上，你会前进一大步。

观察法——当你知道自己正在对一些食物中的某一种产生反应，但是无法确定是哪一种时，可以使用观察法。观察你对各种食物的反应，然后在两个星期的时间里回避所有怀疑的食物。两个星期之后，重新引入这种食物，观察你的反应。请保持警惕，因为你的反应常常会在第二次或第三次摄入这种食物之后出现。将你的反应写在记事本上。如果反应结果无法使你下定论，你还在怀疑另一种食物，则可以对其他食物重复这个观察过程，或者选择下面描述的某种方法，以便更好地锁定问题。

反思日记法——反思日记法可以很好地跟踪进食后迅速出现并且具有偶然性（每周不到两次）的食物敏感性。在这种方法中，当在进餐几个小时后出现反应时，在日记中记下你的症状、反应以及你在这顿饭中摄入的所有食物和饮品。在记录8~10条以后，回顾这些记录，检查经常出现的食物和/或食物中的原料。有时，重要的不是你的进食内容，而是你的进食地点。例如，一些餐厅的沙拉吧用酒石酸氢钾维持食物的新鲜度，另一些地方则不会这样做。使你出现反应的可能不是食物本身，而是某个撒在食物上的配料。某家餐厅可能会使用使你产生反应的油或香料。有时，你无法确定具体原因，但可以确定，只有当你在杰克餐厅进餐或者吃杰克餐厅的烤三文鱼时，才会出现反应。下面是反思日记法的一个例子。如果这种方法仍然无法使你跟踪和发现罪魁祸首，请尝试下一种方法。

反思日记

日期	食物／饮料项	地点	反应／评论
1月1日	番茄鳄梨三明治 通心粉沙拉 泡菜 胡萝卜条 红椒丝 绿茶泡人参	莫姆斯	困倦，无法跟踪足球比分或者专注于玩牌 * 正在克服感冒
1月3日	咖啡	阿尔伯特餐厅	咳嗽加重，第二天上午眼睛肿
1月/日	金枪鱼沙拉 奶酪饼干 绿茶	家	饭后感觉头重脚轻，整个下午都很困 *

日期	食物 / 饮料项	地点	反应 / 评论
1月10日	鸡肉沙拉三明治 水果沙拉 白面包 / 黄油	马里奥斯餐厅	无法好好思考，记忆力减退——3 小时
1月14日	培根生菜番茄三明治 花园沙拉	家	头晕，腹部轻度不适 *
1月17日	红酒 赫加莫斯 94 解百纳	桑德拉餐厅	双手略肿，咳嗽加重 / 亚硫酸盐？/ 白酒 / 红酒
2月2日	火腿三明治 / 蛋黄酱 芥末 玉米粉圆饼片 泡菜 大麦茶	家	下午大部分时间无法好好思考 *
2月10日	瘦牛肉三明治 土豆沙拉 胡萝卜 豆薯 汽水		午饭后感觉更加糟糕，头晕，迟钝 *
2月15日	回顾 1月1日的记录		思维模糊是午饭后的常见现象吗？ 怀疑：我感到头晕时的一些食物中含有蛋黄酱（以上带有 * 的） 关注红酒——咳嗽
2月16日	番茄鳄梨三明治	莫姆斯	和 1月的饭一样，只是没有蛋黄酱

食物和反应日记——食物和反应日记可以很好地检测细微的或多种的食物敏感性或过敏原。当你无法看到明显的模式或者似乎存在模式但无法确定时，可以使用这种方法。它可以非常有效地使你发现和了解食物敏感性导致的微妙行为问题（这样的问题有很多）。在食物和反应日记方法中，你需要跟踪所有入口的食物（包括口香糖）和饮品（包括水）。你还需要跟踪白天或晚上出现的所有体征或症状。一开始，你只需要充当一个记录秘书，写下入口的事物以及你所出现的体征或症状，不需要试图将症状与食物或饮料关联起来。症状的记录和食物摄入的记录是不相关的。例如，如果你早上7：00醒来时头部前端疼痛，请把它记下来。如果你上午9：00吃早餐，记下摄入的食物和饮品。如果你在上午10：30喝水，将它记下来。如果你上午10：00毫无理由地发疯并对某人喊叫，或者手脚不利索，将它记下来。将你吃所有东西的日期、时间和每个反应写在相应的列里。每7天回顾你的症状和摄入的食物。如果注意到任何关联或模式，圈出相应的体征或症状以及你所怀疑的食物或饮品，将二者用线连起来。当怀疑一种物质时，记下你的怀疑。比如"当我吃车达芝士时，经常在第二天感到有点儿不在状态"。如果7天后没有明显的联系，继续这个过程，直到某种模式出现。这是一种细致的方法，需要坚持和自律。不过，要想揭开隐性食物敏感性的秘密，这是你和你的医生能够使用的最好的工具。下面是一本食物和反应日记中一个上午的记录样例。

食物和反应日记

日期 / 时间	项目	体征 / 症状
1月20日		
上午7：00		醒来时头部前端和左侧疼痛
上午9：00	全小麦吐司	
	1杯加奶油和蜂蜜的薄荷茶	
上午9：30		头痛消失
上午10：30	一杯水	
上午11：00		邻居清理垃圾时的噪声使我发了脾气，骂了他——感觉自己失控了
上午11：30	鸡肉沙拉三明治——面包，蛋黄酱芥末	
	蔬菜汤——1杯	
	大麦茶——1杯	
	水——1杯	
12：00		午饭后感觉好多了

与食物有关的清晨宿醉——我发现，观察自己早上的感觉是非常有价值的。如果你感觉到温和的宿醉，但是前一天没有摄入任何酒精，那么前一天的食物或饮料中的某种东西可能对你是有毒的。请立即饮用一杯加入半茶匙盐的水。如果你在二三十分钟后慢慢恢复过来，宿醉症状开始消失，这说明你昨天摄入的食物可能对今天产生了影响。这种"宿醉"效应不是肾上腺功能低下导致的清晨疲劳，它通常源自肝脏阻塞。当出现这种温和宿醉时，请列出你在前一天吃的所有东西。

如果这种情况经常发生，你应该使用食物反应日记。不过，如果你只是偶尔经历这种情况，只需要写下前一天摄入的所有食物和饮品，并将这些记录保存在笔记本中。在这种情况发生四五次以后，浏览这份清单，圈出这些天每次都会出现的项目。你可以怀疑这些物质导致了问题。接着，试着去吃一样的饭，同时略去可疑的食物或饮品。留意你第二天清晨是否还有宿醉感。如果没有，你可能分离出了一种食物敏感性。将其记在笔记本里，以免随后忘记此事。如果困扰你的食物不只一种，在笔记本中列出你发现的所有敏感食物和所有可疑食物，并记下每个条目的日期。

可可脉搏测试——几年前，亚瑟·可可写了一本很宝贵的书，介绍了用可可脉搏测试跟踪隐性食物过敏的方法。这是一种简单的测试，任何人都很容易学会。它所依据的事实是，当对某种食物过敏时，你的肾上腺反应会提高心率。所以，如果你在饭前、饭后15分钟和饭后30分钟测量脉搏，就可以迅速获得关于刚刚吃的东西是否含有致敏原的反馈。如果你不知道如何测量自己的脉搏，请参考附录4的完整指导。每顿饭或者每次吃喝时，记录日期、时间、进食前的脉搏率、你所摄入的食物或饮品以及进食后15分钟和30分钟的脉搏。

这是发现隐性食物或饮料过敏的良好途径，尽管它有一些缺陷。如果你存在中等到严重的肾上腺疲劳，那么在摄入过敏或敏感的食物以后可能不会出现脉搏率上升，因为你的肾上腺过于疲劳，无法对食物过敏做出反应。你在进食后的症状可能会加重，但脉搏率可能会由于肾上腺疲劳而维持稳定。此时，你应该考虑症状而不是脉搏率。随着肾上腺健康状况的改善，你所怀疑的食物最终会导致脉搏率上升。

排除 / 激发确认测试

当确定某种食物或饮品正在困扰你时，你应该用排除/激发测试进行检验。在排除/激发确认测试中（这种测试并不像听上去那么复杂），你只需要在饮食中将这种食物完全排除三个星期，然后再将其添加进来。这需要完全排除可疑的食物、饮品或物质，以获得明确的结果。当你从饮食中排除某样食物时，需要确保不食用任何含有可疑物质的食物。例如，如果你认为玉米可能存在问题，就必须去除饮食中所有含有玉米、玉米淀粉、玉米油和玉米糖浆的产品或者用它们制作的产品（就连信封和邮票上的胶水也常常含有玉米）。你需要阅读所有产品上的标签。如果无法弄清某种东西的成分，你最好在排除期内完全回避这种东西。如果你怀疑含有小麦、玉米、大豆、乳制品、鸡蛋或酵母的食物，最好访问我们的网站，找到并打印含有每一种成分的所有食物和饮料。这些物质隐藏在许多食品中，你可能会对你的发现感到吃惊。

当你开始排除这些食物时，在日历上写下这个日期。当你至少三个星期没有摄入（包括品尝和咀嚼）可疑的食物、饮料或物质时，将其重新添加进来。选择周末或者其他不是很忙的时候，以便观察你在重新添加这些物质以后的反应。另外，你可能还需要休息，因为问题食物对你的影响可能会超出你的预期。此时，你可能无法获得最佳状态。

当你第一次重新引入食物、饮料或物质时，最好摄入较少的量（一两口）。最明确的测试途径就是单独饮用或食用这种物质。也就是说，在摄入测试项目之前大约1小时和之后大约2小时之内，不要食用或饮用其他东西，除了水。在进食前和进食之后的每15分钟，以静坐状态测量脉搏，持续一个小时。把笔记本放在手边，以便记下你的症状。记下所有情绪波动、心绪变化或精神状态的改变。留意你的精力水平是否出现上升或下降。食物过敏/敏感最常见的反应就是在摄入测试项目30~45分钟后感觉非常好，几乎达到精力旺盛的程度，然后滑落到非常低迷的状态。如果你出现这种变化或者其他任何可以觉察的身体、情绪或心理变化，请把它写在笔记本里。

有时，当你第二次或第三次重新引入相关食物时，才会看到明显的变化。你应该在第二天摄取相同的食物，看看是否出现反应。如果第一天或第二天没有出现反应，你应该在第三天再试一次，即连续三天摄入可疑食物或饮品。如果你仍然无法在脉搏、精力、头脑清晰度、心绪或者其他任何身体、心理或情绪方面注意到任何可以觉察的差异，那么你可能对这种食物不敏感，或者只在某些条件下对它敏感。如果你注意到这些变化，那么很可能对这种食物敏感。如果你有任何疑问，可以对相同的食物或饮料重复进行排除激发测试。将所有结果详细记录在笔记本里，包括你的脉搏测试、你所观察到的任何变化以及这些变化发生的时间。

如果你存在温和的敏感性，即在相关项目重新引入时只出现了轻微的反应，可以每四五天测一次。不过，如果你发现你所测试的食物或饮品为你带来了明显的反应，带来了你不想在日常生活中经历的反应，你可以彻底去除这个项目。

排除/激发测试是确认食物敏感/过敏疑虑的一种准确、便宜、方便的途径。它可以使你相对明确地知道哪些食物、饮品或物质是影响你的因素。在可靠的化验出现之前，高明的医生常常让病人以这种方式测试所有可疑食物。

食物过敏皮肤测试的问题

许多皮肤科医生和过敏科医生仍然在用通过皮肤测试确定食物过敏的方法，尽管它可能是最令人不快、最不精确的方法。虽然皮肤测试可以检测出一些食物过敏，但是它会产生过多的假阳性（由于食物过敏以外的原因出现的皮肤风块）和假阴性（虽然存在食物过敏，但是没有出现风块，或者只出现了一个小风块）。而且，皮肤测试相对昂贵。大多数了解过敏测试前沿信息的医生更喜欢通过血液测试而不是皮肤测试来检测过敏。

食物过敏测试和日记的结合

检测食物过敏最有效的方法是先进行Elisa测试，去除饮食中的所有检出食物。接着，如果问题无法完全消除，你可以使用亲自跟踪食物过敏和敏感的方法：观察、反思日记、食物反应日记、可可脉搏测试以及排除/激发测试。最后，如果你仍然没有定位所有元凶，可以进行细胞免疫食物反应测试、激活细胞测试或Elisa/激活细胞测试。首先，进行Elisa测试可以迅速检测食物反应，节省许多时间。随后使用的一种或多种食物过敏跟踪方法可以在不增加费用的情况下提供许多信息。这样一来，你可以将更加昂贵的激活细胞测试或Elisa/激活细胞测试作为最后的手段。通过排除过敏或敏感的食物，你不仅可以提高肾上腺的强度，而且可以提高整体的健康和幸福指数。

不属于过敏的食物敏感性

前面说过，即使你对食物没有产生真正的过敏，它也可能令你感觉糟糕，实实在在地影响你的生活。下面的两个真实案例展示了某些食物对于身体功能的深远影响，即使这些反应不被视为真正的过敏。

大脑牛奶敏感性

桑迪是一名30岁的女性，她在青春期之后开始出现间歇性抑郁。牛奶会特别加重她的抑郁，但她却不由自主地想要喝牛奶。她一次可以喝下一夸脱（约0.95升）牛奶。28岁那年，她患上了支气管肺炎。大约两个星期后，她开始逐渐恢复健康。不过，她白皙的皮肤变得更加苍白，精力也大为减退。她的深度疲劳一直在持续。两年后，她仍然感觉非常疲劳，缺乏耐力，无法专注。她说，肺炎过后，她的抑郁变得更加严重。随着耐力的略微提升，她的抑郁只出现了轻微的好转。对于桑迪病史更加仔细的研究表明，她在青少年时期几乎一直存在轻度肾上腺功能减退。事实上，牛奶不仅加重了她的抑郁，还加重了她的肾上腺疲劳和状态低迷。肺炎只是对她快要耗尽的系统施加了额外的压力。幸运的是，凭借合理的治疗和将牛奶完全排除在饮食之外，她成功恢复了健康。当知道如何关心肾上腺和降低压力时，她过上了比过去更加活跃充实的生活。

对于变质油的敏感性

作为实习计划的一部分，年轻的医科学生山姆正在参加心肺复苏课程的期末考试。由于他们的医学背景，这个多项选择考试对医科学生来说通常很轻松。但是，山姆没有通过考试。讲师很吃惊，因为山姆在学校里成绩名列前茅。他把山姆叫到教室前面，问他为什么没有通过考试。

山姆向讲师解释说，他对变质油很敏感，考试前的那个中午，他在学校食堂里无意中吃到了含有变质油的鱼和薯条。他进一步解释说，摄入变质油以后，他在几个小时的时间里无法清晰思考。不过，他根据经验了解到，苹果有助于对抗变质油对他的影响，所以他请讲师让他去食堂吃个苹果，然后重新参加考试。讲师难以置信地看着他。由于他是尖子生，他的考试成绩和他平时的表现反差很大，因此讲师同意了这个不同寻常的请求。山姆吃了苹果，重新参加了考试，并在他半个小时前没有通过的考试中得到了100分。这一次的不同之处在于，变质油对于大脑的影响被苹果中的某种物质中和了。

在其他时候，当这个年轻人摄入变质油时，他会处于接近昏迷的状态。一开始，他只会变得非常困倦。随着变质油反应的深入，他会变得无法移动，尽管他可以意识到周围发生的一切。对其他人来说，他似乎在睡觉。实际上，变质油对于大脑的影响使他暂时陷入了瘫痪。后来每当他看上去似乎很困倦时，他的朋友就会问他是否需要苹果。如果他没有回答，他们会把一块苹果放进他的嘴里。有时，他甚至无法动嘴咀嚼苹果。所以，他们会上下移动他的下颌，以帮助他咀嚼苹果。片刻后，他会从无法移动的状态中恢复过来。如果没有别人在场，他会睡上两三个小时，并在醒来以后出现持续24小时左右的宿醉感。

这是另一个不会被任何化验检测到的食物敏感性的例子。它还很好地说明了变质油对一个人的生活可能产生的微妙影响。你可以想象，变质油不仅会影响大脑，还会干扰肾上腺功能。

食物上瘾

人们会对某些食物上瘾，就像他们会对其他物质上瘾一样。如果你强烈渴望获得某种食物，并在进食以后感觉更加糟糕，那么你很可能对于这种食物或者其中的某种物质上了瘾。这通常意味着这种食物既含有你非常需要的营养物质，又含有使你过敏或敏感的物质。你应该努力发现你的身体非常需要的营养物质，同时回避这种食物，因为它对你的坏处通常大于好处。如果你吃上某种食物以后停不下来，那么你不应该接触这种食物。不要落入"只吃一口"或"一口不会伤害我"的陷阱。你的瘾总会取胜。如果你上周对花生酱上瘾，那么几乎可以肯定，你这周仍然会上瘾。所以，为避免失败的经历，你应该完全排除那些拿起来就放不下的食物。

列出使你上瘾的食物，看看它们是否拥有任何共同点，并且提醒自己回避它们。一些书籍和计算机程序列出了各种食物中的营养物质。请检查这些信息。如果你渴望获得不只一种食物，请比较这些食物中的营养物质，看看它们是否同时富含某种物质。如果是，你可以试着添加含有这种营养物质的膳食补充剂，看看你的欲望能否在几天或几周后下降。当病人发现这个解决方案时，他们常常会表达自己对于不再被某种食物"拴住"的欣喜。

成瘾性还可能源于低血糖等身体状态。在这类成瘾性中，身体缺少某种物质（能量），渴望获得能够迅速提供能量的物质（糖），尽管这只是临时解决方案。下面给出了低血糖导致食物上瘾的两个例子。二者都是真实事件。

食物上瘾但不存在过敏或食物敏感性的案例

低血糖会使你失控

尼尔试图只摄入他认为对健康有益的食物。不过，他一直很晚起床，很少有时间吃早餐。他有低血糖，因此到了上午中段，他已经饿得受不了了。一天上午，在又一次错过早餐以后，他得知自己的工作由于下雨被取消了。尼尔直接去了一家多纳圈商店。在不到10分钟时间里，他吞下了四个多纳圈和三杯加了双份奶油和三份食糖的咖啡。他的两个朋友开车经过，透过窗户看到了他。他们知道咖啡和多纳圈对他的健康多么有害，因此对于出现在多纳圈商店里的尼尔感到吃惊。他们停下车，跑进商店，付了账单，在旁观者的注视下将他拖出了商店。当他们一人架着一只胳膊把尼尔拉到外面，拉进他们的面包车时，他叫喊着要求商店提供更多食物。当他进入他们的面包车时，他们坐在他身上，以免他跑回店里，直到他恢复理智。虽然这种事在旁观者看来很可笑，但是对于尼尔的新陈代谢来说，却是一件严肃的事。

幸运的是，由于这件事极具戏剧性，尼尔意识到了他对糖、白面粉和咖啡因产品的瘾有多大。他采取了坚定的措施，定期摄入高质量的饮食，回避用咖啡、白面粉或糖制作的产品，以确保未来不会出现类似的情况。他的朋友很高兴，因为他的性情变得更加温和，成了身体更加强壮的工人。尼尔的瘾源自他对低血糖和肾上腺功能减退的忽视。当他开始正常摄入均衡的早餐和其他饮食并回避上瘾食物时，身体不再像之前那样紧张了，瘾也消失了。

健康食品店经理沙琳每天都在向顾客谈论所有有益的食物。遗憾的是，她没有花时间吃午餐和晚餐。所以，当商店晚上关门后，她会冲进点心柜台，吃掉价值几美元的点心。虽然这些烘焙商品被称为"健康食物"，但是它们的含糖量足以使她的血糖飙升和骤降。沙琳不稳定的血糖水平使她很难集中注意力。在闭店后的点心大餐过后，她有时需要花费两个半小时到三个小时的时间清点钞票并将其存入银行，而这项工作本应花费30分钟的时间。有时，她甚至无法完成钞票结算，只能把它留给早班的人，并且声称钞票数额有问题。不过，早班经理会发现，金额总数没有任何问题。虽然这个女人在健康食品店工作，知道许多健康知识，但她无法控制自己的问题。当她向老板解释她的真实经历时，老板发现了问题。老板要求她花时间吃午餐和晚餐。随后，她的欲望消失了，她的头脑清晰多了，她的肾上腺也开始恢复正常。

环境毒素会使你以奇怪的方式进食

香水、受污染的空气或者空气中的化学物质等环境毒素会影响你的味蕾和大脑，使你以奇怪的方式进食。同样的毒素也会加重你的肾上腺疲劳。我所遇到的一个真实案例可以说明这一点。

威尔当时25岁左右。他刚刚和其他7个朋友搬进一所房子里。过去6个月，为了保持健康，威尔遵循了非常严格的素食计划，对于吃进嘴里的每一口食物都非常在意。搬进来以后，这群人认为新房子的木地板需要重新抛光。威尔是这群人中唯一拥有手工劳动经验的人，因此他主动对地板进行了重新抛光，以便为大家节省资金。第二个星期六的早上，威尔开始用砂纸打磨地板，露出蜡和污垢下面漂亮的橡木。到了星期六晚上，他完成了打磨，并添加了保护层和第一层慢干清漆。由于当时是二月，他关着窗户，以保持室内的温度，加快地板的干燥。

威尔突然意识到，他感到紧张、愤怒、充满敌意，而且有点儿疯狂。他觉得自己需要休息，因此来到户外呼吸新鲜空气。他感到非常饥饿，来到隔壁的酒吧，迅速解决了3个热狗和4瓶啤酒。

在这顿不同寻常的晚饭过后，威尔回到房子里开会。房子里的其他两名成员告诉他，他的行为很奇怪，令他们感到不快。他突然的愤怒和出言不逊令人难以接受，但他对此并不在意，将其归咎于一天的繁重劳动。当他第二天早上醒来时，他感到头痛，而且非常疲惫。

他回顾了前一天的经历，发现对他这个严格的素食者和不喝酒的人来说，即使有吃热狗或品尝啤酒的想法也是很奇怪的，但他却吞下了许多热狗和啤酒，仿佛他极度缺乏这些食物。威尔意识到，他成了环境毒素的受害者。在封闭的房间里，清漆和保护层的所有挥发烟雾使他暂时陷入了疯狂。他花了大约3天的时间才恢复正常的感觉。

环境污染物可能在你不知道的情况下对你的健康产生危险和有害的影响。你应该尽可能地避免暴露在烟雾和空气污染物之中。如果生活或工作地点的空气中含有这些物质，你应该认真考虑换个地方。在更换地点之前，应该服用额外的抗氧化剂和其他膳食补充剂，比如水飞蓟（水飞蓟宾）、牛蒡和硫脂酸，以便为你的肝脏提供支持。

去除所有使你过敏、敏感或上瘾的食物

如果你认为某种食物成分以某种方式使你无法获得最佳健康状态，你应该立即去除这种食物成分。如果你产生了怀疑，但是不知道

哪种食物或饮料使你过敏、敏感或上瘾，则应该把它找出来。上述某种方法一定可以将其找出来。请使用这些方法，而且一定要记录你的结果，因为记忆会随着时间消退。写下使你产生反应的食物和饮料，可以让你避免反复经历重新发现个人敏感性这一令人不快的事。肾上腺在所有过敏中非常重要，包括食物过敏和敏感。随着肾上腺功能的改善，你会不太容易过敏，而且可以摄取更多食物。不过，在前3个月，不要做得太急。你应该完全去除使你敏感的或者你怀疑使你敏感或过敏的所有食物。你的目的不是看到你的极限在哪里，而是让自己变好。如果你需要更多信息，请查看我们的网站，以了解推荐书目和关于这一主题的其他信息。

下一章解释了在数千种可用的营养补充剂和草药之中，哪些营养补充剂和草药最有助于肾上腺的恢复和重建。

第 15 章

——

膳食补充剂
Dietary Supplements

膳食补充剂在肾上腺疲劳的恢复中起着非常重要的作用。它们不但可以加快恢复速度，而且常常是完全恢复所必需的物质。这一部分描述的补充剂根据对肾上腺的恢复作用进行了仔细选择。每一种补充剂的重要性都将得到简短的解释，因为你需要理解为什么这些营养补充剂被包含在你的康复计划之中以及定期服用它们的绝对必要性。

维生素 C

在肾上腺代谢涉及的所有维生素和矿物质中，维生素 C 很可能是最重要的物质。实际上，皮质醇合成的越多，维生素 C 使用的就越多。由于维生素 C 对肾上腺激素级联反应和肾上腺类固醇的制造非常重要，因此在肾上腺类固醇激素的测量出现以前，动物研究用血液中维生素 C 的水平作为肾上腺功能水平的最佳指标。维生素 C 参与了肾上腺级联反应的整个过程，并且充当了肾上腺皮质内部的抗氧化剂。

自然界中的维生素C总是以抗坏血酸化合物或某些生物类黄酮的形式出现。 有益的是这种复合维生素C，而不是抗坏血酸本身。生物类黄酮对于抗坏血酸的充分代谢和利用非常重要。生物类黄酮和抗坏血酸的比例应该接近1∶2，即每2毫克抗坏血酸对应1毫克生物类黄酮。生物类黄酮基本上可以使抗坏血酸在人体里的效果翻倍，而且可以使抗坏血酸更加完整地发挥作用。不同种类的维生素C可能会产生不同的效果，同时，维生素C不仅仅意味着抗坏血酸。

补充剂中的大多数抗坏血酸是用玉米糖浆合成的， 还有一些抗坏血酸是用蔗糖或甜菜糖制作的。这并不意味着玉米糖浆和蔗糖含有任何维生素C。事实恰恰相反，这只意味着它们是在商业上制造维生素C最常用的原材料。一些人对于维生素C补充剂的来源具有敏感性。如果你对玉米敏感，可以试着选择用西谷椰子或甜菜制作的维生素C补充剂。西谷椰子和甜菜制作的维生素C似乎适用于大多数人。

我为肾上腺疲劳群体设计了一种维生素C补充剂。 它含有足够的生物类黄酮、镁、泛酸以及代谢和强化维生素C所需的其他营养物质。这种补充剂可以从网站上列出的供应商那里获取[1]。

由于维生素C溶于水，而且会被身体迅速用光或排出，你应该每天多次摄取维生素C。 这尤其适用于你处于任何身体、情绪、环境或感染压力的情形。不同的人和不同的压力水平所需要的维生素C的量不尽相同。随着压力事件的增加，对于多种营养物质的需求也会增加，

---

[1] 我们的网站上给出了一份不断更新的补充剂制造商和供应商清单。

尤其是维生素C。为满足这种需求，一些公司制作了一种延时释放型维生素C，这种物质只有一个缺点：大多数品种生物类黄酮含量不足。

要想弄清你的身体需要多少维生素C，可以尝试一种非常简单的测试方法，即**维生素C荷载测试**。在第一天，服用500毫克抗坏血酸和250毫克生物类黄酮。每个小时将抗坏血酸增加500毫克，将生物类黄酮增加250毫克，直到你的肠道运动变得有些松滑。当你达到这种程度时，将抗坏血酸减少500毫克，将生物类黄酮减少250毫克。这通常就是你的身体此时需要的维生素C的量。对于肾上腺疲劳群体，这个量通常是2,000～4,000毫克（2～4克），但我也认识一些每天需要15,000～20,000毫克（15～20克）才能达到这种程度的人。通常，你的患病时间越长、越严重，你所需要的维生素C就越多。

维生素C不仅可以增强肾上腺功能，还可以刺激免疫系统。如果你觉得自己开始患上感冒或者呼吸道感染，请从最初出现难受迹象时开始服用维生素C。这不仅可以帮助你的免疫系统对抗感染，还可以帮助肾上腺对于感染导致的状况做出响应。如果你知道自己将要熬夜，请服用额外的维生素C。如果你对于考试或工作事件感到紧张，请服用维生素C。如果你正在经历情感危机或者需要为自己加把劲，请服用维生素C。如果你吃了对你有害的食物，请服用额外的维生素C。如果你无法通过膳食和补充剂获取可用的维生素C，肾上腺激素级联反应就无法开始或继续。当肾上腺无法制造在紧张时期维持状态所需要的额外的肾上腺激素时，你会感到更加糟糕，恢复也会更加缓慢。由于身体里的其他许多组织在紧张时期需要更多维生素C，足够的维生素C供应对于身体的合理响应能力至关重要。

人类没有能力像大多数动物那样将血糖转化成维生素C。因此，我们必须从外部获取维生素C。维生素C的食物来源包括有色蔬菜和水果，比如绿叶蔬菜、番茄、辣椒和橘子，而芽菜的维生素C含量是最高的（葵花芽、苜蓿或三叶草芽以及任何种子或谷物的芽）。对于大多数植物来说，植物越年轻，每毫克植物所含的维生素C就越多。不过，在紧张或恢复阶段，食物中的维生素C含量无法为肾上腺提供足够的支持。所以，如果你患有肾上腺功能减退，应该在整个恢复期服用含有足够维生素C的补充剂，并在开始出现疲劳或疾病时服用额外的维生素C。

关于橘子中的维生素C含量，存在一个误解。首先，果汁中的维生素C真实含量不一定与标签相符。其次，橘子中的维生素C会随着时间消散。在美国，橘子通常在晚秋和初冬收获。经过两个月的存储，到了二月，最初的维生素C只有很少一部分能够保留下来。而且，橘子中的生物类黄酮主要存在于通常不会被食用的外皮内部的白色部分，而不是通常被食用的多汁部分。商业领域采用两种方法制作橘子汁，一种包含外皮，一种不包含外皮。不包含外皮的橘子汁缺乏足够的生物类黄酮。包含外皮的橘子汁（最常用的方法）含有橘皮上的化学物质残留。我的许多病人对这些化学残留具有敏感性。

我特别不建议肾上腺疲劳群体饮用橘子汁，因为几乎没有哪种物质能像橘子汁这样使血糖迅速上升和突然下降。对于肾上腺功能减退的人来说，早上喝橘子汁常常是一个悲剧性的开始。要想验证这一点，你可以早上单独喝一大杯橘子汁，看看你在上午接下来的时间里会有怎样的感受和状态。如果你想进行这项测试，一定不要选择需要头脑清晰、谈吐得体、彬彬有礼或者采取危险行动的日子。

关于维生素 C 的警告——当增加维生素 C 的摄入量时，你的身体会适应较高的维生素 C 水平。所以，当你降低维生素 C 的摄入量时，请逐渐减量。因为维生素 C 摄入量的突然下降会导致坏血病（严重缺乏维生素 C）的症状，即使你的维生素 C 实际水平远高于建议水平。每三到五天将摄入量减少 500 毫克。刷牙时牙龈出血、牙龈肿胀或容易出现瘀伤是缺乏维生素 C 的迹象。如果你开始出现上述任何症状，这说明你的维生素 C 摄入量减少得太快了。你应该暂时增加维生素 C 和生物类黄酮的摄入量，然后更加缓慢地减少用量。人体可以适应维生素 C 的减少，正如它可以适应维生素 C 的增加。不过，前者的适应时间大约是后者的两倍。

这同样适用于哺乳期婴儿或子宫里的婴儿，他们的身体也会适应母亲服用的维生素 C 水平，不管这个水平是多少。如果母亲在怀孕期间一直服用大剂量维生素 C，新生儿应该获得逐渐减少的维生素 C/生物类黄酮。如果婴儿没有接受母乳喂养，这个过程应该始于婴儿出生时。如果母亲在哺乳期间继续服用大剂量维生素 C，这个过程应该始于断乳时。

如果你在使用血液稀释剂，请关注你的凝血情况。当维生素 C 的摄入量增加时，你可能需要减少抗凝固药物的使用。维生素 C 可以与维生素 E 和其他抗氧化剂共同削弱凝血作用。所以，如果你在凝血测试中发现血液凝固时间变长，也许可以在服用足够维生素 C 或者同时服用维生素 C 和其他抗氧化剂的同时减少或停止抗凝固药物的使用。一个病人曾经对我说，医生，和老鼠药相比，我更愿意服用抗氧化剂。作为农夫，他知道用来毒杀老鼠的物质和用在人类身上的血液稀释剂是相同的。

维生素 E

在肾上腺疲劳群体中，维生素E是一种非常有趣的维生素。严格地说，肾上腺制造激素的整个级联反应中都不需要维生素E。不过，它对肾上腺级联反应中的至少6种不同酶促反应具有间接作用。这是因为，肾上腺在制造激素时会生成自由基。如果得不到控制，它们会在细胞内部造成很大的破坏。过多的自由基会减慢酶促反应。在极端情况下，自由基会对肾上腺细胞结构造成物理破坏。维生素E可以吸收和中和肾上腺内部和其他地方的破坏性自由基分子。维生素C可以恢复维生素E隔离自由基的能力，增强维生素E在细胞内部的活力。二者可以共同维持肾上腺的级联运转。因此，要想让肾上腺持续产生大量类固醇并完全恢复健康，你需要补充大量维生素E。

维生素E补充剂的正确选择非常重要。从化学上说，维生素E是一种"生育酚"。健康食品店和杂货店出售的大部分维生素E补充剂具有D-α-生育酚的形式。虽然这是维生素E的自然形式，但它只是完整的E族维生素的一部分。它的制造成本最低，利润最高。所以，大多数公司都在推销这种维生素E，这使它成了市场上最容易获取的一种维生素E。

不过，肾上腺再生所需要的维生素E是一种复合生育酚补充剂，富含β-生育酚。最近的研究表明，过多的D-α-生育酚会抑制肾上腺恢复所需要的β-生育酚和其他生育酚发挥作用。所以，如果你想恢复肾上腺的健康，应该服用复合生育酚维生素E，请在每天进餐时服用**800国际单位的复合生育酚维生素E**。只有按照这一剂量服用这种维生素E至少3个月，你才有可能看到肾上腺的明显改善。当你开始每天服用维生素E时，也许看不到任何变化，但它对你的健康是非常重要的，你应该坚持吃下去，也许要吃上一辈子。维生素E不仅对于健康的肾上腺功能非常重要，还具有许多抗衰老性质。这意味着当你用复合生育酚维生素E滋养肾上腺时，也在滋养身体的其他部分，延缓衰老过程，促进身体里的其他许多重要功能。

关于维生素E的警告——和维生素C类似，维生素E是一种天然的血液稀释剂。如果你正在使用血液稀释剂，请监督你的凝血情况。你可能需要减少用药量。血液稀释药物的说明书中通常会警告说，维生素E可能会影响该药的作用。这种说法不太准确。前面说过，维生素E和其他抗氧化剂可以用于恢复正常的凝血机制，使抗氧化剂和血液稀释剂的服用变得多余。权衡二者的利益和风险，我希望选择自然的选项。不过，不管你怎样决定，如果你正在使用血液稀释剂，请定期检查你的凝血情况。

B族维生素

泛酸：B族维生素中的泛酸是另一种促进肾上腺级联反应的重要物质。和镁类似，它对能量的制造非常重要。泛酸会被转化成乙酰辅酶A，这种物质对于葡萄糖转化成能量的过程非常重要。泛酸存在于所有细胞中，在肾上腺中的含量较高，因为制造肾上腺激素需要许多能量。泛酸、镁、维生素E和维生素C可以共同促进能量的生成，消除肾上腺的大部分疲劳，而且不会过度刺激肾上腺。泛酸的推荐摄入量通常是每天1,500毫克。健康食品店通常可以买到500毫克的片剂。所以，每天服用3粒这样的药片就够了。

烟酸：和泛酸一样，烟酸也是对肾上腺级联反应非常重要的B族维生素。一些依赖于烟酸的辅酶对于肾上腺级联反应中的一些步骤非常重要，这些辅酶分子结构的形成需要大量烟酸。所以，富含烟酸的复合B族维生素可以促进肾上腺级联反应中一些重要的酶促反应。如果找不到烟酸含量高于其他B族维生素的复合维生素B药物，你可能需要单独购买烟酸补充剂。当你处于肾上腺疲劳的恢复阶段，建议每天服用25～50毫克烟酸。如果烟酸令你脸红或刺痛感使你感到困扰，请购买"非脸红"型产品，比如肌醇烟酸。

维生素B_6：维生素B_6也是肾上腺级联反应中一些酶促通道的协同因素之一。替代医学医生测试病人是否缺乏维生素B_6的一种简单方法是询问病人是否记得自己的梦。如果他们难以回想起自己的梦，那么他们常常需要维生素B_6。当他们以膳食补充剂的形式摄入足够的维生素B_6时，常常可以想起自己的梦。通常，每天50～100毫克的量就够了。如果每天100毫克的维生素B_6仍然无法使你想起梦境，你可能需要一种特殊形式的维生素B_6，叫5磷酸吡哆醛。一小部分人难以代谢常规维生素B_6补充剂（盐酸吡哆醇），因此需要通过5磷酸吡哆醛形式的维生素B_6充分激活这些酶促通道。5磷酸吡哆醛是维生素B_6的自然形式，可以在健康食品店以及一些药店和杂货店买到。虽然5磷酸吡哆醛比常规维生素B_6贵一些，但它可以确保维生素B_6的充分利用。

复合维生素B：肾上腺的整个级联过程中需要所有B族维生素，但是需要的量并不多。所有B族维生素可以在每种B族维生素发挥作用时共同配合它的工作。所以，为促进烟酸、维生素B_6和泛酸发挥作用，所有其他B族维生素都需要摄入一点儿。大多数维生素B补充剂含有合成B族维生素。天然的形式当然更好，但合成物也可以有效帮助肾上腺恢复功能。在购买B族复合维生素补充剂时，关键是寻找B族维生素比例适合人体利用的补充剂。例如，它应该含有50~100毫克B_6、75~125毫克B_3和200~400微克B_{12}。大多数B族各种维生素含量相等的压力配方不适合人体正常代谢。在复合维生素B的纯天然形式中，每种B族维生素的含量要低得多，或者每种维生素的含量不会被列出来。不过，对于自然形式的B族维生素，你所需要的量要小一些。含有B族维生素的食物包括：全谷类、啤酒酵母、味噌（一种日本汤料）、马麦酱（一种蔬菜浓缩酱）、动物肝脏和米糠糖浆，它们都含有天然形式的B族维生素。

矿物质

镁：对于你的肾上腺和身体里每个细胞的能量来说，镁的作用就像火花塞一样。它对于肾上腺激素级联反应所需要的酶和能量的生成具有重要作用。在你的所有细胞中，特别是肾上腺细胞，一些制造能量的步骤非常依赖镁的存在，因此在肾上腺的恢复过程中，镁是一种很特别的物质。大约400毫克柠檬酸镁是普通人的每日建议服用量。镁在晚上睡觉前的吸收效果是最好的。它可以与维生素C和泛酸共同促进肾上腺的活动。在紧张时期，你总是应该增加维生素C、镁和泛酸的摄入量。如果压力很大，你可能需要每天服用两到四次，甚至每小时服用一次。虽然镁在晚上8：00以后吸收得比较好，但是为了获得最佳吸收效果，不管在什么时候，你都应该在吃饭时，服用镁和其他所有矿物质、微量矿物质的同时摄入番茄汁或苹果汁等含酸食物、完整的葡萄或肉类、有助于消化的食物。含有镁的食物包括糙米、豆类、坚果、种子以及海草（镁含量最高）等海菜类产品。

钙：钙有许多重要功能，包括促进神经系统的稳定，带来内心的平静。虽然钙在晚上8：00以后的吸收也是最好的，但你最好不要同时服用钙和镁。你可以在不同的夜晚交替服用钙和镁。如果你在同一天下半天的不同时间服用二者，可以在更加接近睡觉的时候服用镁。请考虑柠檬酸钙或乳酸钙（如果你对牛奶不敏感的话）。典型的建议用量是每天750～1,000毫克。

牛奶和牛奶制品通常被视为钙的良好来源。不过，商业制造的牛奶在这方面存在两个问题。①高温消毒过程会改变牛奶中的复合钙结构，使它们不太适合你的身体；②牛奶中添加的合成维生素D_2（照射麦角固醇）会使钙倾向于堆积在你的关节和其他身体区域，而不是被需要它的细胞吸收。认证生牛奶和羊奶就没有这些问题。

对于牛奶或乳制品敏感或过敏也是一个很大的问题。其他不错的含钙食物包括芝麻籽（未去壳）以及芝麻酱和胡姆斯等用芝麻籽制作的产品；羽衣甘蓝、散叶甘蓝、瑞士甜菜、欧芹和西蓝花等深绿色蔬菜；豆类；坚果；海草等海菜类产品。鱼和带有骨头的炖肉也是钙的良好来源。

微量矿物质

微量矿物质在人体和食物中的含量很少，但它们对你的整体健康非常重要。微量矿物质包括锌、锰、硒、钼、铬、铜、碘等。它们通常对人体具有镇静作用。当你不安、紧张或者容易恐惧或沮丧时，这些物质特别有用。当你的肾上腺产生疲劳时，你可能会变得非常急躁。此时，微量矿物质可以帮助你平静下来。当你在晚上服用微量矿物质并且/或者在摄入酸性食物或饮品的同时服用微量矿物质时，它们可以被更好地吸收和利用。所以，请在分泌消化液的进餐时段或者在摄入番茄汁或维生素C等酸性食物时服用微量矿物质。如果需要，你也可以全天服用微量矿物质，作为镇静因子。

在微量矿物质补充剂中，各种矿物质的含量和质量存在差异。通常，液态微量矿物质最容易吸收，但你应该注意所谓的"胶体"制剂。它们通常含有有毒的微量元素，包括铅、汞、镉和砷。微量矿物质的最佳来源是芽菜、秧苗、藻类、海菜以及用它们制作的微量元素补充剂。在确定你是否缺乏矿物质和微量矿物质及是否中毒时，毛发分析是一种相对便宜、可靠的方法。我们的网站上列出了可以做毛发分析的地方。

纤 维

当你正在经历肾上腺疲劳时，你有时会出现轻度便秘。增加饮食中的纤维不仅可以增强肠道运动，恢复正常的肠道功能，还有助于加强肾上腺的功能。

当肾上腺开始恢复时，你的身体反应会变得更加高效。通常，肝脏的解毒过程也会变得更加迅速。这意味着你的肝脏分泌、排入肠道和排出体外的胆汁中含有更多有毒成分。纤维可以和胆汁结合，共同在消化道中前进，以免胆汁在大肠里产生毒性。所以，纤维有助于将可溶于脂肪的毒素排出体外。如果没有足够的纤维，这些毒素可能会从胆汁中释放出来，被肠道重新吸收。

要想维持健康，你需要一些不同种类的纤维，比如纤维素、半纤维素和果胶。它们可以为你的整个身体带来许多好处，尽管它们的主要工作地点是你的消化道。为确保每天获得足够的、种类齐全的纤维，请在每顿饭中加入含有纤维的食物。纤维是由植物提供的。大多数蔬菜、豆类、水果、种子和全谷类（不包含精制谷类）是纤维的良好来源。

一些膳食补充剂是纤维的优秀来源，比如车前草、多纤维混合物以及我所设计的"斯奎奇克林"，这种制剂含有8种不同纤维以及维持消化道健康所需要的其他因子。不过，请对杂货店和药店的商业纤维品牌（填料）保持警惕。它们可能含有人工色素和调味料，以及大量的糖或麦芽糖糊精（一种来自玉米的甜味剂）等类似于糖的物质、蔗糖、玉米糖浆干粉和葡萄糖，它们会刺激念珠菌（酵母）生长，扰乱血糖，影响肾上腺的恢复。即使是这些产品的"无糖"版本也可能含有麦芽糖糊精和人工甜味剂。你应该在使用任何产品之前阅读成分标签。请在网站上查看我们推荐的品牌和产品。

草　药

一些草药对于肾上腺疲劳的恢复是有利的。不过，另一些草药非常有害，会推迟或阻止恢复进程。下面列出了6种最有利于支持肾上腺及其恢复过程的草药，并且简单介绍了你应该回避的草药。

甘草根（光果甘草）——最著名的支持肾上腺功能的草药就是甘草。是的，那种常见的黑色糖果添加味道的成分对你的肾上腺是有益的。甘草是一种抗压力草药，可以提高精力、耐力和活力，充当温和的滋补品。它被用于缓解停药反应，促进抗炎激素的分泌。它天然具有提高可的松水平的作用，而可的松几乎是对抗压力和肾上腺疲劳最重要的激素。甘草还被用于减轻低血糖症状，而低血糖是肾上腺功能减退的一个常见并发症。在压力下减慢速度的伤口愈合过程也可以通过使用甘草得到改善。甘草还可以缓解神经性腹痛，这是人们在压力下经常出现的症状。甘草可以促进心脏和动脉的血液循环，刺激免疫系统生成类似于干扰素的物质。

一些人担心甘草会升高血压。这是因为，甘草在一定程度上会阻止皮质醇转化成可的松，后者会产生更多的流通皮质醇。皮质醇会轻微地增强中动脉和心脏肌肉的收缩，使血压上升。不过，根据乔纳森·莱特博士的观点，要想真正提升血压，你需要每天摄入大约四分之一磅的甘草糖果。不管怎样，肾上腺功能低下的群体通常具有低血压症状，因此这通常不是一个问题。你只需要对血压进行监测就可以了。如果血压水平上升到90/140mmHg以上，或者你恰好是同时存在高血压和肾上腺功能减退问题的少数人之一，你应该将甘草摄入量限制在每天四分之一磅以下。

你最好不要吃甘草糖果，而是以茶的形式摄入甘草，如果愿意，可以加点儿蜂蜜。糖果通常含有过多的糖分，而且可能只含有甘草的味道，并不含有真正的甘草。不过，将一些真正的天然甘草糖果带在身边总是有好处的，因为你可能会突然产生肾上腺资源耗尽的感觉，需要临时给自己加把劲。

甘草的可用形式包括胶囊、液态草药提取物以及可以咀嚼或制成茶的原始干甘草根。关于用量，请参考草药清单末尾的小节。

南非醉茄的根和叶（催眠醉茄）——南非醉茄是一种古老的印度草药，其药用历史至少可以追溯到公元前1000年，这可能是由于它对肾上腺组织和功能具有直接的益处。虽然它也叫印度人参，但它与人参没有关系。传统上，南非醉茄常作为各种虚弱问题的滋补品，并且用于增加力量和活力。它长期被视作回春剂和温和的催情药。由于它的抗炎作用，阿育吠陀医生有时用它治疗风湿痛、关节炎以及肾上腺疲劳群体常见的其他相关疾病。南非醉茄被视作一种适应原，适应原是帮助身体恢复正常功能的物质。例如，如果皮质醇水平过高，它会使其下降，如果皮质醇水平过低，它会使其上升。研究表明，不管皮质醇水平过高还是过低，南非醉茄都可以使其恢复正常。虽然南非醉茄在美国不太出名，但我认为未来许多人都会用到这种非常珍贵的草药，因为它对健康具有多种益处。它对肾上腺疲劳的治疗尤其有用，我所设计的维持和恢复肾上腺健康的草药配方中就有。[1]不过，剂量很高（每天高于35毫克）的南非醉茄会抑制肾上腺的功能。

韩国人参根（高丽参）——高丽参更适合男性而非女性。虽然人们发现它有助于提高皮质醇水平，但是根据我的经验，男性通常可以从高丽参中获得温和而明显的好处，女性则应该谨慎使用。这种人参会对一些女性产生负面影响，尤其是韩国红参，这与脱氢表雄酮过多对她们的影响类似。这些影响包括面部胡须和痤疮的增加。对男性来说，更强的攻击性、易怒或纵欲意味着他们摄入了过多的高丽参，应该减少或停止摄入。我建议男性开始时小剂量服用，然后逐渐增加用量。我建议女性完全回避高丽参。

西伯利亚人参根（刺五加）——西伯利亚人参既不产自西伯利亚，也不是真正的人参，但它对男性和女性都有好处。它具有多种作用，有助于支持和恢复肾上腺功能，增强对于压力的抵抗力，恢复正常代谢，调节神经递质（神经递质对于压力影响的调节非常重要）。它可以对抗头脑疲劳，并且以提高和维持精力水平、身体耐力和承受力著称。西伯利亚人参具有抗抑郁性质，可以减轻焦虑、改善睡眠、减少困倦、降低易怒性、带来良好的感觉。俄罗斯工人、深海潜水员和奥运会运动员用它获得更好的表现，宇航员用它对抗压力和疾病，提高

---

[1] 我设计了一个"肾上腺消耗配方"，含有合理配比的B族维生素，包括一种非脸红型烟酸以及更多具有合理比例的维生素、矿物质和其他营养物质，它们可以共同优化肾上腺功能。请查看我们的肾上腺网站，以了解详细信息。

活力，对抗肾上腺压力激素的枯竭。此外，人们还发现，它可以使血糖水平恢复正常，促进细菌和病毒抗体的生成，提高对环境污染物的抵抗力，加强一些B族维生素的吸收，减少维生素C的流失。虽然它表现出了使血压恢复正常的能力，但是请不要在血压很高时使用它。西伯利亚人参对肾上腺的作用更多的是恢复，而不是刺激。你可以通过它作用认识到，对于所有试图摆脱肾上腺疲劳的人来说，它都可以充当重要的愈合剂。

姜根（生姜）——姜根是肾上腺的另一种适应原，有助于调节皮质醇水平，使血压和心率恢复正常，燃烧脂肪，提高活力和代谢率，促进蛋白质和脂肪酸对应的消化酶的分泌。姜可以很好地缓解各种恶心，历史上被用来治疗孕期晨呕。它还可以减轻疾病恢复期的困倦感。在几个世纪的时间里，它曾用于应对许多健康问题。

新鲜的姜根可以在大多数杂货店的农产品区域买到。根据下面"如何制备草药"部分的指导，你很容易制作可口的辣姜茶。

银杏叶——当肾上腺本身面临压力时，它们会受到强烈的氧化作用，尤其是当它们在压力响应阶段生成过多的皮质醇时。这会使制造所需激素的肾上腺细胞内部的自由基明显增多。如果这个过程生成的自由基得不到中和，激素的生成就会减慢，肾上腺细胞内部的组织破坏也会增加。银杏是一种强大的抗氧化剂，可以抑制自由基的生成，保护肾上腺、大脑和肝脏不受自由基的破坏。

银杏还含有一些生物类黄酮，可以增加大脑、耳朵、眼睛、心脏和手足的血流量。研究表明，银杏可以减轻炎症和冲击造成的组织损伤，使容易抑郁的人改善情绪，缓解大脑疲劳。由于这些独特性质，它对任何肾上腺恢复计划都非常宝贵。请遵循下面关于如何制备草药的指导。

上述草药可以以液态或干草药的形式单独或共同获取和使用。我设计了一个液态配方，将这些草药以合适的比例混合在一起，以支持你的肾上腺，叫"草药肾上腺支持配方"。它液态提取物的典型用量是每次10～15滴，每天2～4次，粉末胶囊的典型用量是每天2～4个胶囊。

如何制备草药

在使用草药制剂时，你应该接受常见的警告：先使用低剂量，然后逐渐增加剂量。由于草药制剂的药效强度不同，你最好遵循所有草药包装上的指导。如果包装上没有指导，你可以参考下面的草药制备一般原则。

酊剂（酒精提取物）——每次10～15滴液体，每天3～4次。遗憾的是，这些草药中一些最活跃的成分只能用酒精提取。水提取物或基于甘油的制剂可能不具有酒精提取物的效力。许多肾上腺功能低下的人对酒精具有敏感性。因此，在服用含有酒精的液态制剂之前，应该先在茶或水里炖煮，以便将酒精蒸发掉。

液态提取物——每次5～10滴液体，每天3～4次。

叶子——每杯沸水浸泡1茶匙干叶15分钟。过滤后饮用。可以添加蜂蜜或其他天然甜味料，以调节口味。

根——用每杯冒热气的热水煨（用保持在沸点以下的水加热）1茶匙新鲜的或干粉状的根。过滤后饮用。可以添加蜂蜜或其他天然甜味料，以调节口味。

需要警惕的草药

一些草药对肾上腺具有促进和恢复作用，另一些草药则是肾上腺疲劳群体应该回避的，因为它们会进一步消耗你的肾上腺，加重症状，延长恢复时间，或者阻碍恢复。这些草药包括麻黄、可乐果和浓红茶。另外，还要回避任何含有兴奋剂、镇静剂或致幻剂的草药和茶，以及任何过度刺激神经系统或肾上腺的茶。天然的物质不一定都对你有益。士的宁、砷、黄曲霉素和汞也都是"天然"物质，但我并不想让它们进入我的身体。所以，请回避这些草药。

第 16 章

——

肾上腺细胞提取物
Adrenal Cell Extracts

　　肾上腺提取物被推荐并被成功用于应对涉及肾上腺功能低下的各种身体状况，包括虚弱、哮喘、感冒、烧伤、感冒导致的衰竭、咳嗽、消化不良、早期艾迪生病、低血压、感染、传染病、传染病导致的衰竭、传染病的恢复、神经衰弱（状态低迷/虚弱）、肺结核、头晕目眩以及孕期呕吐。（哈罗尔，1939年，19—22页）

肾上腺细胞提取物的历史

　　摆脱肾上腺疲劳最早的途径是使用液态或粉末状的牛肾上腺提取物，这在今天大概仍然是最可靠的途径。在过去和现代的许多诊所里，肾上腺细胞提取物制剂被大量使用，并被视作最重要的治疗手段。第一个使用肾上腺提取物的记录出现在1898年，当时威廉·奥斯勒爵士为一名艾迪生病患者使用了粗糙的肾上腺细胞制剂。自从1918年肾上腺细胞提取物被商业制造以来，它成了一种宝贵而强大的治疗形式，被数千位医生用来治疗非艾迪生肾上腺功能减退。

肾上腺细胞提取物在美国的第一次出名发生在1918年流感病毒流行期间。呼吸道感染对肾上腺的压力很大，可以迅速导致肾上腺疲劳。这种效应在1919年被勒克和他在扎卡里·泰勒营的同事发现，当时他注意到，在126个流感致死病例的验尸报告中，103例出现了肾上腺衰竭。在其他3例中，肾上腺甚至肿大了一倍，并且出现了肾上腺出血。这意味着在126名死于流感的病人中，106人的肾上腺受到了感染的损伤。这并不是说肾上腺受到了感染，而是它们试图恢复身体平衡的努力使它们出现了尸检时可以从物理上检测到的衰竭（B.勒克等，内部医学档案，1919年8月，XXIIII，154页）。

这次流感暴发极具破坏性，导致全球几千人死亡，但几百名受害者服用的配方中含有液态肾上腺皮质提取物以及少量甲状腺和性腺提取物。人们发现，这种配方可以非常有效地应对感染此次致命流感的群体经常出现的虚弱和衰竭问题。它还可以有效减少通常伴随这种感染出现的严重续发症。这种肾上腺细胞提取物配方的好处使人们对它的实际应用产生了极大的关注。服用它的人迅速而顺利地恢复与此次流感暴发期间常见的漫长康复期形成了鲜明的对比。这些结果也使许多医生意识到，不太严重的肾上腺功能减退是有可能恢复的。人们甚至在1919年认识到，早期功能性内分泌紊乱（尤其是肾上腺疲劳）远比艾迪生病等极端内分泌疾病更加常见，也更容易对治疗做出反应（哈罗尔，1939年，17页）。

到了20世纪30年代中期，一些公司已经开始生产液态和片剂形式的肾上腺细胞提取物。20世纪30年代后期，它们被数万名医生使用。直到1968年，一些顶级制药公司（包括普强和礼来）仍然在制造这种提取物。

不过，在20世纪50年代，合成皮质醇出现了。这种合成激素起初的效果似乎比肾上腺提取物好得多，因此许多医生转而用合成皮质醇及其衍生物治疗他们之前用肾上腺细胞提取物治疗的病人。不过，合成皮质类固醇的利润空间也要大得多，这对患者是一个坏消息。这无疑使这种合成物迅速受到了制造行业的偏爱。在短短的几年时间里，这种合成物的许多有害副作用开始出现，但制药行业已经做出了利润更高的选择，永远不会回头了。实际上，有人还曾努力诋毁肾上腺和其他细胞提取物的名声，试图将其赶出市场。幸运的是，我们现在仍然可以通过少数渠道获取这些对身体更加有益、不像合成皮质类固醇那样具有破坏性副作用的宝贵的细胞提取物。

肾上腺皮质提取物

肾上腺皮质提取物也叫肾上腺细胞提取物，是液态或粉末状的肾上腺皮质的提取物。它们的作用是支持、强化和恢复正常的肾上腺功能，从而促进肾上腺的活动，提高康复速度。肾上腺细胞提取物不是替代激素，而是为肾上腺修复提供了重要成分。它们含有所有的肾上腺细胞成分，比如核酸（肾上腺细胞的核糖核酸和脱氧核糖核酸）和浓缩营养物质，它们具有肾上腺正常运转和恢复所需的形式和比例。

同时，它们只含有很少的肾上腺激素。第一次世界大战结束后，肾上腺皮质提取物被用于口服和注射，而且通常不会产生副作用。

自从问世以来，这些提取物一直是肾上腺疲劳有效疗法的基石。一些品牌生产了片剂和液态的提取物。液态形式的效力通常高于片剂，但它的成本比较高。我通常对中度到重度患者使用液态提取物，对轻度患者使用片剂。肾上腺皮质提取物片剂的用量是每天6~12片（取决于病情的严重程度），全天分3~4次服用。液态形式的用量通常是每次舌下喷一小瓶，每周2~3次，或者遵医嘱。如果病情严重，可能需要增加用药次数。虽然这些提取物被划分为膳食补充剂，但你通常只能在医生的同意下才能买到。请在我们的网站上查看目前提供肾上腺提取物液体或片剂的供应商。少数供应商直接面向公众出售，但你通常应该去找熟悉肾上腺疲劳治疗方法的医生。

大多数医生没有听说过这种疗法，不知道如何使用肾上腺提取物。由于它不同于他们平时的思维和实践，因此他们常常不愿意探索这种疗法。如果病人询问细胞提取物，他们通常会给出否定回答。不过，正如我的朋友、加拿大一位全科医生利奥·罗伊所说，"医生会驳斥他们不熟悉的事物"。这尤其适用于活细胞物质及其使用。

熟悉肾上腺疲劳治疗方法的医生知道肾上腺提取物对于缓解不同程度肾上腺疲劳的重要价值。今天，我们通过了解肾上腺皮质提取物的知识和改变生活方式，将膳食补充剂和草药配方结合在一起，可以更加高效地让肾上腺疲劳群体的病情稳定下来，加快他们的恢复速度。肾上腺提取物过去和现在一直是肾上腺疲劳治疗方法的重要组成部分，它们已经被有效使用了80多年。

皮质醇与肾上腺细胞提取物

你应该理解肾上腺细胞提取物与天然或合成皮质醇和可的松、泼尼松、泼尼松龙以及其他许多皮质醇式肾上腺类固醇激素的区别。肾上腺细胞提取物可以滋养肾上腺细胞，促进肾上腺细胞的重建。随着这些细胞的恢复，它们可以再次生成肾上腺发挥各种功能所需要的适量的各种激素。这样一来，它们往往会使肾上腺恢复功能。相比之下，天然或合成的皮质类固醇往往会减少或抑制肾上腺的活动。这是因为，你的大脑可以感受到皮质醇替代物的存在，并且相应地收回它要求肾上腺生成更多激素的信号（促肾上腺皮质激素，见下图"皮质醇与肾上腺皮质提取物"）。所以，皮质类固醇会抑制肾上腺功能，破坏管理和平衡肾上腺激素的正常反馈回路。虽然它们最初可以极大地减轻你的症状，但你也会为此付出沉重的代价。

皮质醇	没有恢复力	肾上腺皮质提取物	没有副作用
皮质醇和其他肾上腺激素的水平较低 →	没有皮质醇输出，其他肾上腺激素减少	皮质醇和其他肾上腺激素的水平较低 →	皮质醇和其他肾上腺激素输出正常
皮质类固醇（仅限处方）		**肾上腺皮质提取物（膳食补充剂，不需要处方）**	
使用时肾上腺功能关闭，停药几周到几个月后处于抑制状态 使用合成药或超过生理用量时会有许多副作用 没有恢复力 没有肾上腺储备		肾上腺得到支持和恢复 没有副作用	

皮质醇与肾上腺皮质提取物

虽然皮质类固醇是替代激素，可以替代它们所模仿的天然激素（皮质醇），但是它们的功能与天然皮质醇并不完全一样，因为它们与皮质醇并不相同。首先，合成皮质类固醇的效力是天然皮质醇的17倍。如果用量超过身体的生理需要（相当于每天超过20毫克皮质醇，许多处方都是如此），它们就会产生许多令人遗憾的长久的副作用。即使只服用几天的类固醇，你也需要几天到几周的时间才能让肾上腺功能恢复正常。如果长期服用，肾上腺可能需要几个月到两年时间才能恢复正常，再次生成皮质醇。有时，它们永远无法完全恢复。

所以，当使用一段时间的皮质类固醇药物时，你会很难摆脱它。你会落入"第22条军规"的陷阱之中。如果停止服用皮质类固醇，你可能会崩溃，你的症状会比之前更加严重，因为你的肾上腺活动受到了抑制。所以，你会不断服用这种药物。但是服用的时间越长，你的肾上腺就越难恢复正常。

由于皮质类固醇会掩盖肾上腺疲劳的症状，过度使用还会抑制免疫功能，因此服用者面临着更大的压力和感染风险。这种疗法可能比最初的疾病更加危险。皮质类固醇也许可以迅速而明显地缓解症状，但是如果你没有使用天然形式的皮质类固醇，或者没有以皮质醇的自然分泌量用药，它们就会削弱而不是增强你的肾上腺功能。而且，愿意查找《医师案头参考》的人会发现，它们具有很大的副作用，轻则皮疹，重则猝死。

如果需要使用皮质类固醇疗法，你最好使用天然形式的皮质醇，即可以通过处方购买的氢化可的松。虽然这种天然激素在服用期间和停药后的几周也会降低或抑制肾上腺功能，但它可以有效治疗重度肾上腺疲劳。如果模仿皮质醇的每日自然分泌量，每天使用大约20毫克的生理剂量，它可以让肾上腺休息一段时间，使其获得恢复的机会。下一章谈论了这个问题。

"我今年47岁……我在3岁时被诊断为哮喘，并在人生前20年的时间里持续使用泼尼松（实际上，我在11岁和12岁这两年时间里对药物上了瘾，因为我的肾上腺停止了工作），每周注射防过敏药物，由于多种上呼吸道感染（应该是）而经常使用抗生素，而且使用了所有哮喘药物（茶碱、异丙肾上腺素吸入剂等）。我还经常进入紧急救护室注射肾上腺素，而且多次住院……实际上，我的健康出现了缓慢而明确的改善。现在，我最大的问题是持续感到倦怠，经常疲惫，似乎无法将我的繁忙生活持续下去。（哦，我还对每天一杯的浓咖啡上了瘾，我认为这样做是合理的，因为它是有机食品……）所以，我认为肾上腺补充剂是目前的关键。我觉得我已经濒临崩溃，唯一有用的事情就是在一年时间里一个人待在热带区域某个能让我睡觉和保持温暖的地方。当然，另一件事情就是解决我的肾上腺问题。"

DN太太——来源：引自来信

伊莱恩是一个聪明、喜欢运动、精力充沛、渴望竞争的年轻女性。不过，在三年级的一场篮球锦标赛中，她撞到了墙上。这次事故给她带来了身体和情感上的创伤。之后，伊莱恩出现了疲劳、耐力下降和注意力不集中的现象，这对她的学习、运动和社交活动产生了负面影响。大约6个月后，伊莱恩出现了关节肿胀，运动时非常疼痛，尤其是在下午。此外，她还出现了间歇性发热，而且没有明显的原因。这持续了几年时间，使她的医生困惑不已。最终，伊莱恩被诊断为类风湿性关节炎。

她开始服用皮质类固醇，这在一定程度上减轻了炎症，增强了她的耐力，使她的身体可以更好地运转。这种改善的代价是皮质类固醇的一些常见副作用，比如月亮脸和水牛背，还有皮肤略微变薄。仅仅经过几次偶然的类风湿性关节炎发作，医生就增加了皮质类固醇的使用强度，并让她持续使用。伊莱恩成功度过了几年时间。不过，在一个星期五的夜晚，她在当地一家餐厅里出现严重腹泻，体温达到40摄氏度后，被送进了医院。在医院里，她的肾停止了工作，血压降到了60/30mmHg，肝功能也出现了异常。她被送进了重症监护室。神奇的是，医生逆转了伊莱恩身体的系统性关闭。4天后，她开始回家养病。她被诊断为皮质类固醇疗法引起的中毒性休克综合征。

这很好地说明了突然的创伤导致的肾上腺疲劳没有得到诊断和治疗时可能发生的事情。降低的皮质醇水平使伊莱恩关节的抗炎活动大为减少，使她出现了轻度类风湿性关节炎。剂量不断增大的皮质类固醇的过度治疗使她的肾上腺功能进一步关闭，并且严重抑制了她的整体免疫功能。她之所以能一直坚持到那个餐厅之夜，是因为她没有接触感染源。餐厅里的受污染食物通常会使一个人病上一两天，但伊莱恩的生命却受到了威胁，因为她不再拥有足以对抗感染的肾上腺功能和免疫功能。

对于重度肾上腺疲劳，也许可以将皮质醇和肾上腺细胞提取物疗法结合在一起。少数艾迪生病的病例报告表明，在同时使用肾上腺细胞提取物和少量氢化可的松时，患者的情况有所改善。任何艾迪生病的治疗计划都应该由熟悉该病以及两种物质用法和性质的医生实施和监督。如果你需要使用某种形式的皮质醇，请参考下一章的"作为治疗选项的皮质醇"和"皮质醇与肾上腺细胞提取物的结合"两节内容。

第 17 章

——

替代激素

Replacement Hormones

作为治疗选项的皮质醇

我在上一章说过，在少数接近艾迪生病的重度肾上腺功能减退病例中，患者可能需要天然皮质醇的短期治疗。杰弗里斯在《皮质醇的安全使用》一书中对于如何在治疗中使用天然氢化可的松做了精彩叙述（杰弗里斯，1998年）。他还很好地揭示了合成皮质类固醇的发展历史以及使用它们的不利之处。简单地说，如果这种疗法是必要的，它应该得到特别测试的证实，比如第11章提到的24小时尿液皮质醇和促肾上腺皮质激素联合测试。而且，我们应该记住，皮质类固醇对肾上腺功能的抑制作用与剂量成正比。所以，我们应该以缓慢而非突然的方式结束治疗。

市场上有许多类型的皮质类固醇，但是唯一应该使用的是天然形式的氢化可的松。商业制造的氢化可的松与人体生成的皮质醇基本相同，但它所含的一些不必要成分会使一些病人产生反应。为确保你获得没有添加剂的纯净的皮质醇，最好让一位复合药师为你开处方。

使用天然氢化可的松的治疗计划有许多种，大多数计划与人体24小时正常分泌大约20毫克皮质醇的事实相符。杰弗里斯建议每顿饭前和睡前口服5或7.5毫克（杰弗里斯，1998年，43页）。其他替代疗法的医生最初在上午8：00、12：00，下午3：00、6：00分别使用12毫克、5毫克、2毫克和1毫克的剂量。如果患者的综合征中包括睡眠障碍，那么睡前服用1毫克也许有助于睡眠。

大约6个月以后，大多数医生试图逐渐减少剂量。如果肾上腺得到了充分恢复，它们会填补空缺，开始有正常的反应。如果没有，患者可能需要在更长的时间里使用相同或少一些的剂量。大多数病人只是暂时需要氢化可的松治疗。这种治疗很少需要持续两年以上。

当然，如果需要使用类固醇替代疗法，患者应该定期做血检和尿检，以监测进度。虽然皮质醇的使用几乎立即就能缓解症状，但它只能用在最严重的患者身上。还是那句话，这是因为皮质醇会关闭肾上腺的功能，无法起到长期的实质性治疗效果。

皮质醇与肾上腺细胞提取物的结合

在一些病例中，患者同时服用了天然皮质醇和肾上腺细胞提取物。这种针对重度肾上腺功能减退的治疗计划常常可以使肾上腺得到休息。同单独使用每种药物相比，它可以使肾上腺更加迅速地恢复和重建。在同时服用皮质醇和肾上腺提取物2～3个月后，皮质醇的每日剂量逐渐减少，某种维生素C复合物、肾上腺细胞提取物以及其他补充剂（见第15章的描述）的用量得到增加。这是为了使肾上腺更加迅速地恢复，变得足够强大，在停止使用皮质醇时独自发挥正常的功能。对于重度肾上腺疲劳患者乃至一些艾迪生病患者，这可能是一种非常令人满意的联合疗法。

如果你想使用皮质醇，自然需要医生的帮助，因为它是处方药。这个医生需要非常了解肾上腺的功能以及如何使肾上腺提取物和皮质醇的组合发挥最佳效果。如果你向医生咨询，应该大胆询问他在肾上腺功能恢复方面的经验和培训。

脱氢表雄酮

脱氢表雄酮是肾上腺分泌的激素之一，是其他一些性激素的前驱。脱氢表雄酮水平在肾上腺疲劳期间常常会受到抑制。虽然脱氢表雄酮是一种激素，但它在美国被视作膳食补充剂，可以在健康食品店和其他补充剂销售渠道以合理的价格买到。唾液测试可以确定你的脱氢表雄酮水平是否低于正常值（参考第11章"唾液激素测试"一节）。当脱氢表雄酮水平较低时，如果你是男性，你应该补充脱氢表雄酮。25～200毫克是男性可以接受的正常剂量范围。老年男性通常比年轻男性需要更多，但是不同个体也存在差异。服用脱氢表雄酮2～3周后，病情通常会得到改善。请当心脱氢表雄酮使用过量。对男性来说，超过200毫克的剂量会使你产生敌意和攻击性，变得难以相处。一些替代医学圈子还有一个小顾虑，认为脱氢表雄酮可能会给健康带来威胁，因为它可以转化成双氢睾酮，后者被认为与前列腺癌有关。不过，其他一些研究表明，脱氢表雄酮水平较高的男性不容易患上前列腺癌，因此，脱氢表雄酮与前列腺癌之间的关系尚无定论。如果你已经服用脱氢表雄酮超过3个月，为了安全起见，你应该每6个月检查血清PSA（前列腺特异性抗原）水平。如果它开始上升，你应该减少或停止使用脱氢表雄酮，直到查明上升原因。

根据我的临床经验，女性使用脱氢表雄酮的效果通常并不好，除非她们的肾上腺非常疲劳。使用10~25毫克这样低的剂量就会使她们产生脱氢表雄酮过量的症状，比如面部出现胡须和痤疮。要想提高女性的脱氢表雄酮水平，更加安全、更加成功的方法是服用黄体酮或孕烯醇酮。不过，一些研究发现，患有慢性疲劳综合征或红斑狼疮的女性每天服用200毫克脱氢表雄酮是有好处的。

黄体酮和孕烯醇酮

黄体酮和孕烯醇酮是肾上腺级联反应、卵巢和睾丸生成的激素，它们会被代谢成脱氢表雄酮。在肾上腺级联反应中，孕烯醇酮是由胆固醇生成的第一种激素，黄体酮是第二种。除了脱氢表雄酮，二者还可以转化成其他一些肾上腺激素，包括性激素、醛固酮和皮质醇。所以，当服用孕烯醇酮或黄体酮等位于肾上腺级联反应前端的替代激素时，你的身体可以将其转化成它所需要的激素。肾上腺疲劳群体的性激素水平常常会下降，因为他们的肾上腺无法制造足够的激素。性激素的功能之一就是充当抗氧化剂，对抗皮质醇导致的氧化破坏。所以，性激素水平越低，组织受到的破坏就越严重，尤其是当你面临压力时。

这种氧化破坏是快速老化的重要因素之一。孕烯醇酮和黄体酮可以更好地提升男性和女性的激素水平，减轻肾上腺疲劳的某些症状。通过绕过肾上腺用胆固醇生成孕烯醇酮和黄体酮这一非常复杂且消耗能量的步骤，你的肾上腺不需要太费力就可以维持合适的激素水平。

除了帮助疲劳的肾上腺，这两种激素还可以非常成功地缓解经前综合征。这并不令人吃惊，因为经前综合征最常见的原因似乎是缺少黄体酮和/或镁。卵巢和肾上腺都可以生成黄体酮。患有肾上腺疲劳的女性唾液中的黄体酮水平通常较低，经前综合征通常比较严重。为了缓解经前综合征以及女性肾上腺疲劳患者常见的症状，患者常常需要额外口服孕烯醇酮或天然黄体酮软膏。孕烯醇酮通常每天口服10～40毫克，涂抹在皮肤上的黄体酮软膏应该每天使用20～30毫克（1/4～1/2茶匙）。下面给出了更加具体的指导。

孕烯醇酮片剂和黄体酮软膏可以在许多健康食品店和一些药店买到。如果你无法找到它们或者需要立即获取它们，请在我们的网站上查看供应商清单。

值得一提的是，我们谈论的是天然黄体酮，不是你的医生在激素替代疗法中通常开出的合成黄体素片剂。合成黄体素有许多副作用，应该避免使用它。市面上之所以存在许多种黄体素，是因为制药公司需要让自己的黄体酮在形式上与竞争对手区别开来，以便申请专利并施加控制。所有黄体素都有副作用，因为它们与人体生成的天然黄体酮不完全一样。遗憾的是，大多数医生只知道制药公司的产品，他们关于治疗药物的大量信息也来自相同的公司。而大型制药公司不生产天然黄体酮软膏，因此许多医生不了解这种药物，不知道合成黄体素和天然黄体酮在安全性上的区别。另外，他们还把合成黄体素称为黄体酮，这使问题变得更加复杂。黄体素是合成形式的黄体酮，它与黄体酮不完全一样。服用黄体素的女性遇到的大多数副作用都是黄体素造成的。

黄体酮乳膏中的黄体酮通常是一种天然植物黄体酮，它被转化成与人体内黄体酮完全相同的分子。它可以安全地用在大多数女性身上。它不需要处方，可以在许多健康食品店和网上买到。你可以每天早上和晚上将1/4到1/2茶匙软膏涂在皮肤的柔软区域（泳装区以及大腿和胳膊内侧）。停经前的女性应该在月经周期的第12天到第26天使用（出血的第1天算作月经周期的第1天）。停经女性可以每月使用21天。约翰·李医生的《你的医生可能没有告诉你的停经知识》是关于这一主题的一本好书。

用激素替代疗法治疗肾上腺疲劳是一门需要技巧的学问。虽然本章提到的一些激素可以在没有处方的情况下购买，但我强烈建议你去找一位熟悉肾上腺疲劳激素替代疗法的医生。如果你所在地区找不到这样的医生，请在我们的网站上查看你可以开车去找或者进行电话咨询的医生。各种激素通过配合演奏出了生命的交响曲。如果你随意将一种激素用在这里，将另一种激素用在那里，就相当于把一支重金属乐队扔到了交响乐队之中。激素是身体代谢过程的强大工程师，对它们的平衡需要细微的精确性。激素使用的时间、用量和形式都很重要。你最好和专家合作，让他通过化验监测你的进展。如果你一定要独自行动，请保持谨慎：从低剂量开始，然后逐渐增加用量。

第 18 章

———

每日肾上腺恢复计划
Daily Program for Adrenal Recovery

下面是肾上腺疲劳每日恢复计划的一个例子。我把它设计成了一个灵活的通用模板，你可以对其进行调整，以适应自己的需要和生活方式。不过，你应该尽量将所有治疗元素包括在内。

上午 7 : 00——起床（这个起床时间仅适用于你需要按时上班的时候）。否则，你应该尽量睡到上午 9 : 00 左右。

上午 7 : 15——喝一杯 8 盎司的水，水中加有 1/2 茶匙的海盐。

上午 7 : 30——稍微锻炼身体，或者使用放松和呼吸技巧。洗个淋浴。

上午 8 : 15——早餐：包括蛋白质、脂肪（油）以及少量富含淀粉的未精制碳水化合物，1 杯加入奶油和蜂蜜（如果需要的话）的绿茶、薄荷茶或者其他饮料（不包括咖啡、红茶或可乐）；充分咀嚼。

补充剂——2粒肾上腺疲劳配方胶囊[1]，

2粒肾上腺C胶囊。

上午10：15——休息：吃点儿零食（几口含有蛋白质、脂肪和未精制淀粉型碳水化合物的食物，不含咖啡因或精制碳水化合物），然后躺卧休息；如果需要，可以使用呼吸或放松技巧（任何使你感觉良好而且不伤身体的事情）。

上午11：45——午餐：包括蛋白质、少量富含淀粉的未精制碳水化合物、脂肪（油）和蔬菜；不包括咖啡因或精制碳水化合物。充分咀嚼。

下午2：00——休息：吃点儿零食（基本成分和上午休息时相同，不含咖啡因或精制碳水化合物），然后躺卧休息；如果需要，可以使用呼吸或放松技巧。

补充剂——1～2粒肾上腺疲劳配方胶囊，

2粒肾上腺C胶囊。

下午5：30——晚餐：包括蛋白质、富含淀粉的未精制碳水化合物、脂肪（油）、3～4种蔬菜，还可以吃一些水果；不包括咖啡因或精制碳水化合物。充分咀嚼。

补充剂——1～2粒肾上腺疲劳配方胶囊，

2粒肾上腺C胶囊。

---

[1] 这是我专门为肾上腺疲劳群体设计的配方。请在我们的网站上查看供应商清单。这些优质配方将支持肾上腺多种功能所需要的所有营养素以合适的比例组合成了一种补充剂。如果你更愿意单独服用这些营养素，请根据本书的营养补充剂部分列出你所需要的食物，并在指定时间用它们替代补充剂。

晚上7：00——使用放松和呼吸技巧。

晚上9：30——如果你经常难以入睡，可以吃点儿健康的零食。

晚上10：00——睡觉。

你应该在周末或者任何方便的日子睡到上午9：00或者更晚。如果感到疲倦，你应该在下午甚至上午打个盹。在晚上，请享受生活。阅读娱乐书籍，租借滑稽电影，尽可能地放声大笑。起初，你的笑声听起来可能很虚假，需要一定的努力。不过，经过练习，笑和娱乐可以使你感到放松而不是疲劳。每周一两次和朋友在一起，以不使你感到疲劳的时长为宜。不要和朋友相处太长时间（最好不超过两小时），不要和"精力吸收者"相处，将快乐作为这种相处的前提。

肾上腺疲劳的一般规则

下面是帮助你摆脱肾上腺疲劳的一般规则和应该避免的事情。在阅读前面的章节以后，请将这份清单作为参考指南。

做下面的事情

- 晚上10：00之前睡觉。
- 如果可能，尽量睡到上午9：00。
- 寻找使你发笑的事情。
- 消除盗窃精力的因素（生活中使你消耗精力的事情）。

- 选择有利于康复的生活方式。

- 每天做一些快乐的事情。

- 每当你不喜欢自己的生活时，回到第12章"你可以做的三件事"一节并采取行动。

- 发现你日常生活中每天都应该感激的小事（至少一件）。

- 定期服用膳食补充剂。

- 让身体运动起来，做深呼吸。

- 相信你的恢复能力。

- 将你的心智作为强大的康复工具。

- 记日志——写下你每天的经历。

- 摄入身体需要的食物。

- 记住哪些食物使你感觉糟糕（将它们列出来）。

- 根据需要经常重读这本书。

- 试着在早上喝一杯水，水中含有搅拌至溶解的1/2至1茶匙盐。[1]

- 为食物和饮用水加盐。

- 如果你想吃水果，请在吃水果之前或之后吃一些含盐食物，并且充分咀嚼。

- 每顿饭将富含淀粉的碳水化合物、蛋白质和脂肪结合起来。

- 摄入大量完整的食物——以食物在大自然中的存在形式食用它们。

---

[1] 如果这使你感觉更好，请坚持行动。说明——当你早上充分锻炼时，可能不需要这么多盐。请关心你在一天中对于含盐和含钾食物的嗜好程度。这些欲望可以在一天之中充当肾上腺功能的粗略指标。

- 摄入大量有色蔬菜。

- 充分咀嚼食物。

- 将个人健康的力量和责任掌握在自己手中。

- 为了重获健康的需要而改变生活方式。

- 每天多次放声大笑。

- 享受恢复过程。

- 在每天下午2：00左右服用1,000毫克复方维生素C以及200毫克镁和泛酸，并且吃点儿零食，以便更好地避免下午3：00～4：00的低迷状态出现。

回避下列事情

- 过度疲劳。

- 咖啡因、糖、酒精和白面粉产品。

- 咖啡，包括去除咖啡因的咖啡。

- 熬夜超过晚上11：00。

- 对自己施压。

- 精力吸收者。

- 对自己持严格或负面态度。

- 对自己感到遗憾。

- 使你上瘾的食物。

- 你怀疑使你过敏或敏感的食物。

- 使你感觉更加不适、思维变得模糊或者出现任何衰弱迹象的食物。

- 永远不要放弃早餐。

- 不要上午吃水果。

- 不要单独食用富含淀粉的碳水化合物（面包等面食）。

- 不要摄入对你有任何负面影响的食物，不管它们多么美味，不管你多么渴望摄入它们。

第 19 章

——

解决问题
Trouble-shooting

如果你仍然需要帮助，应该做什么

也许你忠实地执行了本书中的肾上腺恢复计划，但是一些因素可能使它无法充分发挥作用。所以，如果你执行恢复计划的时间超过了两个月，但仍然难以恢复，请阅读本章，采取这里推荐的措施。首先，请在下列步骤的指导下回顾你过去两个月遵循的恢复计划。

（1）重新考察你的整个生活方式——尤其是考虑你的身心系统承受的要求与获得的补充之间的平衡。确保你消除了精力强盗以及你在第9章"健康历史时间线"和第12章"定位精力强盗"之中圈出的生活中最大的负面因素。如果你还没有做到，请现在去做。

（2）你是否通过第12章"你可以做的三件事"中的方法将自己在"区分好坏"中圈出的重要生活方式改变融入到了生活中？如果没有，请现在去做。

（3）你是否正在学着通过"重构"和"放松"部分的练习改变对周围压力的反应？

（4）重新考察你的练习计划。你是否每周至少三次以充满活力的愉快方式参与运动？你是否每天进行至少20分钟的深呼吸？

（5）你是否获得了足够的睡眠？

（6）重新考察你所选择的食物和饮料。它们的来源是否足够好？

（7）你是否检查过自己的食物有过敏和敏感性，并且去除了所有使你敏感、过敏和上瘾的食物？

（8）你是否正在服用第15章到第17章介绍的支持肾上腺的膳食补充剂和其他营养物质？

如果你遵循了上述所有建议，请继续阅读下面关于身体负担的步骤，看看自己还能做什么。

身体负担

身体负担是对身体具有负面影响并且持续消耗整体健康的问题。当你的恢复计划没有出现应有的进展时，未被发现的身体负担是可能性最大的元凶。它可能成为完全恢复健康最大的障碍。从未被治疗的慢性亚急性感染，到通风不良的工作场所，身体负担有许多不同的内部和外部来源（见下页表"与肾上腺疲劳有关的身体负担"）。一般来说，

与肾上腺疲劳有关的身体负担		
没有休息	睡眠不足	低血糖
盐分摄入不足	过敏	精力盗窃者
肠道问题	酒精	贫血
精力不足	消化不良	重金属负担（铝、汞、铅、镉）
食物和空气中的杀虫剂和除草剂	免疫力下降	慢性感染
自暴自弃的态度	水中的化学物质	肝脏充血
加工食品	毒品	咖啡
缺少新鲜食物	牙齿不好	变质油
慢性疾病	蛀牙和牙龈腐烂	

当你拥有身体或情感上的重大负担时，肾上腺会很难恢复健康，因为这种腺体很敏感，特别容易受到这种压力导致的生物化学失衡的伤害。

在寻找身体负担时，你需要做一个寻找线索的私人侦探。首先回顾你在"健康历史时间线"中列出的肾上腺疲劳开始那段时间发生的事。回忆你在每次事件后的感受，写下具体的体征和症状，并与你目前的体征和症状进行比较。与你目前的症状和体征最为相似的症状和体征的诱发事件是身体负担最有可能的来源，尤其是当你没有从这些事件中完全恢复过来时。下面是一些身体负担的例子。

复发性呼吸道感染——前面提到过的复发性呼吸道感染是阻止你摆脱肾上腺疲劳的最重要的身体负担。要想让肾上腺恢复健康，你常常需要同时治疗肾上腺疲劳和呼吸道感染。当肾上腺恢复健康时，你的免疫抵抗力将足以缓解或消除复发性呼吸道感染。为支持你的肾上腺，帮助你的免疫系统战胜呼吸道感染，请遵循第15章关于膳食补充剂的指导原则，并且特别关注维生素C的摄入。第152页给出的"塔兹汤"专门用于帮助肾上腺疲劳群体摆脱感染性疾病。此外，保加利亚开发的一种独特产品"纳特-斯蒂姆"对于这种情况特别有用。请在我们的网站上查看获取渠道。

口腔问题——另一个常见的身体负担来源是口腔，包括牙脓肿、隐裂牙、蛀牙，对于亚急性感染的治疗、牙周炎、牙龈炎和其他牙龈感染、拔牙不当导致的牙槽隐性感染，汞填充物泄露到身体里（汞会直接抑制皮质醇水平），引发敏感性的牙科材料以及刺激牙齿、牙龈或脸颊内侧的不当口腔治疗。未解决的口腔问题是压力和肾上腺疲劳的常见原因，但它们常常没有被人意识到。汞齐的使用是一个在很大程度上被人忽视的持续中毒原因。汞对肾上腺的毒性特别大，它会直接抑制肾上腺激素的输出。如果你在个人历史记录中发现你的症状是在进行某种口腔治疗的几个月内开始出现的，那么这种口腔治疗可能是你恢复健康的一个重要因素，因为任何口腔问题都可能影响你的恢复能力。你最好找一个不使用汞齐充填材料并且知道口腔和牙齿对于整体健康有重要意义的牙医检查你的牙齿。遗憾的是，大多数牙科学校的培训方式和手段不太重视口腔对于整体健康的重要影响，或者不会过多地培训在这种全身框架下检查和治疗口腔和牙齿的方法。它们通常也不会传授个体对于牙科材料的敏感性或者替代性安全材料的使用。要想进一步了解牙齿和牙龈对于全身健康的重要性或者获取一些全面牙医的名单，请查看我们的网站。

里克是一名75岁的男性，他在几十年的时间里一直存在许多健康问题。由于搬家，他被迫更换了牙医。在初次检查时，新牙医说里克的牙齿正在导致或加重他的许多健康问题。他们确定了一项全面疗法，包括去除隐裂牙，治疗牙龈疾病，去除金牙套下面的汞齐。每当他离开牙医回到家时，里克都会看到积极的改变。他模糊的思维变得清晰起来，他的记忆力得到了改善，他的文笔变得极为流畅。里克表示，他恢复了20年前的精力。在口腔里的身体负担被移除后，这个男人获得了新生。

克丽丝汀是一名45岁的女性，患有轻度肾上腺疲劳。她非常了解肾上腺疲劳，认为智齿下面的感染给她带来了身体负担。她找到一位牙医，后者同意为她的牙齿做手术。这颗牙齿下面的确受到了感染，手术成功清除了感染。虽然手术很成功，但是克丽丝汀却被手术的创伤击倒了。她的肾上腺无法支持这种身体压力。当她第一次找到我时，牙齿手术已经过去了两年，但她仍然没有恢复。克丽丝汀的例子很好地说明了肾上腺疲劳群体应对压力能力的下降。任何新增的重大压力（比如手术）都会进一步压垮他们，使他们在接受正确治疗之前一蹶不振。

杰基是一名45岁的女性，患肾上腺疲劳多年。在初次咨询过程中，杰基告诉我，她的肾上腺疲劳和偏头痛症状大约始于20年前。在更加仔细地回顾她的病史时，她意识到，她的症状是在一次非常痛苦、愈合缓慢的拔智齿手术不到两个月后出现的。我把杰基介绍给了一位具有不同思想的牙医，后者在拔牙位置处发现了轻微的慢性感染。牙医重新打开发炎的伤口，进行了清理，然后关闭了伤口。不出一个月，杰基就像变了一个人。她的肾上腺疲劳和偏头痛消失了。她的生活突然向前迈进了一步，而且永远不会后退。她的牙齿组织样本揭示了困扰她的原因。她的旧牙槽里生长着两种不同的细菌。这种生活负担的消除改变了她的人生。

肠道菌群失调——肠道菌群失调是肠道微生物的一种不平衡状态，它是另一种常见的身体负担。健康的肠道通常含有400多种不同微生物，它们在各自的生态系统中维持着微妙的平衡。这种平衡会受到干扰，产生从模糊和轻度肠道异常到重度疲劳以及对食物和/或环境物质不耐受的各种症状。抗生素和其他抗菌药物的使用常常是这种失衡的直接诱发因素。抗生素不仅会杀死致病细菌，也会杀死肠道内的有益细菌，后者是肠道健康的必要组成部分。当有益细菌被杀死时，有害细菌、真菌、酵母和其他有害物质就可能乘虚而入，接管肠道。这些突破正常比例生长的大量有害微生物会导致问题。工业化的饮食中含有过多的脂肪、含糖产品和精制食品，而且缺少蔬菜、水果和纤维，因此我们很容易出现肠道菌群失调问题。这种饮食创造出的肠道内环境有利于有害细菌、真菌、霉菌甚至寄生虫的生长，对身体不利。在这种环境中，白色念珠菌等不受欢迎的微生物会霸占肠道，战胜友好的细菌。这种肠道微生物失衡可能会持续数年，导致模糊的肠道症状以及许多肾上腺疲劳症状，尤其是心理抑郁、疲劳和记忆力模糊。友好的细菌是必不可少的，它们负责分解来自胆囊的胆汁，代谢食物中的一些物质，生成某些维生素，比如维生素K和一些B族维生素（尤其是维生素B_{12}）。它们还有助于维持合适的肠道酸碱度，使有益细菌得以生长。

一些专门的、相对便宜的尿液、肠道、呼吸和血液测试可以检测肠道菌群失调。通常，这些测试既可以确定导致问题的微生物，又可以确定消除它们的最有效的自然疗法和药物疗法。越来越多的替代医学医生和主流医生开始意识到这个常见问题。我发现，要想寻找一位拥有肠道菌群失调治疗经验的医生，最好的方法就是打电话询问医生是否接受过肠道菌群失调治疗培训。如果你得到含糊或不确定的答复，请继续寻找，直到找到对你的问题毫不含糊地回答"是"的医生。如果你所在的区域找不到这样的医生，你可以在互联网上找到大量信息。我们的网站也专门提供了一些诊断和治疗这个问题的信息。

缺少新鲜优质食物——饮食中缺少优质食物显然是一个重大的身体负担，任何维生素药片都无法完全替代制造细胞的所有原料。食物是开启和延续肾上腺恢复过程的元素。没有它，不管采取哪些措施，你的恢复都会变得更加缓慢或不完整。

食物过敏和敏感性——本书花费了大量篇幅谈论食物过敏和敏感性的原因之一是，它们代表了一种极为常见却被人忽视的身体负担。我知道，一些人由于食物敏感性而失去工作、失去爱人，或者患上慢性疾病。当他们找到我并使用我的治疗方法时，才意识到，他们的脾气、偏执、反社会趋势、全身不适或健康问题来自食物敏感性和肾上腺疲劳。食物过敏和敏感性很容易治疗，这种治疗可以极大地改善肾上腺功能。不过，轻微的食物过敏和敏感性很难发现，除非你愿意花费时间和精力仔细观察。第14章介绍了你在这方面需要的所有工具。

亚急性或慢性亚临床感染——亚急性感染的一个存在线索是，所有应该有效的疗法都不奏效。如果你存在这种情况，那么你很可能找到了你在"健康历史时间线"中"最后一次感觉良好"那段时间出现感染的原因。多年来，我见过各种出现所谓"亚急性或慢性亚临床感染"的病人。这些感染没有导致明显的疾病，但是它们在持续发酵，持续破坏患者的健康。阑尾、扁桃体、胆囊、牙龈、牙齿、肠道以及手术（包括口腔手术）后变得脆弱或持续脆弱的区域是最常见的亚急性感染区域。有时，患者血液中的白细胞数量还会出现轻微的上升（11,000～15,000立方毫米）或下降（＜3,000立方毫米）。

下面列出了可能指示亚急性或慢性亚临床感染的血检结果（如果它们在几周或几个月的血检中反复出现的话）。你可以让你的医生进行这些检查。虽然它们需要由有经验的医生来解释，但你可以获取一份结果副本，自己看一看。

白细胞数量上升或下降

沉降速度轻度上升

血清球蛋白总数上升

淋巴细胞增加

乳酸脱氢同工酶1增加

淋巴细胞减少和中性粒细胞增加＝慢性细菌感染

淋巴细胞增加和中性粒细胞减少＝慢性病毒感染

麻醉恢复不完整——许多病人之所以来找我，是因为他们做完手术后一直没有恢复之前的状态，尤其是胆囊手术。在我的早期行医生涯中，我发现，手术中使用的麻醉对一些个体的影响特别大。这些敏感个体的肝脏受到的影响似乎最为严重。每一次，我都会让对方进行肝脏清理，在两三个月的时间里食用大量除味奇欧里克大蒜。所有人都完全恢复了。当肝脏受到关照时，他们过上了更加健康的生活。其中一些病人在10多年时间里一直处于"降半旗"状态，但仅仅针对产生问题的原因进行简单治疗几周以后，他们就完全恢复了。

缺乏睡眠——缺乏睡眠是皮质醇水平过低和过高的常见迹象。它可能成为严重的身体负担。实际上，它和饮食、定期锻炼都是健康生活的重要组成部分。现在，长期缺乏睡眠被视作一种健康风险，并被认为与多种健康问题有关，包括免疫力下降，感染概率上升，葡萄糖耐受性受损，清晨皮质醇水平下降（这会使人渴望摄取碳水化合物，即使他已经摄入了足够的卡路里）。缺乏睡眠还会使雌激素流通水平上升，破坏激素平衡。经过一次低于预期时长的睡眠，大多数人的警惕性和专注度都会下降。缺乏睡眠会降低愈合速度，延长恢复时间。你需要平均每天睡8个小时，这是底线。我的一些病人在恢复初期甚至需要更多睡眠。如果你难以入睡，请再次翻阅第12章的内容。

"疾病建筑"综合征——这个几年前被人发明的词语指的是由于建设特点使人发病的建筑。使人发病的可能是建筑材料、光线、供暖、制冷或通风。不管原因是什么，在这种建筑里生活或工作的人患病的比例都会高于正常水平。这些疾病常常具有非常平凡或模糊的症状表现。请留意你的症状开始的日期，将其与你搬进某座建筑、开始在新建筑里工作或者出现类似改变的日期进行比较。如果你在进入新环境的6个月内开始出现症状或者症状开始加重，请将这座建筑作为一个可能的原因。如果你发现其他许多人也患上了疾病，这可能暗示了疾病建筑综合征或者类似问题。如果你发现你在进入某座建筑（比如你生活或工作的地方）以后感到特别疲惫，这可能是"疾病建筑"综合征。美国职业安全与健康管理局和一些工会意识到这一现象。有时，有一些相对简单便宜的解决方案，比如增加工作区域的绿植数量，或者将负离子生成器放在工作区域或通风系统中。你还可以增加建筑里的新鲜空气，或者增加每小时换气次数。不过，大多数时候，当你出现"疾病建筑"综合征时，更方便的做法是离开建筑，而不是烦琐地使其变成"人类友好型"建筑。有时，改造建筑是不可行的。如果你同时患有肾上腺疲劳，那么最不需要的就是一场新的战争。离开疾病建筑，让自己舒服起来，然后再去研究你能对这座建筑做些什么。

在有毒烟雾中生活或工作——如果你生活或工作的地方充满有毒烟雾，这可能不仅仅是一种令人不悦的不便。通风不良的煤气炉或火炉、油漆或化学烟雾，来自汽车废气的一氧化碳，工业污染、石化厂或者使用了杀虫剂和除草剂的建筑场所都是有毒环境的例子。这些问题不仅仅存在于大城市。农民之所以更容易出现癌症和其他健康问题，部分原因在于他们在处理作物时接触到大量有毒化学物质。如果你发现自己处在有毒环境中，请离开这个环境。普通企业可能较多地考虑成本，不愿意为清洁空气花费太多资金。还是那句话，你应该首先自救。在呼吸到新鲜空气并恢复健康以后，你才能更好地为改变空气提供帮助。如果你认为自己由于在有毒环境中工作或生活而患上了疾病，请向临床生态学家（专门治疗中毒的医生）寻求帮助。一个很好的切入点是联系美国环境医学科学院（www.aaem.com 或 316-684-5500）。

缺少新鲜空气——如果你的生活或工作环境无法持续提供新鲜空气，它会持续破坏你的健康，使你无法完全恢复。通过增加通风、负离子生成器、臭氧生成器、增加空气流通、开窗以及在工作场所摆放绿植等方式可以极大地提高空气质量。污浊空气的含氧量通常较低。每个人都知道，我们的生存需要氧气。你获得的氧气越少，身体运转效率就越低。在肾上腺生成激素的生物化学级联反应中，许多反应需要丰富的氧气来源。你现在可以买到放在办公桌上的个人新鲜空气生成器。这些生成器可以过滤空气，在其中注入臭氧和负离子，使你周围的区域更加宜人，为你提供更好的空气。它们非常值得购买，尤其是当你处在通风不良或受污染的环境中时。如果可能，你应该改变工作或生活的地点，选择一个可以提供新鲜空气的地点。

甲状腺和肾上腺的联系——人们在50多年前就知道，大约80%的肾上腺疲劳群体还有许多甲状腺功能低下的症状。如果你的肾上腺疲劳之中存在甲状腺因素，你通常需要同时加强肾上腺和甲状腺功能，以便彻底恢复健康。

甲状腺是另一个对压力效应具有敏感性的内分泌腺体。和拥有众多功能的肾上腺不同，甲状腺有一个主要功能，即控制体内每个细胞制造能量的速度。不过，通过血检检测甲状腺功能和通过血检检测肾上腺功能具有相同的缺点；稍微有所下降的甲状腺功能不会在这些标准测试中显示。此外，保险公司将甲状腺测试限制在仅仅一种测试上（促甲状腺激素测试），而不是允许进行更多甲状腺血检，以提供更多信息。

不过，你可以亲自进行一些观察，以确定你的甲状腺功能是否有所降低。虽然这些观察不精确或者不具有决定性，但在我的临床实践中，它们是指示甲状腺可能没有达到最佳功能的宝贵指标。下面列出了一些指标。

（1）你在早上起床前测量的基础体温低于98.2 ℉（口腔，约36.8摄氏度）或者97.2 ℉（腋下，约36.2摄氏度）。

（2）你的耐力和能力没有随着锻炼的增加而得到改善。（通常，经过反复锻炼，即使有肾上腺疲劳，你的耐力和能力也会增长。）

（3）你在晚上9:30遇到瓶颈，想要睡觉，但在晚上11:00不会产生第二波精力（单纯的肾上腺疲劳患者常常会有第二波精力）。

（4）当开车、参与体育运动或操作器械时，你的反应速度稍微低于应有的水平。

（5）即使你在以正常的比例摄入正确的食物，也很容易增重，尤其是臀部和大腿周围。

（6）你的眼眉外侧比正常情况薄得多。

（7）你在一天中的大多数时候懒洋洋的，感觉没有完全睡醒。（单纯患有肾上腺疲劳的人通常会在上午10:00之前或者午餐过后清醒过来。）

（8）你在晚上6:00或吃完晚饭后没有出现精力提升。

如果你符合上述大约一半指标，那么你的肾上腺疲劳之中可能存在甲状腺功能低下的问题。此时，有多种可能的解决方案。归根结底，肾上腺和甲状腺是由下丘脑以类似的方式调节的（参见第22章中肾上腺与下丘脑的关系相关内容）。当甲状腺和肾上腺需要一点儿微调时，服用下丘脑提取物也许可以帮助二者恢复正常功能。有时，你的甲状腺只需要一种营养补充剂，这种补充剂应当含有合适的营养素，其形式应当便于甲状腺高效吸收和利用。在它的帮助下，甲状腺通常可以在2～3个月内恢复正常。请在我们的网站上查看关于天然甲状腺补充剂的建议。

注意，这两个腺体对于身体负担非常敏感，很容易受到影响。如果甲状腺是肾上腺疲劳的一个因素，请在采取其他行动之前再次检查你的身体负担。

上面只是一部分身体负担，它们可以在你不知道的情况下持续危害你的健康。还是那句话，确定潜在身体负担的关键是查看你的"健康历史时间线"。留意你的肾上腺疲劳开始几个月内发生的所有事情。当你发现身体负担时，应该想办法限制或消除它们。它们有时很难分离或处理，但这并不意味着它们不重要。在解决犯罪问题之前，真正的侦探永远不会放弃。

第 20 章

——

恢复之路
The Road to Recovery

你的期待

持续健康问题的康复过程就像一段旅程。每个踏上这条路的人都会遇到许多挑战，但这是非常值得的，因为你可以发现你所具有的影响个人身体、情绪和心理感受的巨大力量。如果你像大多数肾上腺疲劳患者那样感到沮丧和无助，这个发现会使你非常激动。通常，在阅读类似本书的自助书籍以后，人们会充满热情地实施恢复计划。接着，当遇到几次挫折或困难时，很多人则会退出计划，转而追逐其他宣称可以"快速解决问题"的方法。你应该坚持这项计划，并且不时对自己进行重新评估，以便调整和继续执行计划，直到恢复健康。这是非常重要的。在作为替代医生的 24 年的临床经历中，我遇到了许多重病患者。在慢性疾病的恢复过程中，人们几乎总会有挫折、沮丧和灰心的时候（见下页图"恢复之路"）。

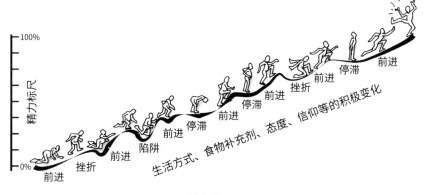

恢复之路

这绝不意味着治疗没有效果或者你没有进步。在大多数情况下，事实恰恰相反。这只是一次挫折而已。恢复过程很像"前进两步，后退一步"的谚语，后退的一步和前进的一步同样有价值。因此，当你开始实施这项计划时，应该保持乐观，意识到前面会有挫折、延迟和失望，同时也会有进步。你的进步将会胜过挫折，你的努力终是值得的。

肾上腺疲劳的沮丧和失望

重申这一点特别重要，因为大多数肾上腺疲劳患者会经历沮丧和失望。当走上恢复之路并遇到挫折时，你可能会比其他疾病的患者更容易失望和沮丧，因为沮丧和失望本身就是肾上腺疲劳综合征的一部分。不过，不要放弃！即使事情的进展不符合预期，而且你试过了所有办法，也请不要绝望。通常，你所做的下一件事情就会有效果。或者，恢复计划发挥作用有时需要一点儿时间。只要你不断尝试，就有希望。如果你放弃并退出使你好转的行动，那么康复的机会一定会接近于零。所以，永不放弃是贯穿整个恢复计划的信念。

需要多长时间

如果你不坚持足够长的时间，不去观察效果，任何恢复疗法都无法奏效。例如，肾上腺的恢复至少需要3个月，也可能需要两年。这并不意味着你在这段时间里看不到任何改善。一些人在第一个星期就开始出现好转，尤其是当他们激进地改良饮食或者改变生活方式、极大地减轻压力时。不过，你通常应该将至少三个星期后出现改变作为你的预期。

记日志

改变常常很细微，并不总是那么显而易见。所以，我建议患者记日志，每天记录自己的感受、自己能做什么以及身体的总体情况。在你感到失望的日子里，可以回头查看早期的日志记录，这会让你更快意识到自己取得的进步，尽管你现在可能还没有明显的感觉。当好转时，你会发现，你可以做到和完成更多事情，你的心态在改善，生活整体上进展得更加顺利（见下图"肾上腺疲劳的恢复"），你可以更好地处理艰难时刻。就像下图展示的那样，你会开始把那些将你向后拉的沉重的铅球转换成将你向上拉的事物。你甚至可以拥有快乐或接近快乐的日子，摆脱之前所有苍白的日子。留意日志中快乐的日子，在你需要鼓励的时候，它们可以充当地标和动力。

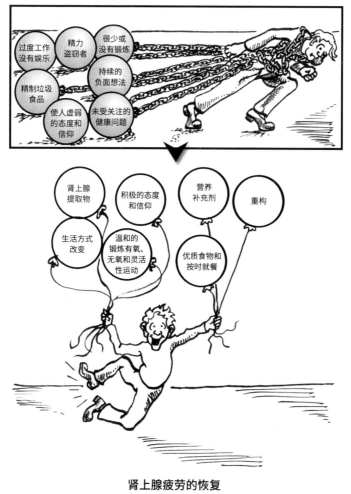

肾上腺疲劳的恢复

大多数健康问题可以通过自然疗法解决。合适的自然疗法不仅可以缓解症状或者带来暂时的好转，还可以治愈疾病。曾有一位在普通诊所工作多年的护士到我的办公室上班。在90天的考察期中，我问她是否喜欢在我的诊所工作，她的回答热情而肯定。当我问她原因时，她迅速回答道："因为人们在这里可以变好！"请相信，在大多数情况下，你可以从肾上腺疲劳中完全而彻底地恢复过来。请花3个月尝试本书给出的方案。如果你在3个月后没有在日志记录以及客观和主观的体征与症状上看到明显的进步，请重读前一章"解决问题"。本章应该可以帮助你发现肾上腺没有反应的可能的原因。

肾上腺疲劳群体缺少同情

肾上腺疲劳群体通常只能获得他人的有限同情。有时，他们的症状使他们自己和他人感到恼怒和不耐烦。这一事实可能会使你感到安慰（或不适）。这是因为，虽然肾上腺疲劳降低了你的身体能力，但是你并没有伤疤或其他任何可见的缺陷。通常，任何化验或医生的诊断都无法证实你的疾病。在大多数情况下，你仍然可以通过某种方式持续生活下去。

所以，当你发现自己患有肾上腺疲劳时，即使在诊断结果中得到证实，你也不要期待其他人的太多理解。实际上，一些病人对我说，他们希望本书尽快出版，因为他们希望把本书送给他们的父母、配偶或其他亲近的人，以便让对方知道他们真的患有疾病。其他一些人希望用本书向某人证明，他们没有心理疾病，不应该接受医生推荐的子宫切除术或者其他应对症状的疗法。即使周围的人不知道你发生了什么，你也应该相信，肾上腺疲劳是真实的，你的经历也是真实的。即使这些人不知道出了什么问题，他们也愿意看到你的好转。

当你好转时，可能会听到一些恭维话，比如"你看上去变好了"和"你相处变得更加令人愉快了"。几个月后，你很久没有见过的人可能会惊异于你的变化。请将这些评论作为你的计划正在发挥作用、你的确正在恢复的有利指标。

夺回你的人生

恢复之路需要不断微调。在好转过程中，你可能会发现新的健康问题。当解决这些问题时，你可以获得更好的整体健康水平，尤其是肾上腺健康水平。你需要从整体上警惕和关注你自己、你对事物的反应、你日益强烈的限制恢复的态度和信念、你生活方式的改善以及你坚持恢复之路的决心。请把这些观察清晰地记录在日志中，因为这些见解有时转瞬即逝，即使它们暂时似乎非常明显，不会被遗忘。如果你在经历它们时将它们写下来，不仅可以在未来随时使用它们，还可以更加清晰地理解它们的重要性以及它们在你个人健康难题中的位置。

虽然重获健康和活力非常重要，需要极大的投入和坚持，但是请不要将你的整个生活投入康复之中。否则，你会形成一种强迫性，而这对健康的恢复通常是不利的。它会使你受到努力变好的驱使，变成另一个消耗肾上腺的压力来源。你只需要实施恢复计划，有意识地 将计划持续下去，一天天地生活。每一天都是友好对待你自己和你身体的新机会。

自不待言，每个人都必须身体力行地在自己的恢复之路上行走。这将是你走过的最好、最有意义、最具启发性和回报性的道路，因为你的健康状况会持续好转。不要由于暂时的挫折而灰心，因为这条路上总会有一些挫折。相反，你应该振作起来，因为现在有机会真正恢复健康，甚至可能在很长一段时间里第一次感觉良好。在这条路上迈出的每一步都在使你更加接近健康的人生。很快，你就可以沐浴在"恢复之泉"中，获得它的益处。

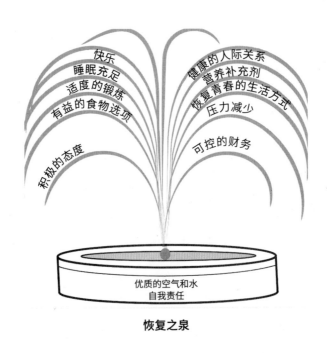

恢复之泉

第 21 章

——

提问和回答
Questions and Answers

本章列出了与肾上腺疲劳有关的一系列问题和答案。这是一种回顾，而且可以回答你在阅读其他章节时不太明白的问题。希望本章可以增进你的理解，解答你对于肾上腺疲劳的大多数问题。

什么是肾上腺疲劳？

肾上腺疲劳是肾上腺正常功能的减退（不是衰竭）。肾上腺疲劳的主要症状是疲劳。此外，它还伴有其他许多体征和症状。当任何压力（身体、情绪、心理或环境压力）的累积或强度超出身体对压力需求做出适当调整的能力时，肾上腺疲劳就会出现。此时，肾上腺会疲劳，无法继续对更多压力做出适当的反应。

谁会患有肾上腺疲劳？

任何人都可能患有肾上腺疲劳，这与年龄、种族和文化无关。不同的人响应和承受压力的能力存在很大的差异。不过，严重或反复受伤、患病、受到感染、过敏、营养摄入不足、面临很大的社会压力、情绪压力和身体压力以及暴露在有毒环境中的人最有可能出现肾上腺疲劳。遗憾的是，在现代生活中，这些因素很常见。

什么是导致肾上腺疲劳的原因？

肾上腺疲劳的单一因素有很多，它们通常来自四个压倒身体的常见原因之一。

（1）疾病状态，比如严重或复发性肺炎、支气管炎或者流感、癌症、艾滋病、自体免疫疾病和其他疾病。

（2）身体压力，比如手术、营养不良、上瘾、受伤、精疲力竭等。

（3）情绪压力，通常来自人际关系、工作或心理因素。

（4）持续和/或严重的环境压力，来自空气、水、衣物或食物中的有毒化学物质和污染物。

肾上腺在哪里？

肾上腺是肾脏顶部的两个小腺体，每个腺体的大小和一粒葡萄差不多。它们位于身体后方脊柱两侧肋骨底部附近。

肾上腺疲劳是否常见？

是的，肾上腺疲劳是一种常见疾病。据估计，它对美国和其他工业化国家的数百万人产生了影响。

患上肾上腺疲劳以后能否恢复？

能。通过合适的治疗，大多数肾上腺疲劳患者可以完全恢复。

儿童会患上肾上腺疲劳吗？

能，尤其是肾上腺疲劳患者的孩子。这些孩子通常体弱多病，处理压力局面的能力比较低，患病后恢复的时间比较长。

对于正在接受化疗的癌症患者来说，肾上腺疲劳常见吗？

是的，化疗的极度疲劳和其他慢性疾病常常是肾上腺功能减退的结果。慢性病和化疗等毒性治疗都会使身体产生巨大压力，肾上腺自然会参与到平衡这些压力的努力中。

肾上腺疲劳是否会影响甲状腺？

是的。大约80%的肾上腺疲劳患者也存在某种程度的甲状腺功能减退。患有甲状腺功能减退并且对甲状腺疗法没有反应的人常常也患有肾上腺疲劳。要想取得好转，这些人的甲状腺和肾上腺都需要得到支持。

如果我患有肾上腺疲劳，是否更容易感染？

是的。肾上腺疲劳常常和免疫功能下降同时出现，后者使人更容易患病。肾上腺疲劳与支气管炎和肺炎等呼吸道感染的关系尤其密切。

经过漫长而辛苦的一天，我的脚踝肿了，这是否源于肾上腺疲劳？

脚踝肿胀有许多原因，其中之一就是肾上腺疲劳。如果你存在肾上腺疲劳的其他许多症状，那么你的脚踝肿胀很可能与肾上腺疲劳有关。

是否有人在一生中没有遇到过肾上腺疲劳或肾上腺疲劳问题？

是的。许多人只会在感染、亲人去世、失去工作或者遇到其他严重压力时出现肾上腺功能的暂时下降，但他们的肾上腺功能会恢复正常。肾上腺疲劳患者会被同样的问题压倒，而且恢复过程非常缓慢。

我现在重度过敏，但过去不这样，这种变化是否源自肾上腺疲劳？

人们很久以前就发现，肾上腺疲劳群体会对之前没有问题的事物过敏，或者过敏反应明显加重。这是因为，皮质醇这一重要肾上腺激素是人体内最强大的抗炎物质。当出现肾上腺疲劳时，皮质醇水平会下降，使身体更容易出现过敏（发炎）反应，这些反应也会变得更加严重。

肾上腺疲劳和肾上腺功能减退有什么区别？

医学意义上的肾上腺功能减退指的是肾上腺疲劳或肾上腺功能极度低下，后者被称为艾迪生病。虽然肾上腺功能减退的范围很大，轻者接近正常，重者可以达到艾迪生病的程度，但是只有最严重的情况才会被医学承认，并被称为肾上腺功能减退。不太严重的肾上腺功能减退被称为肾上腺疲劳。

有检测肾上腺疲劳的化验吗？

有。最准确、最有价值的肾上腺疲劳检测方法是唾液肾上腺激素测试。这是一种相对便宜的简单测试，直到最近才出现。其他化验需要由接受过肾上腺疲劳识别和治疗培训的医生进行专门的解释。

肾上腺疲劳与年龄有关系吗？

任何年龄的人都可能患上肾上腺疲劳，但年纪很小和很大的人抗压能力较弱，更容易患上肾上腺疲劳。

肾上腺疲劳的发作频率如何？

这因人而异。一些人在一生中只出现一次肾上腺疲劳，一些人会多次出现，另一些人的慢性肾上腺疲劳从未完全恢复。第23章的“人类的压力响应模式”一节描述了肾上腺疲劳最常见的产生途径。

肾上腺疲劳会转为慢性吗？

是的，在没有帮助的情况下，一些人的肾上腺功能无法恢复正常，因为他们的压力太大或持续得太久，或者他们的整体健康状况不佳。不过，当肾上腺疲劳转为慢性时，导致它的因素几乎总是可以被改变。这就是我写本书的原因，即为人们提供摆脱肾上腺疲劳所需要的知识。

如何保持肾上腺的健康？

保持肾上腺健康的指导原则与保持健康的总体原则非常相似。和缓的生活方式、优质的食物、定期锻炼、充足的休息和对待生活压力的健康心态对保持肾上腺的强健和活力很有好处。不过，由于现代生活充满压力，一些营养补充剂对于肾上腺的健康和肾上腺消耗的恢复也很重要。第15章列出了这些补充剂。你可以分别服用各种补充剂，但是更加明智的做法是服用专为肾上腺设计的、将所有必要营养素结合在一起的补充剂。我们的网站上列出了这些营养补充剂的获取渠道。

肾上腺疲劳会影响我的性生活吗？

会。肾上腺疲劳群体的一个常见症状就是性欲下降。这是因为，一些性激素不仅是由性器官本身生成的，也是由肾上腺生成的。肾上腺功能低下可能导致相应表现或欲望的下降。随着肾上腺的恢复，二者通常都会恢复正常。

医生如何诊断肾上腺疲劳？

大多数医生不知道肾上腺疲劳及其综合征。他们只知道艾迪生病，即最极端的肾上腺功能减退。熟悉各种程度肾上腺功能减退的聪明的医生通常会测试唾液中的肾上腺激素水平。这是肾上腺疲劳准确而有用的指标。其他一些不太直接的常见化验也可以检测肾上腺疲劳，但是大多数医生不知道如何解释这些测试对于肾上腺疲劳的指示意义。许多知道肾上腺疲劳的医生用一些调查问卷来辅助诊断。

我会把肾上腺疲劳的趋势遗传给我的孩子吗？

我们还不知道肾上腺疲劳是否存在遗传倾向。不过，如果父母中的一个或两个都患有肾上腺疲劳（长期或者在怀孕期间），如果母亲在妊娠期间患有肾上腺疲劳，那么孩子患上肾上腺疲劳的可能性高于

50%。例如，孩子可能会有体质虚弱、早期过敏、肺部感染倾向、抗压能力下降、患病后康复时间较长的问题。虽然这些孩子永远不会有非常强大的肾上腺，但是我们可以使用肾上腺提取物以及本书给出的其他疗法为他们的恢复带来帮助。

肾上腺疲劳是否与纤维肌痛或临床抑郁有关？

是的，肾上腺疲劳很可能与二者有关。大多数纤维肌痛患者存在某种形式的肾上腺疲劳。有时，肾上腺疲劳来自纤维肌痛。轻度抑郁也是肾上腺疲劳的主要迹象。虽然其他情况也会导致临床抑郁，但是如果存在临床抑郁，我们可以通过肾上腺激素唾液测试确定是否存在肾上腺因素。

肾上腺疲劳是否与慢性疲劳综合征有关？

是的，肾上腺疲劳是慢性疲劳综合征的一个常见组成部分，但它常常没有被人意识到。它们之间最有可能的联系是由慢性疲劳综合征的感染源引发的身体状况导致了肾上腺疲劳。病原体在体内直接而温和的破坏作用以及感染带来的系统性压力使肾上腺处于过载状态。随着检测具体致病感染源的新型诊断程序的出现，在消除具体病原体的同时强化肾上腺的联合疗法取得了令人鼓舞的成果。

艾滋病病毒携带者和丙肝患者是否存在肾上腺疲劳问题？

是的，肾上腺疲劳是丙肝患者和艾滋病病毒携带者的常见问题。遗憾的是，丙肝的疗法之一就是使用皮质类固醇药物。这会抑制肾上腺和免疫系统功能，甚至导致死亡。关于艾滋病，人们已经发现了存活率与皮质醇水平的联系。

治疗肾上腺疲劳需要处方药吗？

大多数肾上腺疲劳患者的治疗不需要处方药。本书给出的疗法具有天然、便宜和有效的特点，其中大多数疗法已经被许多医生了解和使用，用于帮助肾上腺疲劳患者恢复健康。最严重的患者在治疗时可能需要处方药。

我的医生说，不存在肾上腺疲劳这种疾病，我应该做什么？

遗憾的是，这是许多常规医生的共同观点，但他们的知识似乎并不像他们想象得那么丰富。肾上腺疲劳在100多年前首次得到诊断，并在几十年时间里得到了成功治疗。不过，由于许多原因（这与药品和制药公司的密切联系存在很大关系），医学界在过去40年忽略了肾上腺疲劳综合征的存在。最好的做法是转而寻找一位熟悉肾上腺疲劳综合征的医生。如果你不想换医生，可以让他看看这本书。不要放弃希望，他是有可能改变立场的。

我的医生从未听说过肾上腺疲劳，我如何才能让他相信可能存在肾上腺疲劳？

你很可能无法说服他相信你患有肾上腺疲劳，除非你的医生比大多数医生更加开明。我只有一个建议，那就是把本书送给你的医生。另一个解决方案是等待10年。到那时，大多数医生应该都会听说过这种疾病。希望到时能有更多知道如何识别和治疗它的医生。

吸烟会增加肾上腺疲劳的概率吗？

是的。每当你将吸烟等压力施加到身体上时，肾上腺的运转难度就会增加。吸烟本身不会直接导致肾上腺疲劳，除非肾上腺已经非常虚弱了。不过，吸烟是加速肾上腺疲劳、阻碍它彻底恢复的身体负担之一。

运动员或非常健壮的人和其他人患上肾上腺疲劳的风险是否相同？

在某些情况下，运动员和非常健壮的人也会出现肾上腺疲劳。如果他们过于苛刻地对待自己，不按时吃饭，使用药物（比如类固醇），或者生活方式中的其他方面对健康不利，他们也会像其他人那样出现肾上腺疲劳。一些运动员不断挑战身体极限，这也是一个很大的因素。另外，和其他人一样，严重受伤、疾病和情绪压力也会使运动员的肾上腺失去正常功能。运动员不一定拥有非常健康的身体。一个人的整体健康状况越好，他所经历的肾上腺疲劳就越少。

饮食与肾上腺疲劳有关系吗？

是的。饮食与肾上腺疲劳的产生和恢复关系密切。"输入垃圾，输出垃圾"的说法很好地描述了我们的饮食与肾上腺疲劳的关系。如果摄入垃圾，我们的身体最终就会遭到破坏，其中一个常见的结果就是肾上腺疲劳。

我有残疾，无法锻炼身体，我患上肾上腺疲劳的可能性会变大吗？

不一定。除了锻炼，影响肾上腺恢复力的因素还有很多。这完全取决于你为自己的健康做了多少有益的事情。请阅读本书第三部分"帮助自己恢复健康"的章节，用这些信息尽可能地使你的肾上腺强壮起来。这样一来，你可以最大限度地提高肾上腺的强度。

美国人是否比其他国家的人更容易出现肾上腺疲劳？

虽然美国人的资源相对丰富，但是由于疯狂的生活方式、不良的食物选项、缺乏锻炼以及毒品、酒精和咖啡因的摄入，美国人患上肾上腺疲劳的可能性出现了增长。在不太富裕的国家，人们在其他一些因素上可能不如美国人，但他们的整体生活方式和社会结构抵消了这些不利影响。

肾上腺疲劳是否影响女性的月经周期？

是的，肾上腺疲劳会影响月经周期。经前综合征、月经流量变化和艰难的停经期一定与肾上腺疲劳有关。

怀孕是否会引发肾上腺疲劳？

一般不会。通常，怀孕有助于缓解肾上腺疲劳，因为同没有怀孕的女性相比，怀孕女性可以通过胚胎产生更多的天然肾上腺激素。不过，如果妊娠期的压力很大，它可能也会导致或加重肾上腺疲劳。

如果我已经有了肾上腺疲劳，我的病情加重甚至患上艾迪生病的可能性如何？

这个问题的答案在很大程度上取决于你。你根据本书采取的恢复行动越多，走上这条路的可能性就越小。大约70%的艾迪生病是自身免疫疾病，其他情况（大约30%）是由生活中的事情积累而成的。你的生活方式、食物选择、锻炼模式、态度以及应对压力的方式对于肾上腺疲劳的恢复或恶化都具有极大的影响。

我在手术之前是否需要采取一些保护肾上腺疲劳的措施？

是的。你需要根据第15章的指导增加镁、泛酸、抗坏血酸和生物类黄酮的摄入。只吃高质量的食物，尤其是优质蛋白质和大量深绿色蔬菜。使用自我催眠、想象和/或放松方法让自己在心理和情绪上做好准备，以便在整个手术过程中保持镇静和积极的态度，使伤口在手术之后更加迅速地愈合。

如何预防肾上腺疲劳？

阅读本书第三部分"帮助自己恢复健康"并严格遵循书中的指导。每当你得病时，应该极大地增加维生素C、生物类黄酮、镁和泛酸的摄入量。更好的做法是使用肾上腺疲劳的定制配方，比如我们的网站上列出的配方。滋补品常常很宝贵，尤其是针对肾上腺疲劳的草药配方。单独的或者作为配方组成部分的肾上腺提取物也很有好处。当你得病时，不要继续坚持工作。相反，你应该请一天假，以便恢复健康。如果你在导致肾上腺疲劳的疾病、情绪休克或其他事件过后感到疲劳，你应该睡懒觉，特别留意优质食物的摄入，回避咖啡因和酒精。此外，蒸汽浴对于解毒和放松很有好处，可以减轻肾上腺的压力负荷。

下面的"第四部分：肾上腺的功能"包含了你可能在其他地方找不到的一些非常有趣的重要信息。如果你愿意理解肾上腺对于身体和心理健康的重要意义，可以阅读下面的内容。

第四部分

肾上腺的功能

Functions of the Adrenal Glands

在第四部分，我们将简单介绍肾上腺的主要功能及其与肾上腺疲劳的关系。生理学是研究功能的学科，因此这部分的许多内容涉及与肾上腺功能有关的生理过程。对我来说，这是本书最激动人心的部分，任何喜欢理解事物原理的人都会觉得这些内容很迷人。

在下面的章节中，我试着采用简单的叙述方式，以便你从整体上理解与肾上腺疲劳有关的肾上腺机制。我回避了大多数术语和更加复杂的相互作用。这部分你应该从前往后阅读。不过，如果你只想获得关于某种激素或过程的特定信息，那么这部分的大多数章节也可以单独阅读。

你的身体系统时刻维持着令人难以置信的平衡，即使是匆匆一瞥也会使你对于自己的身体产生感激和新的尊重。所以，请做好欣赏肾上腺解剖和生理学的准备，以了解你的身体在每时每刻为你所做的那些令人惊叹的事情。

第 22 章

———

肾上腺的解剖和生理学

Anatomy and Physiology of the Adrenal Glands

肾上腺解剖

位　置

　　肾上腺位于肾脏顶部、脊椎附近、最后一节（第12节）肋骨的下缘，上下大约2.5厘米。右边的肾上腺形状有点儿像金字塔，左边的肾上腺更像半个月亮。每个肾上腺高约2.5厘米，宽3～5厘米，厚约0.5厘米，重量只有3.5～5克，男性的肾上腺比女性稍微大一些、重一些（见下页图"肾上腺的位置"）。

　　两个肾上腺距离人体主动脉和主静脉（腔静脉）很近。这种战略位置使肾上腺能够对血液中传输的激素信息迅速做出反应。例如，促肾上腺皮质激素是来自脑垂体的激素信使，可以告诉肾上腺分泌多少皮质醇。在收到这条消息几秒钟之后，肾上腺已经把适量的皮质醇发往了身体其他部位。另外，肾上腺距离肝脏、胰腺、主要脂肪存储区

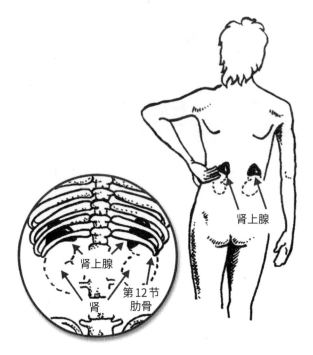

肾上腺（内层）和皮质（外层）组成。皮质由三个或

肾 第12节
肾上腺 肋骨

肾上腺的位置

域和肾脏的距离也很近，因为这些器官有时需要与肾上腺迅速沟通，以便立即对肾上腺激素做出响应。这是身体的巨大智慧。

肾上腺的组成部分

每个肾上腺由髓质（内层）和皮质（外层）组成。皮质由三个或四个区域组成。髓质和皮质的每个区域会生成不同激素，在你的体内发挥各种作用。下页图"肾上腺激素及其作用"简单描述了这些区域和它们的主要激素。本章"肾上腺生理学"一节将会更加详细地介绍这些激素与肾上腺疲劳有关的功能。

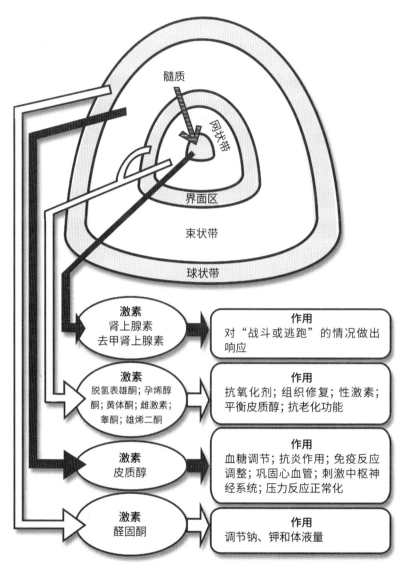

肾上腺激素及其作用

肾上腺髓质

肾上腺髓质主要分泌儿茶酚胺，儿茶酚胺包括肾上腺素、去甲肾上腺素和多巴胺。肾上腺素和去甲肾上腺素主要在危机情况下发挥作用。在危机中，它们可以共同扩张支气管（空气进入肺部的通道）和通往肌肉的血管，提高心率和心脏收缩强度，并且促成其他一些生理变化，以帮助身体通过"战斗或逃跑"对紧张局面做出响应。这些肾上腺激素可以带来惊人的结果。例如，娇小的女性在危机中有时可以举起一辆汽车。髓质会参与到极度紧张的局面中。此时，肾上腺素和去甲肾上腺素可以和肾上腺皮质分泌的皮质醇共同协作。皮质醇是本书的主要关注点。

肾上腺皮质

日常进行的身体过程的大多数持续管理和调节来自肾上腺皮质。肾上腺皮质分为三个或四个区域，每个区域分泌不同的激素，以便在整个身体里执行特定功能。①最外侧的区域是球状带，分泌醛固酮。②下一个区域是束状带，分泌皮质醇。③最里面的区域是网状带，分泌黄体酮、硫酸脱氢表雄酮和脱氢表雄酮。人类和其他灵长类的束状带和网状带之间有一个狭窄的区域，叫界面区。网状带传统上被认为是雌激素和睾酮等性激素的分泌区域，但是最近有人提出，界面区才是大多数性激素的实际生成位置（罗伯茨，1999）。由于大多数肾上腺研究使用的是啮齿动物（大鼠和小鼠）和其他非灵长类哺乳动物，因此直到最近才有人关注界面区。这三个（或四个）肾上腺区域一共可以生成50多种激素，其中大多数是中间体激素，作为形成其他肾上腺激素的桥梁。大约12种激素最终会进入循环系统，对身体其他部位产生积极的影响。

球状带和醛固酮——球状带可以分泌醛固酮激素。醛固酮是控制血液、细胞和肠液（细胞之间的区域）内部钠钾水平和体液平衡的主要激素。之后，"肾上腺疲劳和嗜盐现象"部分将会介绍醛固酮水平与肾上腺疲劳症状的联系。

束状带和皮质醇——束状带可以分泌皮质醇。束状带是到目前为止肾上腺皮质最大的区域。皮质醇可以控制或极大地影响脂肪、蛋白质和碳水化合物的代谢，以便将血糖维持在狭窄的最优范围内，并在各种局面下（包括紧张局面）将其维持住。皮质醇还有其他许多重要功能，我们在与皮质醇有关的"肾上腺生理学"部分将会看到这一点。

网状带和性激素及其前驱——性激素主要是由性腺（卵巢和睾丸）生成的，但肾上腺网状带也可以为男性和女性补充一部分性激素，并为女性生成雄性激素，为男性生成雌性激素，以平衡主要性激素的效果。脱氢表雄酮及其相对不活跃的前驱硫酸脱氢表雄酮是网状带制造和分泌的其他两种重要激素。循环系统中的几乎所有硫酸脱氢表雄酮都是由肾上腺制造的，这就是为什么血液或唾液中的硫酸脱氢表雄酮水平是肾上腺功能的良好指标。本章的"肾上腺生理学"部分将会介绍这些激素与肾上腺疲劳有关的功能。

肾上腺生理学

皮质醇的调节

虽然皮质醇是由肾上腺束状带分泌的，但是它的调节主要来自大脑。皮质醇使肾上腺获得了许多维持生命的功能。

HPA轴——任意时刻的皮质醇流通量是由下丘脑（大脑的一个管理区域）、大脑底部的垂体和肾上腺的复杂相互作用来调节的。这种三元调节通过负反馈系统运转，被称为下丘脑/脑垂体/肾上腺（HPA）轴或HPA系统（见下图）。

负反馈系统的运转类似于房屋或公寓里的恒温器。恒温器可以感

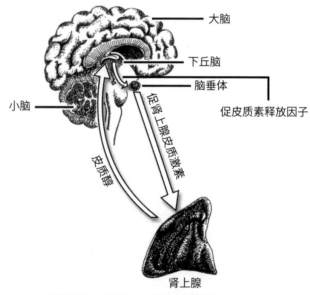

HPA轴是血液中皮质醇水平的主要调节者

下丘脑——脑垂体——肾上腺（HPA）轴

应房间里的热量，并将其与它所设置的理想温度进行比较。当温度太低时，恒温器会向中继器发送信号，让锅炉点火，以便向房间里输送热空气，提高温度。当温度上升到理想水平时，恒温器会发出信号，让锅炉停止供暖，直到房间需要更多热量。这种循环叫负反馈系统，因为当足够的热量得到释放时，系统会发出负信号，以减慢或阻止输入。

在你的体内，下丘脑相当于恒温器，脑垂体相当于中继器，肾上腺相当于锅炉，你的身体相当于房间（见下图）。你所释放的皮质醇相当于锅炉释放的热量。你在很大程度上通过对身体的要求控制恒温器。这些要求来自你的身体需要应对的物理局面（饮食、锻炼、工作、气候等）以及你对它们的反应（情绪和心理）。下面用心理学的语言来描述这个负反馈系统。

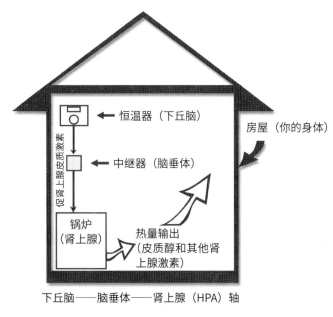

下丘脑——脑垂体——肾上腺（HPA）轴

皮质醇的调节

皮质醇调节生理学——HPA轴是"内环境稳态"这一全身身体过程中最重要的元素。内环境稳定过程用于维持体内稳定的生物化学和生理学平衡。根据身体需要，HPA轴在正常和紧张条件下通过促肾上腺皮质激素调节皮质醇水平。促肾上腺皮质激素是脑垂体为响应下丘脑的要求而分泌的，它通过血液前往肾上腺皮质。在那里，它可以激活三个（或四个）区域的细胞，以生成各种激素（见第281页图"肾上腺激素及其作用"）。每个区域都生成不同激素作为最终产品，但所有区域中生成所有激素的过程都始于促肾上腺皮质激素与肾上腺细胞外壁的结合。这可以启动细胞内部酶的链式反应，在细胞内部释放胆固醇。接着，胆固醇在肾上腺细胞内部被用于制造孕烯醇酮，这是肾上腺级联反应中的第一种激素。任何一种肾上腺激素的制造过程都会首先生成孕烯醇酮。

在束状带中，孕烯醇酮被用于生成可的松，可的松再被用于生成皮质醇。皮质醇一旦被制造出来，就会进入循环系统。在促肾上腺皮质激素的刺激开始一分钟之内，新合成的皮质醇就会通过血液流通到身体的每个部位，包括不断测量皮质醇浓度的下丘脑。

执行调节功能的下丘脑会分析和整合内外部不同来源输入的信息（见下页图"内部平衡的保持者下丘脑的影响因素"）。输入的这些信息包括来自大脑中枢的关于整体兴奋度和身体能量要求的信息，以及来自听觉、视觉、嗅觉、触觉和味觉的大脑中枢的感应数据。你的下丘脑根据这些信息确定身体需要多少皮质醇，并将自身的激素作为信使释放出来。来自下丘脑的主要激素信使是促皮质素释放因子，它会通知脑垂体分泌一定量的促肾上腺皮质激素。于是，脑垂体会把促肾上腺皮质激素发送给肾上腺，以便再次开启上述过程。就像上页图展

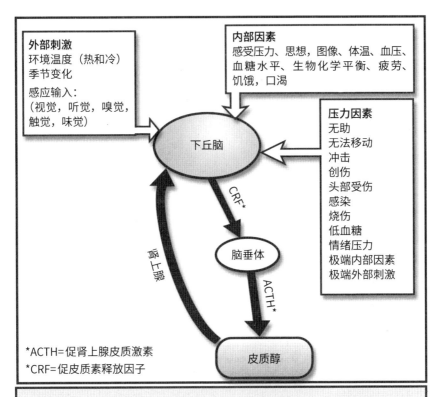

外部刺激
环境温度（热和冷）
季节变化

感应输入：
（视觉，听觉，嗅觉，
触觉，味觉）

内部因素
感受压力、思想，图像、体温、血压、
血糖水平、生物化学平衡、疲劳、
饥饿，口渴

压力因素
无助
无法移动
冲击
创伤
头部受伤
感染
烧伤
低血糖
情绪压力
极端内部因素
极端外部刺激

下丘脑

CRF*

肾上腺

脑垂体

ACTH*

*ACTH=促肾上腺皮质激素
*CRF=促皮质素释放因子

皮质醇

下丘脑在外部和内部状态之间进行调节，以保持身体平衡。皮质醇是下丘脑平衡身体化学反应的主要途径。上述任何因素都可以充当压力源，干扰皮质醇的正常需求。

内部平衡的保持者下丘脑的影响因素

示的那样，你的身体每分钟都在通过这个负反馈回路以及下丘脑收到的其他信息调节促肾上腺皮质激素的水平，从而调节皮质醇的水平。

下丘脑在外部和内部状态之间进行调节，以保持身体平衡。皮质醇是下丘脑平衡身体化学反应的主要途径。上述任何因素都可以充当压力源，干扰皮质醇的正常需求。

皮质醇的生理节律——皮质醇、促肾上腺皮质激素和醛固酮在一天之中不是均匀分泌的，它们具有昼行模式，分泌水平在上午8:00左右达到最大值，在午夜和凌晨4:00之间达到最小值。事实上，皮质醇水平的上升可以帮助我们在早上醒来。经过上午8:00左右的峰值，皮质醇水平在一天中接下来的时间里呈下降趋势，通常在下午3:00至5:00之间有一次小幅下探。不过，这个皮质醇分泌曲线并不十分平滑，而是布满了零星的突起，它在一昼夜内整体上符合上升和下降的模式。即使是吃一点儿零食也会使皮质醇水平小幅上升。这在下图"皮质醇的生理节律（有零食和没有零食）"中得到了展示。图中对零星突起做了平均，以便更加清晰地呈现皮质醇水平的日循环。可以看到，同不吃零食的人相比，按时进餐和吃零食的人在一天中维持更高皮质醇水平的时间比较长。这从另一个角度说明，如果你有肾上腺疲劳，那么除了按时进餐，你还应该按时吃零食。和食物类似，锻炼也可以提高皮质醇水平。所以，按时进餐、吃少量零食和锻炼的结合可以极大地提高受到抑制的皮质醇水平。

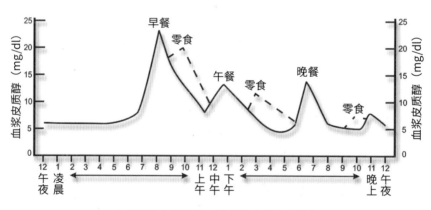

皮质醇的生理节律（有零食和没有零食）

肾上腺疲劳群体的皮质醇分泌日循环可能是不正常的。肾上腺疲劳具有生理波动性，正如肾上腺疲劳具有一些长期模式（见第23章"人类的压力响应模式"一节的描述）。一些肾上腺疲劳患者的整体皮质醇分泌水平偏低，其皮质醇流通水平在一个周期中的每个点上均低于正常水平。其他一些人的皮质醇在上午8：00可以升至正常水平，但是到了上午10：00又会降至正常水平以下。一些人在一个周期中的大多数时间里表现出了正常的模式和水平，但在下午3：00至5：00之间严重低于正常水平。另一些人的皮质醇水平在一天之中来回波动，甚至在不同的日子里也存在差异，因此很难预测。不管这些变化是否源自他们的整体压力水平、肾上腺健康状况、食物、环境敏感性或者其他因素，你都应该意识到，一些人的皮质醇水平在24小时的周期中很不稳定。他们的皮质醇水平可能会在一天中的一些时候偏高，一些时候偏低，另一些时候正常。

虽然皮质醇每天的变化具有昼行模式，但在你的一生中，它在正常条件下仍然可以维持着极为一致的水平。一些人晚年的皮质醇水平甚至会小幅上升。如果这种上升的幅度比较大，它可能与某种疾病有关。不过，皮质醇在压力下的上升是一种自然反应，它能够以多种方式保护身体。下面是皮质醇温和上升的一些保护作用。

皮质醇的作用：帮助身体对抗压力

肾上腺疲劳的许多症状出现在血液中皮质醇水平下降或者需要更多皮质醇而皮质醇水平不足的紧张时期。下页图"皮质醇的作用"简单总结了皮质醇的一些作用以及皮质醇水平过低时身体付出的代价。

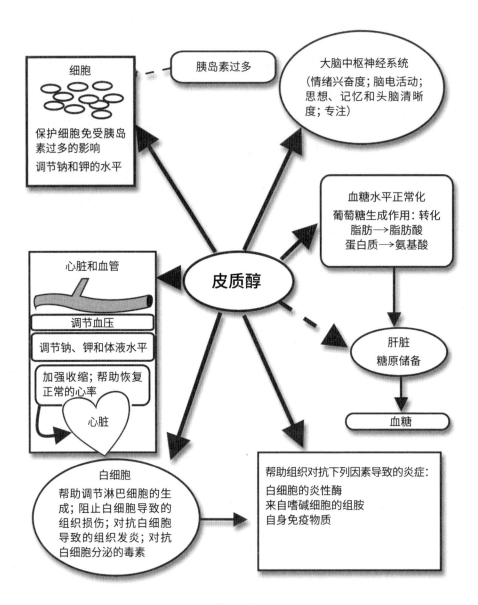

细胞

保护细胞免受胰岛素过多的影响
调节钠和钾的水平

胰岛素过多

大脑中枢神经系统
(情绪兴奋度;脑电活动;思想、记忆和头脑清晰度;专注)

血糖水平正常化
葡萄糖生成作用:转化
脂肪→脂肪酸
蛋白质→氨基酸

皮质醇

心脏和血管

调节血压

调节钠、钾和体液水平

加强收缩;帮助恢复正常的心率

心脏

肝脏
糖原储备

血糖

白细胞

帮助调节淋巴细胞的生成;阻止白细胞导致的组织损伤;对抗白细胞导致的组织发炎;对抗白细胞分泌的毒素

帮助组织对抗下列因素导致的炎症:
白细胞的炎性酶
来自嗜碱细胞的组胺
自身免疫物质

皮质醇的作用

血糖水平正常化——皮质醇对于维持血糖水平的正常平衡非常重要，血糖下降会使肾上腺制造更多皮质醇。皮质醇可以通过葡萄糖生成作用将脂肪和蛋白质转化为能量，从而提高血糖水平。在这个能量生成过程的第一步，脂肪被分解成脂肪酸，蛋白质被分解成肽。接着，这些物质被转化成你所需要的血糖。这个过程对于在一天中保持血糖水平的相对稳定非常重要。葡萄糖是人体所依赖的最稳定的能量形式。皮质醇与来自胰腺的胰岛素共同协作，为细胞提供足够的葡萄糖，以便通过燃烧释放能量。皮质醇可以确保血糖中足够的葡萄糖水平，胰岛素可以打开细胞膜，让葡萄糖进入细胞。

当你的身体面对某种压力时，它会对各个组织和器官提出更多要求，这需要更多的可用葡萄糖，以便让细胞制造更多的能量。你可以看到，皮质醇扮演着一个重要角色，它为不同的组织和器官提供葡萄糖，使它们能够在紧张的局面下做出适当的反应。本章稍后的"皮质醇不足、肾上腺疲劳和低血糖的相互作用"部分描述了肾上腺疲劳导致皮质醇水平偏低时发生的事情。

皮质醇的抗炎效应——即使是以正常水平分泌的皮质醇也具有强大的抗炎作用（蒙克，1995）。它可以迅速行动，消除和预防几乎所有组织的红肿现象。这些抗炎行动使蚊虫叮咬的伤口不会肿成巨大的风团，使支气管和眼睛不会由于过敏而肿到关闭，使你不会由于轻度抓伤而被人误以为你刚刚从"开膛手杰克"那里逃出来。皮质醇通过不成文的规则"要想让任何身体部位维持内环境的稳定平衡，每个炎性反应必须有一个相反而均等的抗炎反应"来维持平衡。虽然特定身体部位存在其他一些抗炎反应，但皮质醇是在体内自然流通的主要抗炎物质。你可以认为，每当出现严重红肿时，你体内流通的皮质醇水平数值总是偏低。

皮质醇对于自身免疫反应具有类似的抗炎控制机制。在自身免疫反应中，白细胞会攻击身体的一些部位，就好像它们是敌人一样。这些反应有的很轻，有的则会危及生命。在大多数自身免疫反应中，皮质醇的水平不足以应对体内特定组织或位置发生的反应。这是强效皮质类固醇（泼尼松、泼尼松龙等）被用于所有涉及炎性过程的疾病（包括自身免疫疾病）的原因之一。它们可以模仿皮质醇的抗炎效果。遗憾的是，它们有一些非常严重的不良副作用。就像下面描述的那样，皮质醇不仅可以导致红肿，还会影响白细胞的行为。

皮质醇对白细胞的影响——皮质醇会影响大多数参与免疫反应和/或炎性反应的细胞，尤其是白细胞。特别地，它可以调节白细胞的指挥者，即淋巴细胞。皮质醇和类皮质激素（与皮质醇类似的物质）还会影响其他白细胞的行为，比如自然杀伤细胞、单核细胞、巨噬细胞、嗜酸性细胞、中性粒细胞、肥大细胞和嗜碱性细胞。这些细胞在受伤或存在入侵感知的地点聚集，以保卫身体。一些细胞在相关区域释放许多强大的化学物质，以攻击入侵者。虽然这些化学物质是一种很好的防御，但它们会刺激周边组织，导致红肿。皮质醇就像消防车一样，会冲到相关地点，扑灭淋巴细胞和其他白细胞导致的火灾。它可以阻止现场的白细胞留在原地释放化学物质，控制淋巴细胞和其他白细胞的流通数量，减少可用的白细胞，从而避免免疫系统过度反应，控制白细胞聚集处的刺激和组织破坏。

皮质醇还可以降低淋巴细胞的增殖速度，加快它们的程序性细胞死亡，从而进一步保护身体，避免过度反应。实际上，当皮质醇水平在警戒反应中上升时（见第23章"警戒反应：'战斗或逃跑'的反应"一节），血液中的淋巴细胞几乎会完全消失。所以，当面对压力或者服用皮质类固醇时，你的免疫系统会受到抑制。另一方面，当皮质醇流通水平较低时，它会失去对于免疫系统的调节作用，淋巴细胞的流通水平会大幅增长。此时的炎症和红肿会更加严重，发炎组织恢复正常的时间也会变长。所以，皮质醇对于免疫系统的大多数功能具有极大的直接和间接影响。

皮质醇对心血管系统的影响——皮质醇对心血管系统的影响很复杂，这种影响有时是相互矛盾的。其中，最重要的影响可能是调节血压时对动脉壁收缩的控制。流通的皮质醇越多，中等动脉的收缩就越强烈。因此，缺少皮质醇的人通常普遍患有低血压，对于限制血管的其他体内物质的反应也会减少。

皮质醇还会直接影响心脏。它有助于调节心肌细胞中的钠和钾，提高心肌收缩强度。钠和钾的水平对于正常的心脏功能非常重要。皮质醇往往还可以提高血压，但是这种效应会受到钙和镁的调节。钙和镁是必要的矿物质，可以避免心肌在收缩时痉挛，从而维持心脏的平稳跳动。它们还有助于放松动脉壁，对抗和平衡皮质醇导致的平滑肌收缩的加强。

皮质醇对中枢神经系统的影响——皮质醇可以影响行为、情绪、兴奋度，甚至可以影响大脑中神经元的电活动。行为变化经常发生在皮质醇水平过多或不足的人身上。例如，皮质醇水平偏高和偏低的人经常出现睡眠障碍。肾上腺疲劳的许多体征和症状涉及情绪化、忍耐力下降、思维清晰度下降和记忆力下降，因为大脑受到了皮质醇过少和过多的影响。在紧张时期，为了发挥正常功能，你需要适量的皮质醇。

皮质醇对压力生理学的影响——压力和皮质醇的密切联系体现在许多方面（见下页图"肾上腺在紧张时期的作用"）。不管压力从何而来，内环境稳定的大多数挑战都会刺激HPA轴，导致皮质醇分泌量增加。在动物实验中，当肾上腺虚弱的动物获得皮质醇或类似物质时，它们可以成功应对同样的压力。肾上腺疲劳群体通常可以承受温和的压力，但是无法承受严重的压力。随着压力的增加，人体需要越来越多的皮质醇。当这种更高的皮质醇水平无法实现时（就像肾上腺疲劳群体那样），人体就无法充分或适当地应对压力（见第296页图"皮质醇帮助细胞对抗压力"）。

即使是正常水平的皮质醇，也具有非常重要的功能，那就是为身体的不同机制做好准备工作，使它们在接到行动命令时做出反应。在紧张时期，皮质醇必须同时提供更多血糖，为葡萄糖的储备供应动员脂肪和蛋白质，调节免疫反应、心率、血压、大脑警惕性和神经系统的灵敏度。没有皮质醇，这些机制的反应将不足以应对重大压力的挑战。当皮质醇水平无法按照这些需求上升时，在压力下维持身体的正常状态几乎是不可能的。压力越大，皮质醇越少，后果就越严重。

我们可以认为，皮质醇通过两种相反但存在联系的调节行为维持生命，一是释放和激活身体的现有防御机制，二是关闭和修改同样的机制，以免它们的过度运转导致损伤或细胞死亡。如果这种调节在紧张时期存在缺陷（就像皮质醇水平较低时那样），动物就会由于防御

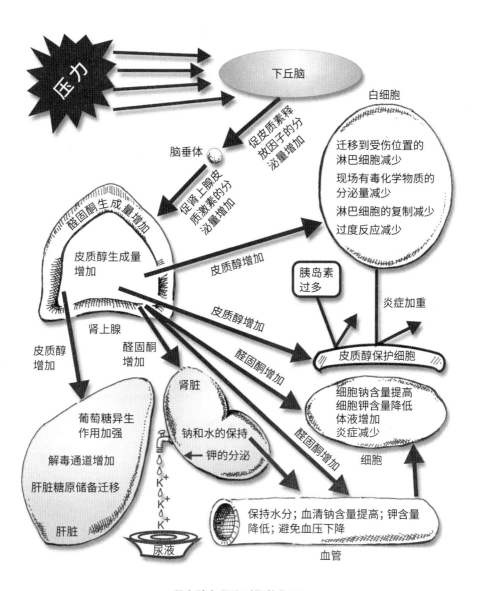

肾上腺在紧张时期的作用

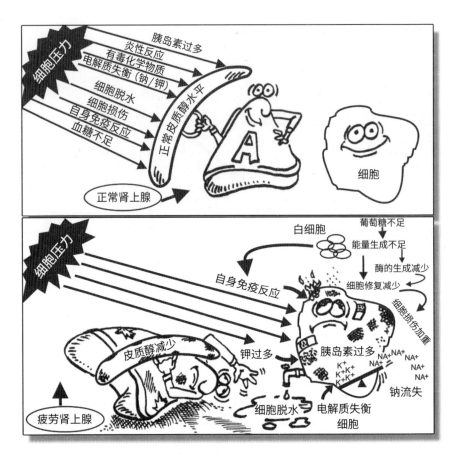

皮质醇帮助细胞对抗压力

机制无法做出反应或反应过度而陷入危险甚至死亡。当你的身体面临压力时，你也需要通过皮质醇限制各种生理机制，以免它们损伤你的身体。例如，紧张时期肾上腺对血糖的提升有助于控制低血糖导致的胰岛素增加（如果没有更多可用的血糖，胰岛素就会增加）。皮质醇还可以帮助细胞膜形成对胰岛素的抵抗性，避免过多的葡萄糖流入细胞，从而帮助细胞对抗血糖过量的不利影响。皮质醇的另一个压制行动是调节免疫反应，以控制相关组织的发炎程度，抑制白细胞分泌的具有潜在毒性的化学物质，从而帮助身体应对自身免疫过程和不受控制的炎症。皮质醇是非常重要的。当HPA轴无法根据压力加强皮质醇的活动时，这些不受限制的机制就会过度运转，损伤你的身体。

总之，皮质醇进化出的这些功能既可以加强身体对压力的响应，又可以保护身体不受过度压力响应的伤害。我们的远祖在生活中大概只是偶尔需要这些机制。不过，在现代生活中，我们每天都要面对大量身体、情绪和环境的压力，我们的肾上腺每天都要面对随时随地的挑战。我们在一年中经历的紧张事件可能比祖先们一生经历的紧张事件还要多。不过，你的肾上腺每次经历挑战时都需要一些恢复时间。当肾上腺已经发挥了最大响应能力，永远没有机会补充弹药时，持续的"全速前进"生活方式几乎无法为肾上腺留下做出合理响应的空间。

我们对压力生理学的理解越多，就越是清晰地认识到，如果不能迅速进化出和足球一样大的肾上腺，我们就必须为肾上腺提供必需的定期恢复机会。这意味着用本书第三部分的信息改变压力对你的身体造成的必然影响。否则，我们就会迅速演变成一个充斥着慢性疾病和疲劳的社会，就连咖啡、可乐和其他兴奋剂也救不了我们。

皮质醇不足、肾上腺疲劳和低血糖的相互作用——显然，肾上腺疲劳和血糖水平之间存在非常紧密的关系（见下页图"正常肾上腺的功能和血糖"）。我们100多年前就知道，存在低血糖问题的人经常患有肾上腺疲劳。我们还知道，肾上腺疲劳群体几乎总是存在某种不正常的血糖模式，其中最常见的是低血糖。低血糖群体通常渴望摄取糖分，这种渴望存在真实的生理学原因。让我们更加仔细地考察这些原因。

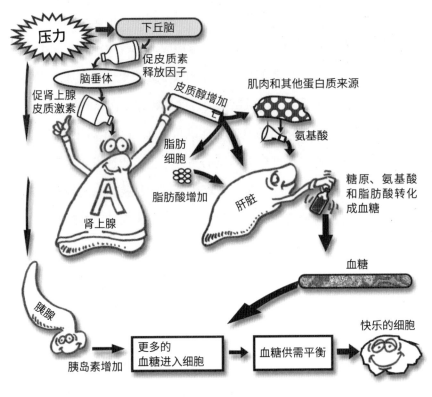

正常肾上腺的功能和血糖

当你的肾上腺疲劳时，它们的皮质醇输出会减少，你的血液中皮质醇的流通水平会降低（见下页图"疲劳肾上腺的功能和血糖"）。当血液中的皮质醇水平降低时，你的肝脏将糖原（储备血糖）转化成葡萄糖（积极血糖）的难度会增加。通常可以转化成葡萄糖的脂肪、蛋白质和碳水化合物将无法顺利转化成葡萄糖。这些由皮质醇控制的储备能量池对于正常血糖水平的获得和维持非常重要，尤其是在紧张时期。在紧张时期，由于细胞中能量需求的增长，胰岛素水平也会上升，这使事情变得更加复杂。胰岛素可以打开细胞壁膜，放进更多葡萄糖，

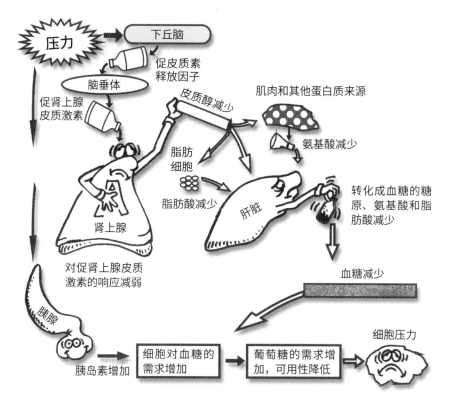

疲劳肾上腺的功能和血糖

以便为细胞提供更多能量。没有促使糖原、脂肪和蛋白质转化成葡萄糖供给的足够的皮质醇，这种增长的需求很难或者根本不可能满足。所有这些共同导致了低血糖。

肾上腺疲劳群体受到了极大的束缚，因为当他们面临压力时（包括数学考试或家庭争吵这样的轻度压力），血糖需求会上升，但他们疲劳的肾上腺无法产生足够的皮质醇，以便利用储备生成更高的葡萄糖水平。当胰岛素增加、皮质醇减少时，血糖水平会迅速下降。此时，如果葡萄糖需求上升，悲剧的戏台就搭好了。在需要争取肉体存活的局面中，这可能导致死亡，因为他们的反应速度开始下降，思维很容易变得混乱，肌肉力量也会下降，而且会出现其他问题，这使他们非常无助，无法有效保护自己或者逃跑。

在我们这个肉体存活通常不是日常压力来源的社会中，人们常常会用一把"双刃剑"应对与肾上腺功能低下相关的低血糖症状；他们会就着咖啡和可乐吃甜食。这种短效紧急补救措施可以暂时提高血糖水平，但很快就会产生负面影响。人们会觉得他们的后脑像是受到了敲击，他们几乎可以感觉到血糖移出地下室，射向星空，使他们的低血糖症状缓解大约45～90分钟。随后，他们会不可避免地迅速滑落到比之前更低的血糖水平。许多人每天都在经历这些事情，他们没有意识到，低血糖本身对于整个身体是一个很大的压力，它对肾上腺的压力尤其严重。

对身体来说，低血糖是一个巨大的压力，是一种紧急行动召唤，它会进一步消耗本已疲惫的肾上腺。像上面给出的常见例子那样对待自身低血糖的人在一天之中会不断体验过山车式的经历。每次服用"糖分药方"以后，他们的血糖水平都会剧烈上升，然后剧烈下降。这不仅会使皮质醇和胰岛素水平陷入混乱，还会使神经系统和整个身体的内环境陷入混乱。所以，到了一天结束的时候，即使一个人没有做任何事情，他也可能会感觉身体几乎被掏空。这种每天/每周过山车式的经历可能需要整个晚上或者整个周末才能恢复。它有时被形容为同时踩下刹车和油门开车。

低血糖时段最有可能出现在上午10：00、下午2：00和下午3：00到4：00。胡椒博士的老广告强化了这种低血糖模式，因为他们的口号鼓励人们在"每天十点、两点和四点"饮用富含糖分和咖啡因的胡椒博士。这些时段就是安排的工休时段，人们通常会在这些休息时段摄入甜食和/或咖啡因，这并不是巧合。我们是一个低血糖国家，60%的低血糖症患者进一步出现了糖尿病。难怪我们国家的糖尿病像传染病一样流行。

你的大脑在紧张时期也需要更多能量，血糖不足对大脑的影响尤其严重。虽然大脑拥有几种不同的燃料，但是当葡萄糖供给不足时，它常常无法良好地运转。实际上，大多数血糖调节机制是为了确保大脑永远拥有足以维持运转的葡萄糖。肾上腺疲劳的许多症状和低血糖的大多数症状都是脑组织缺少可用葡萄糖的结果。

当食物充足时，如果没有合理的零食和正餐安排，低血糖也会鼓励人们过度进食。过度进食会使人迅速增重，因为更多的胰岛素在你的血液里流通，随时准备将多余食物中的多余能量（葡萄糖）引入脂肪细胞，存储成脂肪。你可能不喜欢这种效果，但它是一种曾经帮助我们生存下来的美妙而精明的补偿机制。

人类历史中有很长一段是关于盛宴和饥荒的故事。从进化角度看，多余的卡路里是一种奢侈品。所以，在脱离暂时的饥荒（低血糖），进入卡路里过剩（富含脂肪和糖分的垃圾食品）的局面时，我们的进化史在暗中督促我们过度进食，而我们的身体又会将可用的能量储存起来。因此，低血糖会导致增重的倾向。

如果你不想增重，就应该回避这些低血糖区间，它们不仅会使你由于饥饿而过度进食，还会使你的身体产生将能量存储为脂肪的趋势。这意味着定期锻炼身体，摄入控制低血糖的餐食。另外，你不能摄入富含糖分的食物和咖啡因，它们会使你的血糖水平进入过山车模式，加重肾上腺疲劳和低血糖。

肾上腺性激素的调节

触发肾上腺皮质网状带生成肾上腺性激素的主要信号与触发肾上腺其他区域生成醛固酮和皮质醇的信号是相同的，那就是更多的促肾上腺皮质激素对于细胞膜的刺激。这种刺激会释放胆固醇，开启复杂的级联反应，将胆固醇转化成孕烯醇酮和黄体酮，进而转化成各种性激素。和肾上腺其他区域不同的是，网状带的级联反应可能遵循多种路径，生成多种终端激素产物。例如，孕烯醇酮可以转化成黄体酮，然后转化成雄烷二酮。孕烯醇酮也可以转化成脱氢表雄酮，然后转化成雄烯二酮。雄烯二酮又可以转化成雌素酮或睾酮，二者可以转化成雌二醇。脱氢表雄酮等性激素前驱具有某种昼行性，在一天之中波动较小。

肾上腺性激素及其前驱的作用

作为性激素的补充来源——每个人的肾上腺都可以生成雄激素和雌激素，这与性别无关。男性的肾上腺是睾酮的第二来源，是雌激素的唯一来源。（如无特别说明，这里的雌激素是各种雌激素的统称，包括雌素酮、雌二醇和雌三醇。）女性的肾上腺是雌激素和黄体酮的第二来源，是几乎唯一的睾酮来源。虽然我们可能还没有完全理解肾上腺作为性激素辅助提供者的作用，但我们知道，许多患有经前综合征和停经困难的女性存在肾上腺功能低下的问题，反之亦然。我们还知道，当这些女性服用肾上腺提取物时，她们的经前综合征或停经症状常常可以得到很大缓解，甚至完全消失。对于进入青春期的男孩子来说，肾上腺功能低下的个体常常胡须较轻，奋斗动力较低，四肢上的体毛较为稀疏。肾上腺功能低下常常会使男性和女性的性冲动消失。

肾上腺性激素及其前驱的保护作用——肾上腺性激素及其直接前驱（比如脱氢表雄酮、孕烯醇酮和雄烯二酮）对于其他性激素具有一定的补充或平衡作用。它们还有助于平衡皮质醇的效果，并且可以充当细胞抗氧化剂。例如，性激素和脱氢表雄酮都可以限制皮质醇可能对细胞造成的损伤，同时作为抗氧化激素协调皮质醇的行为。这些前驱既有自身的功能，又可以作为原材料制造性激素。例如，脱氢表雄酮被输出到大多数细胞里。进入细胞以后，它常常会变成原材料，用于制造少量局部激素，以便执行各种特定任务。

压力和老化对肾上腺性激素的生理影响——压力和内部需求对肾上腺的刺激越大，网状带的响应就越消极。所以，长期压力和肾上腺疲劳会减少肾上腺输出的性激素及其前驱。当网状带生成的硫酸脱氢表雄酮变少时，输出给其他细胞使用的硫酸脱氢表雄酮和脱氢表雄酮也会变少。面对更高的硫酸脱氢表雄酮和脱氢表雄酮需求，你的身体做出充分响应的能力也会下降，而这又会放大长期压力的负面影响。

性欲的减退通常与肾上腺疲劳有关，它在很大程度上可能是因为肾上腺生成的睾酮变少了（男性和女性都是如此）。从身体的角度看，当你需要和老虎搏斗或者逃命时（即当你面对许多压力时），多情是不太合适的，因为你的能量必须用于生存。

肾上腺性激素及其前驱的输出也会随着年龄的增长而下降。脱氢表雄酮和睾酮水平的下降是老化过程中许多退化产生的原因。实际上，这两种激素的水平可以比其他指标更加准确地跟踪男性的生物老化进程。当我们失去可用的脱氢表雄酮和睾酮时，会更加难以对抗皮质醇对细胞的强烈作用。随着年龄的增长，皮质醇水平会维持相对稳定的状态，脱氢表雄酮和睾酮则会减少，其他激素也会不同程度地减少。整体而言，当性激素及其前驱（比如脱氢表雄酮和睾酮）的水平由于年龄、压力和肾上腺疲劳而下降时，它们的各种有利影响也会减弱。

醛固醇的调节和作用：肾上腺疲劳和嗜盐现象

　　正如前文提到的那样，醛固酮是由肾上腺皮质的球状带生成的。

　　和皮质醇类似，醛固酮遵循昼行分泌模式，其主要高峰出现在上午8∶00左右，主要低谷出现在午夜和凌晨4∶00之间。和皮质醇类似，醛固酮的生成和分泌会根据促肾上腺皮质激素对肾上腺皮质的刺激而增加或减少。这意味着醛固酮水平通常会在紧张局面下上升。不过，醛固酮本身不是控制其释放的负反馈回路的一部分。相反，它取决于皮质醇水平触发促肾上腺皮质激素活动的负反馈回路。这意味着皮质醇决定了控制生成皮质醇和醛固酮的促肾上腺皮质激素水平，而醛固酮对这件事没有发言权。生成醛固酮的细胞唯一能采取的调节行动就是改变对于促肾上腺皮质激素的敏感度。因此，大约24小时之后，肾上腺球状带细胞对于促肾上腺皮质激素的敏感度会下降，不再制造更多醛固酮。即使促肾上腺皮质激素的水平很高，对于更多醛固酮的需求仍在持续，醛固酮的流通量也会开始下降。这种生成量的减少会持续下去，直到球状带细胞恢复对促肾上腺皮质激素的敏感度。与此同时，醛固酮水平的下降会导致肾上腺疲劳的许多症状。

醛固酮负责维持血液、肠液（细胞之间的区域）以及细胞内部的体液（水）和某些矿物质的浓度（钠、钾、镁和氯）（见下页图"醛固酮减少对于肾上腺疲劳的影响"）。醛固酮与来自脑垂体的抗利尿激素以及来自肾脏的肾素和一型二型血管紧张素等其他激素合作，共同维持体液平衡和盐分浓度，这个浓度与海水中的浓度大致相同。在血液和肠液中，钠是四种矿物质中最主要的一种。在细胞内部，钾的浓度最高。这四种矿物质被称为"电解质"，因为它们可以携带微小的电荷。这些电解质对于正常的细胞功能和体液性质非常重要，它们必须维持相对稳定的相互比例和相对于体液的比例。如果它们相互之间或者相对于体液的比例出现微小偏差，体液、细胞膜和细胞内部生物化学反应的性质就会发生改变。实际上，人体的大多数生理反应在某种程度上取决于电解质的流动或浓度。

在紧张时期，醛固酮以其对钠和水浓度的影响成为这些关系的主要指挥者。虽然这种相互作用有些复杂，但是如果你只关注钠和醛固酮的关系，那么你很容易理解整个过程。随着醛固酮浓度的上升，血液和肠液中钠的浓度也会上升。不管钠去哪儿，水都会跟着它。

在肾上腺疲劳群体中，对盐的渴求是缺少醛固酮的直接结果。前面说过，醛固酮控制着人体内钠、钾和体液的含量。当醛固酮的分泌正常时，钾、钠和体液的水平也是正常的。当醛固酮偏高时，体内流通的液体中钠的水平也会偏高。

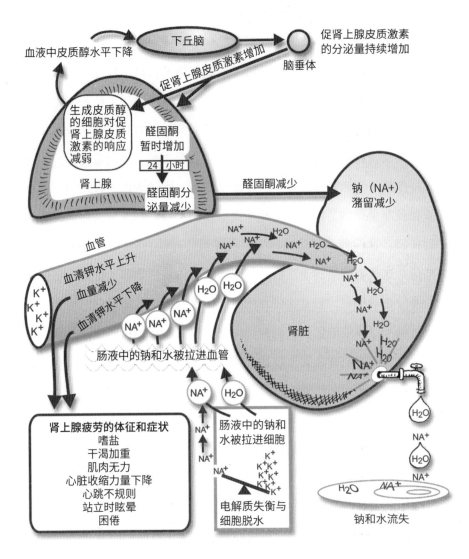

醛固酮减少对于肾上腺疲劳的影响

不过，当醛固酮的流通水平下降时，钠会被移出血流，它会通过肾脏被排泄到尿液中。当钠被排泄出去时，它会将水一起带走。最初，你会流失一部分体液。不过，只有当病情加重时，这种流失才会严重起来。当体液中的钠流通水平下降到最初浓度的大约50%时，即使是很少的钠流失或者你在饮食中对钠的限制也会开始产生严重后果。当钠枯竭到这种水平时，血液中钠浓度的细微波动会对血量产生重大影响。

当你没有通过食用含盐食物或液体为血液补充钠供给时，肠液中的钠和水会被拉进血液，以避免血液中钠和水的含量变得过低。如果太多的盐和水被拉出肠液，细胞中含量很少的钠就会开始迁移到肠液中。细胞中的钠储备并不多，因为它需要维持15∶1的钾钠比例。当钠被拉出细胞时，水也会跟着出来。

这使细胞陷入脱水和缺盐的状态。此外，为了保持细胞内部钠钾比例的平衡，少量钾会开始移出细胞。不过，为了维持正常功能，每个细胞对于钠、钾和水的绝对量存在最低要求。当这些要求无法满足时，即使各成分的比例维持正常，细胞的功能也会受到影响。

如果你患有比较严重的肾上腺疲劳，就必须关心自己的脱水情况。如果你喝下很多水或液体，但却没有补充足够的钠，你会感到更加糟糕，因为这些液体会进一步稀释血液中的钠。另外，你的细胞需要通过盐吸收液体，因为要想将水通过细胞膜拉进细胞，细胞内部必须有足够多的钠。

在这类情况下，当已经缺少体液和电解质时，你总是应该在水中加盐。

不要饮用软饮料或富含电解质的运动饮料，比如佳得乐TM，因为它们含有较多的钾和较少的钠，这与皮质醇水平较低并且缺水的人的需求恰恰相反。商业电解质替代饮料是为那些在锻炼时生成过多皮质醇的人设计的，不是为皮质醇和醛固酮水平较低的人设计的。更好的做法是喝一杯加入1/4至1茶匙盐的水，或者一边喝水一边吃一些含盐食物，以补充钠和体液。在一个备受肾上腺疲劳困扰的国家，快餐店帮了大忙。这类餐馆在食物中使用了过量的盐；这是旧式路边饮食店留下的古老风俗，即在食物中使用大量的盐，以刺激食客的胃口，使他们口渴（以便销售利润最高的酒精饮品）。虽然这不是一个很好的解决方案，但它为徘徊在健康边缘的人提供了每日"应急"配给。它可以延缓危机，使人们在几个小时的时间里获得新的供给。

当醛固酮水平较低并且处于脱水和缺钠状态时，你可能也会产生摄取钾的欲望，因为你的身体告诉你，你的细胞不仅缺少钠和水，而且缺少钾。不过，即使摄入含有少量钾的食物或饮品（比如水果、碳酸饮料以及商业电解质补充饮品），你可能也会感到更加糟糕，因为钾钠比例将会受到进一步破坏。

此时，你真正需要的是以合适比例将水、盐和钾三者结合在一起的食物。为此，最简单的方法就是反复饮用少量的水，同时吃一点儿撒有海带粉的食物。海带粉含有易于吸收的钾和钠。根据味道和症状，你可以额外加盐。海盐要好于正常食盐，因为除了钠，它还含有微量矿物质。另一个选择是饮用加盐蔬菜汁和水。

通常，在24~48小时内，你的水和电解质的平衡就会变得足够稳定，你就可以开始使用食物一章描述的正常肾上腺饮食方案了。你必须继续保持警惕，每天饮用2~4次盐水，根据你的口味调整盐的用量。在皮质醇和醛固酮水平较低的上午，你应该回避含钾食物。永远不要食用或饮用消耗电解质或利尿的食物和饮料，比如酒精和咖啡，尤其是当你在太阳下活动之后或者由于其他原因而脱水时。肾上腺疲劳群体经常面对的问题之一就是轻度脱水和缺钠。

不过，即使对于肾上腺疲劳群体来说，人体仍然是精彩、美妙、极为聪明的。需要改变的是我们的社会、我们对于现代生活压力的不良适应以及我们糟糕的判断。我们也许无法改变社会，但可以学着进行更好的判断，以更加健康的方式照顾自己，应对压力。

第 23 章

——

肾上腺疲劳的阶段
The Stages of Adrenal Fatigue

压力会使人丧命。我们怎样才能学着以健康的方式应对压力呢？要想回答这个问题，首先需要考察一般适应综合征以及肾上腺及其激素对于它的激活起到的作用。一般适应综合征是你的身体为应对环境（包括情绪环境）而做出的生理调整的模式。它有三个阶段：警戒、抵抗和疲惫。它们在我们身上的功能和在原始人身上的功能是相同的，但我们面对的压力完全不同。从这个角度说，我们的身体进化并没有跟上社会进化的脚步。这意味着我们的身体在上班路上面对交通拥堵时表现出的原始反应与早期人类面对惊逃的羚羊时表现出的反应是相同的；我们的皮质醇水平会上升，以提高能量输出，为高强度身体活动做准备。对原始人来说，这正是他们应对局面所需要的准备，但在交通拥堵中，我们并不需要增加身体活动，多余的能量会转化成愤怒或者通过其他情绪通道释放出来。类似地，当面对发怒的老板时，你的身体反应与你面对咆哮的老虎时做出的反应是相同的；你会做好战斗或逃跑的准备。遗憾的是，这些反应在办公室里并不合适，这就是与现代压力有关的许多健康问题的来源。这种认识可以帮助你更好地理解你的身体应对压力的方式以及如何最大限度地降低它的负面影响。

警戒反应：“战斗或逃跑”的反应

面对老虎或老板的威胁，你的最初反应是警戒，也就是著名的“战斗或逃跑”反应。这是你的身体对任何挑战或危险的回答，是大脑、神经系统和各种不同激素相互作用形成的一系列复杂的身体和生物化学变化。你的身体进入全面警戒状态，它会立即对释放到血液中的肾上腺素等压力化学物质做出反应，提高血压、心率、氧气摄入量和进入肌肉的血流量。

下面是警戒反应的详细经过：

- 你的老板或老虎在你的下丘脑中触发直接的“红色警戒”反应。下丘脑是大脑底部的一小簇细胞，专门控制所有自主身体功能（见下页图“谢耶一般适应综合征”）。下丘脑是边缘系统的一部分。边缘系统属于原始大脑，影响着与生存和繁殖有关的潜意识本能行为。
- 你的下丘脑向脑垂体发出信号，要求释放促肾上腺皮质激素。
- 促肾上腺皮质激素指导肾上腺分泌肾上腺素、去甲肾上腺素、皮质醇和其他与压力有关的激素。这些激素会立即动员身体资源，为即将到来的身体活动做准备。

- 你的呼吸变得更快更浅，以便为心脏、大脑和肌肉提供必要的氧气；肠道中的血液转移到存在预期需求的区域。

- 你的皮质醇水平会上升，并将更多储备糖原转化成血糖，以便为细胞在紧张时期需要增加的工作量提供更多能量。

- 来自肾上腺髓质的肾上腺素和去甲肾上腺素被直接释放到血液中，以便为身体带来能量高峰。

- 你的心率上升，血管放大，血压上升（这都是源于皮质醇和肾上腺素水平的上升）。

- 你的汗水增加（皮质醇）。

- 你全身肌肉的紧张度增加（皮质醇、肾上腺素和睾酮）。

- 随着血液离开皮肤和肠胃，你的消化功能关闭（下丘脑）。消化分泌物大大减少，因为消化活动对于对抗压力不是必需的（下丘脑）。

- 你的膀胱和直肠肌肉放松（在战斗等极端压力下，它们可能会抛弃内容物，即所谓的"抛弃压舱物"）。

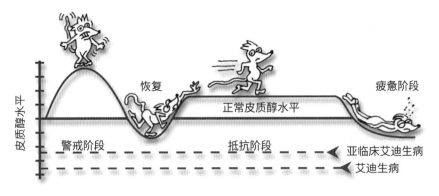

谢耶一般适应综合征

在"战斗或逃跑"反应中的一小段时间里，你可能会获得超人般的应对局面的力量。关于肾上腺素巨大力量最著名的案例发生在大约35年前的西雅图，当时一个女人开车带着婴儿在高速公路上出了车祸。汽车翻了过来，把她甩了出去，使她折断了右臂，同时将婴儿压在了车下。十几个冲过来帮忙的人见证了这次不同寻常的事件。女人跳起来，跑到车前，用左臂举起车子（是的，用一只胳膊举起整个汽车），用断臂将婴儿拉到了安全地带。神奇的是，婴儿没有受到伤害。做出壮举的女人被送进医院，她的身体左侧严重擦伤，右臂也骨折了，但她随后完全恢复了健康。警戒阶段通常很短。肾上腺素水平的提升一般会持续几分钟到几个小时。随后，肾上腺素、皮质醇和其他肾上腺激素水平会下降，并持续几个小时到几天，具体时间取决于压力程度。

警戒反应过后，你的身体会经历24～48小时的临时恢复阶段。在这段时间，皮质醇的分泌量会下降，你的身体对压力的响应能力也会下降，在初始警戒阶段被相关激素过度刺激的机制会抗拒更多刺激。在这个低迷阶段，你会感到更加疲惫和不安，希望休息。这是警戒反应过度消耗能量的自然结果。

恢复阶段过后，如果出现新的压力，你的身体会进入另一个阶段，即"抵抗阶段"。抵抗阶段可能持续几个月甚至15～20年。如果压力水平没有下降，或者突然出现新的压力，你的身体可能会进入疲惫阶段。一些人从未经历过疲惫阶段；另一些人一生中会经历几次疲惫阶段。

抵抗阶段

在抵抗反应阶段，在"战斗或逃跑"反应的效应消失很久以后，你的身体还会持续对抗压力源。皮质醇这一肾上腺激素在很大程度上促成了这个阶段。它会通过葡萄糖异生作用刺激蛋白质、脂肪和碳水化合物转化成能量，使你的身体在肝脏和肌肉中的糖原储备用光以后还能长时间拥有大量能量供给。皮质醇还可以促进钠的维持，以保持较高的血压，维持心脏的强劲收缩。

抵抗反应为你提供了有效应对压力所需要的能量和循环系统的变化，使你能够应对情绪危机，执行繁重的任务，对抗感染。谢耶医生和随后的研究人员不断生成了这种一般适应综合征模式，他们让动物的出血肾上腺、萎缩甲状腺（主要的免疫腺体）和受到生物化学打击的身体反复暴露在压力之下。在无数涉及压力的实验中，肾上腺都是非常重要的腺体。

如果刺激持续存在，你的肾上腺就会持续生成皮质醇。皮质醇是一种强大的抗炎激素，少量皮质醇可以加速组织修复，但大量皮质醇会抑制身体的免疫防御系统。长期持续的抵抗反应会增加重大疾病的风险（包括高血压、糖尿病和癌症），因为高水平皮质醇的持续存在会过度刺激单个细胞，使细胞开始崩溃。你的身体会不断努力适应越来越多的紧张和压力。最终，如果这个阶段持续太久，你的身体系统会虚弱下来，进入一般适应综合征的最后阶段，即疲惫阶段。抵抗反应阶段可能持续数年。由于每个人拥有不同的生理情况和生活经历，我们在抵抗反应阶段的持续时间是不可预测的。

疲惫

在疲惫阶段，你可能出现整个身体功能的崩溃，或者出现某个器官或系统的崩溃。疲惫的两个主要原因是钠离子缺失（醛固酮减少）和皮质醇等肾上腺糖皮质激素的枯竭。在抵抗阶段，随着皮质醇水平的上升，醛固酮水平也会上升，因为二者都会在正常的压力响应中受到刺激。这样一来，血液中会维持较高的钠含量和较低的钾含量，因为当皮质醇和醛固酮水平较高时，钾会被排入尿液。不过，疲惫阶段的到来常常很迅速，使这些电解质（钠和钾）来不及做出反应。在这个阶段，皮质醇和醛固酮的分泌水平会下降，导致葡萄糖异生作用减弱、低血糖频发、钠流失和钾聚集（要想了解更多信息，请参考第22章关于醛固酮的"肾上腺疲劳和嗜盐现象"部分）。在这种情况下，人体细胞的运转效率会下降，因为它们严重依赖合理的血糖水平和钠钾比例。所以，你的身体会变弱。这意味着在疲惫阶段，你的身体缺少使你感觉良好和顺利运转的事物。

当肾上腺皮质类固醇激素耗尽时，血糖水平会下降，皮质醇水平的下降会导致葡萄糖异生作用的减弱。这意味着你的身体利用脂肪、蛋白质和碳水化合物储备独自生成血糖的能力出现下降，更加依赖食物摄入。同时，你的胰岛素水平仍然很高。皮质醇水平的下降和胰岛素水平的上升共同延缓了葡萄糖的生成，加速了细胞对葡萄糖的吸收。这会导致低血糖，因为人体细胞无法获得它所需要的葡萄糖和其他营养物质。在缺少能量的时候，所有需要能量的细胞机制都会出现极大的削弱。能量的缺乏与电解质失衡会导致细胞危机。当能量和电解质恢复、细胞压力降低时，受损细胞必须得到修复或替代。正常细胞功能的重新激活是一系列消耗能量的事件，会用掉超出正常水平的能量。此时，你的身体生成的能量几乎不足以维持某种程度的内环境稳态。

没有中断的过量压力最终会使你的肾上腺枯竭，使之无法生成足够的皮质醇或醛固酮。对于醛固酮过少的肾脏来说，这种复合效应会使你崩溃，在极端情况下甚至会导致死亡。

虽然人类对于压力表现出了许多相同的生理反应，但是他们拥有自己独特的适应和不良适应模式。下一节将讨论我们对于各种生活压力的应对方式。

人类的压力响应模式

上一节描述的一般适应综合征是汉斯·谢耶为了解释动物如何适应压力而提出的模型。这种范式经常用于表示一般的压力生理反应。在这种模型中，最初的反应会使皮质醇水平大幅提升，随后是恢复期，皮质醇会维持在较低的水平上。随着压力的持续，动物为了应对压力而做出调整，生成水平较高的皮质醇。这被称为抵抗阶段。如果压力持续存在，肾上腺最终会罢工，动物会进入疲惫阶段，无法对压力做出反应。一般适应综合征是一种动物模型，它在人类身上有许多不同的表现形式。作为一种特殊的动物，人类不一定和实验室里的动物具有相同的反应。实际上，人类有一些额外的压力响应模型，它们在复杂度和时间上存在区别。下面的描述简单概括了我在过去24年的临床工作中最常见到的肾上腺疲劳模式。任何了解这些模式的执业医生都会在实践中经常见到它们。应当注意的是，每个肾上腺疲劳患者都拥有属于自己的肾上腺疲劳模式。所以，每个人的情况都可能不完全符合下面描述的任何一种类型。下面的序号只是为了便于叙述，与严重程度或重要性无关。虽然每个人的肾上腺疲劳形式不尽相同，但是不管个体模式如何，本书中的调查问卷和其他工具都是检测肾上腺疲劳存在性的可靠途径。

模式1——漫长抵抗期之后的肾上腺疲劳

第一种模式通常被称为"铁人"模式。这种人似乎不会受到任何事情的困扰。他们在人生中的大部分时间里维持在抵抗阶段，能够处理生活抛给他们的任何事情。虽然压力会使他们倒下一两天甚至一个星期，但他们一定会以全新的状态重新站起来。这些人通常会维持在抵抗阶段，直到晚年肾上腺功能由于年龄而出现减退。不过，非常严重的受伤或情绪困扰等重大压力有时会导致他们出现肾上腺疲劳。有时，他们仍然可以脱离困境，恢复过来，重拾应对压力的能力，将生活继续下去（见下页图"人类响应模式1"）。临床上，这些人在重大人生事件发生后会失去之前一些处理压力的能力（事故、疾病、极度情绪化的状况等）。具有这种模式的人也许可以处理工作上的任何事情，没有什么事情能够难倒他。他可以承担更大的工作负荷，能够轻松完成领导交给他的任何事情。一天，他遇到了人生中一次压力极大的事件，比如重病、手术或者婚姻解体。之后，他处理工作压力的能

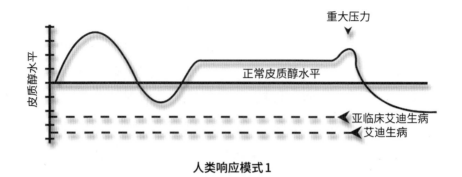

力似乎大不如前。即使他在一段恢复期后可以继续工作，他也永远无法获得之前的状态了。如果你对他的唾液皮质醇水平进行仔细检查，你可能会发现，这个水平最初会偏高一些，但在事件发生后会受到温和的抑制。如果他完成本书中的问卷调查，他会发现肾上腺功能减退或肾上腺疲劳的许多迹象。他在出生时很可能具有强壮的肾上腺，否则他就不可能承受同事们无法承受的压力。他可能不会把额外的职责或工作任务当成压力，而是欣然接受它们，甚至可能为此而高兴。不过，他的额外职责是他失败的原因。这是一种很常见的模式。这些人通常恢复概率很大，但他们必须回避持续生活在"肾上腺高度运转"状态的诱惑，避免持续将自己推到极限或者承担过多的职责。如果他们不断向自己施压，则可能进入这种模式的最后阶段，或者形成类似于模式3。这些人出生时具有强壮的肾上腺，不过这类人正在变得越来越少。

苏德是飞行学校的顶级学员。他一直很镇静。不管飞行教官向他提出怎样的挑战，他都保持着平和友好的态度。他被选为机尾射手，是第二次世界大战期间所有培训学校中表现最好的学员。

不管你交给苏德多少责任，他都不会辜负你的期望。当他被分配到一架轰炸机上时，所有机组成员都很高兴，认为他是机组最优秀的人才。在第一次任务中，他们遇到了异常猛烈的防空火力和敌机攻击。苏德立即被安排在了机尾射手的位置上。当机尾遭到炮火攻击时，机长向苏德询问情况如何，但是没有得到任何回应。他担心苏德在空战中受伤，因此派无线电操作员到机尾查看情况。当无线电操作员找到苏德时，他的两只手放在机枪上，目视前方，像雕塑一样定在那里。他们不得不把他的手从机枪上掰下来，将他从他的位置上移开。飞机返航以后，苏德被送进医院，然后被送进了恢复中心。他在那里睡了几乎一整天。在随后的几个星期里，他几乎无法自己穿衣吃饭。从此，他再也没有参与飞行。

这是典型的模式1，是肾上腺过载和崩溃的反应。

利特尔牧师是一个善良和蔼的人。他在教区里当了几年的牧师。这是一家小教堂，无法承担全职牧师的费用，因此利特尔牧师在附近的大城镇找了几份兼职，以补充微薄的收入。在大多数不需要准备合唱练习、祈祷会或布道的夜晚，他都在工作。他的兼职越来越多，他的教区规模也在增长。一天晚上，利特尔牧师像平时一样上床睡觉。第二天早上，他起不来了。他没有发烧、恶心或呕吐，也没有任何常见疾病的体征和症状，只是无法起床。实际上，他一直躺了三个星期。三个星期以后，他终于爬了起来，重新开始工作。在那以后，他只保留了一份工作，而且和大儿子分享了牧师职位。利特尔牧师从未被诊断出任何疾病。他以只有之前大约四分之一的精力水平继续工作。通过降低目标，获取家人的帮助，才稳定了局面。

在这个典型案例中，当事人经历了肾上腺疲劳模式1，但他从未意识到这一点。他采取了他能够采取的最佳适应措施。如果他的症状得到诊断和治疗，如果他认识到是生活方式使他陷入危险的境地，就可以在崩溃之后回避他所遭受的大多数痛苦。他可以更加平衡地维持极度活跃的状态，从而避免肾上腺疲劳导致的卧床。

模式 2——单一压力之后的肾上腺疲劳

一些人在仅仅经过一次紧张事件之后就会出现肾上腺疲劳。这种模式与第一种类似，但它没有漫长的抵抗期。它有典型的警戒反应和恢复阶段，但它只会出现部分恢复。这些人从未完全恢复健康。他们不会进入抵抗阶段。相反，他们的皮质醇维持在平均水平以下，只能发挥些许功能，同时伴有许多肾上腺疲劳的症状（见下图）。

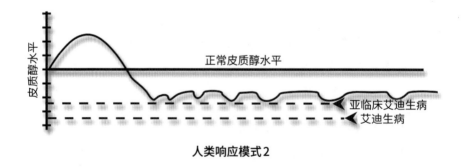

人类响应模式2

这种模式正在变得更加频繁，因为更多孩子出生时的肾上腺就很虚弱，他们的饮食也没有提供强化和重建肾上腺所需的足够的营养物质。由于这些人的肾上腺缺少在严重压力过后反弹的恢复力，他们不得不在肾上腺输出下降的较低水平上运转（皮质醇水平的低下可以证明这一点）。这些人可以恢复，但他们需要使用本书给出的计划，同时回避不断向他们施压的压力。要想获得最佳状态，他们需要休息，并且需要平静、没有压力的生活方式。

奥勒特夫人是一位快乐的中年女性。和大多数女性一样，她是一位疼爱孩子的母亲。虽然和丈夫离婚了，但她和14岁的儿子罗伯特关系很好。她在35岁的高龄有了罗伯特，他是她的骄傲和快乐源泉。一天下午，罗伯特和朋友在工作室里研究一个科学项目。他们的好奇使他们远远突破了项目的边界。两个人在制作一个土炸弹。结果，炸弹爆炸了，他们被炸死了。令人吃惊的是，奥勒特夫人不动声色地接受了这个消息。虽然她感到悲伤难过，但仍保持着快乐的外表，继续过自己的生活。在罗伯特去世一周年时，她决定强迫自己整理他的房间。当在他的橱柜前清理他的衣服时，她失控了。我在两天后看到了奥勒特夫人。由于没有人去找她，她的车子一直停在车道上，因此邻居产生了怀疑。邻居透过窗户往里看，看到奥勒特夫人坐在起居室里，面前的咖啡桌上有一盒巧克力。奥勒特夫人似乎醒着，但她没有对敲门声和窗外的喊声做出回应。当我来到那里时，她对我的声音也没有做出回应，因此我们破门而入。当我为她检查时，发现她处于休克和疲劳状态，而且严重脱水。我们把她送进医院，为她补充了电解质，进行了静脉营养注射。很快，她变得清醒了。此时，她哭了出来，并且哭了很久。在逃避了一年以后，面对儿子的死，她经历了突然而严重的情绪休克。她的肾上腺开始了临时罢工。她无法照顾自己。唯一能做的就是坐在沙发上发呆，偶尔吃一块巧克力。虽然巧克力能够暂时为她提供一点儿能量，但是这反而加重了她与肾上腺疲劳有关的低血糖。如果没有医疗护理的介入，她可能会死去。通过强效恢复计划，包括草药、营养物质和心理咨询等帮助，奥勒特夫人恢复了健康。没有什么能够替代儿子的死去，或者抵消突然失去儿子的创伤性冲击，但是随着时间的流逝，在医疗措施的帮助下，她克服了冲击和悲伤，重新过上了健康正常的生活。她小心地回避不必要的压力，并且定期为自己"充电"。

这个例子说明，一次严重休克足以使肾上腺陷入接近罢工的状态。在肾上腺疲劳模式2中，一次强烈的紧张会为本已虚弱或绷紧的肾上腺带来过多的压力，导致肾上腺功能严重衰弱。这些人可能需要数月甚至数年的时间才能从此类事件中恢复过来。如果没有合适的治疗，许多人永远无法重获正常的肾上腺功能。

模式3——反复部分恢复后的复发性肾上腺疲劳

在第三种比较常见的肾上腺疲劳模式中，人们在一段时间里经历一系列紧张事件，使肾上腺持续过度运转。最终，在人生的某个

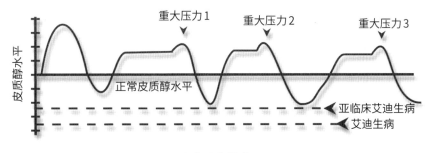

人类响应模式3

节点上，他们的肾上腺会变得异常疲劳，无法恢复正常。在最初的休克或警戒反应过后，他们会不断经历抵抗和疲惫的循环，但每次都可以回到抵抗阶段，以高于正常情况的皮质醇水平运转。这些人可以将抵抗阶段持续几年，直到另一个或另一批重大压力将他们压垮。随后，他们通常会经历更长的恢复期，并且再次回到抵抗阶段。压力越大，恢复时间就越长。不过，在这类病人中，许多人（通常是中年人）在经历重大压力后无法回到皮质醇水平较高的恢复阶段，而是维持在皮质醇水平较低的肾上腺疲劳状态。上图就显示了这一点。

遵循这种模式的人通常拥有相对强大的肾上腺，但他们不能或不愿意改变自己不断面临压力的状态。随着时间的推移，生活会将他们击倒，使他们无法像之前那样轻松地承受和应对压力。他们可能很固执，拒绝改变，或者无法避免人生中的一系列不幸遭遇。如果他们能对生活中存在问题的地方做出调整，执行本书给出的计划，其实是可以完全恢复的。

佩里是一位很有天赋的医生，他对心理学和病理学的理解远远超出了其他同行。佩里是一个需要理解事情全貌的人，在他获得完整的理解之前，通常是不会休息的。当他接手一位退休医生在北部森林里留下的诊所时，他发现，通过使用高级营养技巧，他可以消除该社区流行的酗酒现象。当他试着告诉别人复合维生素B和维生素C的静脉注射可以持续消除患者的饮酒冲动时，他的同行们并不感兴趣，并且称他为特立独行者。最终，一个重病患者在他的照料下去世了。医学委员会借这个机会对他的激进医疗行为进行了惩罚。经过非正规法庭调查，他们认为他存在不当医疗行为，取消了他的终身行医资格。此前，唯一被这样严厉对待的人是一个连环杀手。医学委员会通常通过短期中止营业执照、强制补救课程或者其他类似的短期措施惩罚不当行为。1~2年的歇业已经是严厉的惩罚了。佩里在这个决定的压力下崩溃了。不过，随着时间的推移，他凭借自己对于心理学和营养学的理解恢复了健康，获得了另一个健康行业的执照。由于他那不同寻常的方法，他的病人很快排起了长队。佩里开始感受到治疗重病患者的巨大压力。他是一个奉献者，经常为了治疗病人把自己弄得疲惫不堪。幸运的是，佩里的恢复能力很强，可以通过休息和合适的营养摄入恢复正常。不过，当处理病人时，他总会把自己的休息和恢复抛到脑后，因此不断重复着疲劳和恢复的循环，直到关闭诊所。直到退休，佩里才得以恢复健康并维持正常状态。佩里是压力响应模式3的典型案例。

模式4——逐渐滑落到肾上腺疲劳状态

这是对于压力的抵抗力逐渐下降的模式（见下图），表现出这种模式的人在不同时期会经历许多压力。每次事件过后，他们的恢复水平都会下降。他们越来越无法回到皮质醇水平较高甚至正常的状态。最终，他们的肾上腺变得极度疲劳，只能应对波澜不惊的平淡日子。他们的皮质醇一开始可能高于正常水平，但它会逐渐降至正常水平以下，然后维持较低水平，除非他们的肾上腺得到本人和他人的共同帮助。如果这些人执行本书的计划，他们也可以恢复正常，但这需要时间和投入。

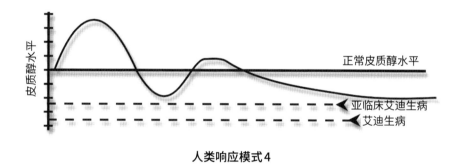

人类响应模式4

米歇尔是一个非常善良的女人，是你愿意把她当邻居的那种人。作为五个孩子的母亲，她愿意为孩子奉献一切。她是令其他女性羡慕的非常专注的母亲。随着时间的推移，米歇尔发现自己缺少精力，无法为孩子提供她认为需要的东西。她需要在做饭、整理房间和各种没完没了的要求之间带着五个孩子去参加音乐课程、体育运动、角色表演和生日聚会，这是一项艰巨的任务。由于收入微薄，米歇尔还面临着入不敷出的压力，她不得不额外去做一些工作，因为他们没钱雇用其他人或者购买她所需要的工具。渐渐地，米歇尔挺不住了。随着时间的推移，她逐渐陷入了严重的肾上腺疲劳状态。当第一次做我的调查问卷时，她问我："你怎么能在不认识我的时候透过窗户窥视我呢？回答你的调查问卷就像是在倾听我的人生故事一样。"米歇尔认识到，她的完美主义性格、宗教般的信仰和将他人需要放在首位的观念使她的肾上腺变得枯竭，因此她放弃了不现实的期望，让孩子承担起了大部分家务活，形成了在承担责任的同时获得回报的生活方式。另外，她还改善了自己的营养状况，开始服用膳食补充剂。于是，她又恢复了人生中最好的阶段。

米歇尔是模式4的典型案例。如果她没有在认识到自己的肾上腺健康状况以后做出改变，就不可能恢复。这种模式常见于意志坚定的完美主义者身上，他们经常抑制自己的需求，以便"完成自己的职责"。驱使他们的可能是工作、家庭，也可能是社会责任，但他们的最终结果常常是相同的。另外，单身家长和拒绝寻求帮助、试图亲自完成所有事情的人也经常出现这种模式。要想使他们摆脱肾上腺疲劳，改变生理状况通常不是最困难的事情。最困难的是改变使他们产生肾上腺疲劳的态度和信念。

帕蒂是一个聪明而喜爱运动的13岁少女。她拥有在当前和未来取得成功所需要的一切品质。作为一名出色的足球运动员，她的文化课成绩也很好，是非常受欢迎的学生之一。她的生活看上去很美好。一天，她的足球教练突然宣布要离开球队。他们无法找到其他人来替代他。帕蒂和队友将无法参加足球比赛了。她深受打击，因为足球就是她的生活；她在几年时间里顶着严寒和酷暑坚持每周练习25个小时，希望获得大学足球奖学金。镇上没有其他可以供她训练的同等球队，因此帕蒂感觉世界突然崩塌了。

她经历了持续两年的悲伤和抑郁期。在这个困难时期，她进入了一所面向优等生的高中，每晚需要做3~5个小时的作业。到了第一学期期中，她变得体弱多病，而且需要花费比平时更长的时间才能从流感和呼吸道感染中恢复过来。到了第一年年末，她被要求离开学校，因为她的成绩下降到了令人无法接受的水平。她提出请求，获得了一年的考察期。她在高二那年的成绩出现了好转，但是之前两年的巨大压力使她进入了肾上腺疲劳状态，出现了许多低血糖症状。这使她对迅速补充能量的精制碳水化合物产生了几乎无法控制的渴求。她的体重也出现了增长，这是她不想要的。

虽然她在肾上腺调查问卷中取得了很高的测试分数，但她最初拒绝进行有意义的生活方式的改变，尤其是增加休息和改善饮食。她继续在这所逼迫学生追求极限的学校上学。第二年的家庭作业几乎是第一年的两倍，但她不愿意换学校、减少社交活动或者为她的肾上腺功能减退做出任何实质性的改变。相反，她继续着零食生活，偶尔吃早餐，不吃午餐，放学后吃一点儿冰箱里的东西，用碳水化合物零食熬到深夜。她的肾上腺功能减退还带来了睡眠问题，因此她常常难以入睡。从表面上看，她过得不错，仍然很活跃，很受欢迎，但她坚持向自己施压、拒绝改变的做法正在危及她的身体健康。

帕蒂的行为使她进入了模式4的肾上腺功能减退状态。幸运的是，她的青春和知识帮助她恢复了健康。最终，她过上了更加愉快、不那么苛刻要求自己的生活。

附录 1

——

升糖指数
The Glycemic Index

　　升糖指数可以系统地测量某种碳水化合物对于流通血糖的提升程度。升糖指数越高，你在摄入这种食物后血糖上升的幅度就越大。因此，一般而言，你应该选择升糖指数较低的食物，而不是升糖较高的食物。这里给出的升糖指数来自纽约马洛公司《升糖指数权威指南》作者之一里克·门多萨博士在其网站www.mendosa.com/gilist.htm上提供的信息，是对80多份研究报告的总结。门多萨博士会定期更新这个网站，因此如果你想了解升糖指数的最新信息，可以查看这个网站。这里展示的升糖指数将左边一列的食物与白面包进行比较（白面包的升糖指数是100）。食物摄入量被认定为大约50克。不过，这里的数字不应该被当作绝对数字，它们只是相对数字。所以，你可以用这个标尺对食物进行相互比较。

　　不要认为100意味着合格，100以上太高，100以下太低。这不是升糖指数的正确使用方式。100已经很高了。试着选择70多分或者分数更低的食物，关注你的身体对于不同食物的感受。这里给出了两份清单。一份根据食物类别进行了分类（面包等面食），另一份根据升糖指数对食物进行了从小到大的排序。你可能从未听说过其中的一些食物。不要担心，这是一份将目前测试过升糖指数的所有食物组合在一起的清单。

如果你对身体反应相对敏感，你很快就会知道哪些食物可以为你提供合适的能量，哪些食物会使你超出限度，哪些食物会拖累你。所以，请把这份清单当作一般性的指导标准，而不是关于碳水化合物食品的严格声明。不管升糖指数如何，你都应该回避使你敏感或过敏的食物。

升糖指数

基于食物的清单 白面包＝100

烘焙食品			
松蛋糕	66	水果馅饼蛋糕	93
加糖香蕉蛋糕	67	天使蛋糕	95
磅蛋糕	77	可颂	96
不加糖香蕉蛋糕	79	松脆饼	98
糕点	84	甜面圈	108
芝士比萨饼	86	华夫饼	109
松饼	88		

饮　料			
豆浆	43	芬达软饮料	97
橙汁甜酒	94	葡萄汁	136

面 包			
布尔根大豆林面包	27	汉堡面包	87
布尔根燕麦麸蜂蜜面包	43	黑麦粉面包	92
布尔根杂粮面包	48	粗粒小麦面包	92
珀福马克斯	54	燕麦仁面包	93
大麦仁面包	55	大麦粉面包	95
布尔根水果面包	62	高纤维小麦面包	97
霍尔索姆	64	全麦粉小麦面包	99
黑麦仁面包	66	薄脆吐司	100
水果面包	67	白小麦面包	101
普劳曼面包	67	白色百吉圈	103
燕麦麸面包	68	恺撒面包	104
杂粮面包	69	全小麦点心面包	105
黑麦粗面包	71	面包填料	106
碎干小麦面包	75	极白小麦面包	112
亚麻籽黑麦面包	78	无麸质小麦面包	129
白皮塔饼	82	法式长棍面包	136

早餐麦片类			
米糠	27	小麦精	100
家乐氏全麸水果燕麦	55	小麦饼干	100
家乐氏加丁麦片	59	金全麦	102
全麸麦片	60	职业明星麦片	102
燕麦粥	70	无籽葡萄麸	102
红河麦片	70	膨化小麦	105
麸芽麦片	75	脆谷乐	106
特别K麦片	77	玉米麸	107
燕麦麸	78	早餐棒	109

（续表）

家乐氏蜂蜜味麦片	78	托特尔	109
穆兹利	80	可可米	110
家乐氏迷你小麦（全小麦）麦片	81	波斯特麦片	114
切克斯麸质麦片	83	大米脆片	117
家乐氏什锦果仁麦片	84	蒂姆	117
莱夫	94	切克斯玉米	118
营养谷物棒	94	科恩弗莱克斯	119
提子坚果麦片	96	克里斯皮克斯	124
瑟斯泰恩	97	切克斯大米	127
小麦片	99	爆米花	128
家乐氏迷你小麦（黑加仑）麦片	99		

谷　粒			
珍珠麦	36	高直链淀粉精白米	83
黑麦	48	蒸粗麦粉	93
小麦仁	59	压制大麦	94
煮过1分钟的方便大米	65	马哈特马优质大米	94
碎干小麦	68	玉米卷	97
半熟大米	68	玉米面	98
高直链淀粉半熟大米	69	小米	101
碎大麦	72	佩德尔大米	109
速煮小麦	77	萨恩布朗奎克大米	114
荞麦	78	用牛奶煮过的木薯粉	115
甜玉米	78	卡尔罗斯大米	124
特种大米	78	佩尔德低直链淀粉半熟大米	124
糙米	79	低直链淀粉精白米	126

萨斯喀彻温菰米	81	煮过 6 分钟的方便大米	128
精白米	83		

小甜饼干			
燕麦饼干	79	竹芋饼干	95
浓茶饼干	79	全麦华夫饼	106
消化饼干	84	香草华夫饼	110
燕麦片饼干	89	早安咖啡饼干	113
黄油酥饼	91		

薄饼干			
贾茨	79	萨奥	100
高纤维黑麦克里斯普雷德	93	沃特饼干	102
布列塔尼小麦饼干	96	米糕	110
石磨小麦薄饼干	96	泡芙薄脆	116

乳制品			
添加人工甜味剂的低脂优酪乳	20	加糖巧克力牛奶	49
添加人工甜味剂的巧克力牛奶	34	未指定的优酪乳	51
牛奶 +30 克麸皮	38	牛奶 + 奶黄 + 淀粉 + 糖	61
全脂牛奶	39	养乐多（发酵牛奶）	64
脱脂牛奶	46	低脂冰激凌	71
添加果糖甜味剂的低脂优酪乳	47	冰激凌	87

水果和水果产品			
樱桃	32	橘子汁	74
西柚	36	猕猴桃	75
杏干	44	香蕉	77
新鲜的梨	53	什锦水果	79
苹果	54	杧果	80
李子	55	无籽葡萄	80
苹果汁	58	新鲜的杏	82
新鲜的桃子	60	番木瓜	83
柑橘	63	糖水杏罐头	91
梨罐头	63	葡萄干	91
葡萄	66	甜瓜（硬皮甜瓜、罗马甜瓜）	93
菠萝汁	66	菠萝	94
桃罐头	67	西瓜	103
西柚汁	69		

豆　类			
大豆罐头	20	芸豆 / 海军豆	54
大豆	25	斑豆	55
红兵豆	36	鹰嘴豆咖喱罐头	58
未指定的干豆	40	眉豆	59
未指定的兵豆	41	鹰嘴豆罐头	60
腰豆	42	斑豆罐头	64
绿兵豆	42	罗马豆	65
利马豆 +5 克蔗糖	43	烘豆罐头	69
利马豆 +10 克蔗糖	44	腰豆罐头	74
利马豆	44	绿兵豆罐头	74

煮过的黄豌豆瓣	45	利马豆 +15 克蔗糖	77
冷冻的小利马豆	46	干菜豆	100
鹰嘴豆	47	蚕豆	113
高压煮过的腰豆	49		

面　食			
蛋白质增强型意大利面条	38	天使细面	64
意大利宽面条	46	通心粉	64
意大利细面条	50	意大利扁面条	65
全麦意大利面条	53	方便面	67
碎面条	54	意大利芝士云吞	71
硬粒小麦意式肉馅方饺	56	硬粒小麦意大利面条	78
煮过 5 分钟的意大利面条	52	芝士通心粉	92
白意大利面条	59	意大利团子	95
硬粒小麦螺旋面	61	糙米粉	131

根菜类			
山药	73	土豆泥	100
甘薯	77	胡萝卜	70
煮过的未指定土豆	80	瑞典甘蓝（芜菁甘蓝）	103
嫩马铃薯	81	煮过的土豆泥	104
安大略土豆	85	炸薯条	107
土豆罐头	87	用微波炉加热的土豆	117
煮过的爱德华王子岛土豆	90	即食土豆	118
甜菜	91	烘土豆	121
蒸土豆	93	欧洲萝卜	139

休闲食品 / 糖果			
花生	21	穆兹利棒	87
玛氏巧克力豆（花生）	46	玛氏库多斯全谷棒（巧克力片）	87
玛氏士力架巧克力棒	57	玛氏棒	91
玛氏特趣曲奇棒（焦糖）	62	玛氏彩虹糖	98
玛氏巧克力（德芙）	63	救生圈软糖	100
果酱和柑橘酱	70	玉米片	105
巧克力	70	果冻豆	114
薯片	77	椒盐脆饼干	116
爆玉米花	79	海枣	146

汤　类			
番茄汤	54	黑豆汤	92
兵豆汤罐头	63	嫩豌豆汤罐头	94
干豌豆瓣汤	86		

糖　类			
果糖	32	葡萄糖	137
乳糖	65	葡萄糖片剂	146
蜂蜜	83	麦芽糖糊精	150
高果糖玉米糖浆	89	麦芽糖	150
蔗糖	92		

蔬　菜			
干豌豆	32	甜玉米	78
干皱粒豌豆	56	南瓜	107
嫩豌豆	68		

地方食品

皮马印第安			
鹿肉炖橡子	23	沙漠铁木玉米粉圆饼	54
牧豆蛋糕	36	玉米粥（不是现代玉米）	57
黄宽叶菜豆汤	41	果泥干	100
白宽叶菜豆汤	44	仙人掌酱	130
利马豆汤	51		

南　非			
棕豆	34	未精制的玉米面粥	101
马菲诺野菜	97	精制玉米面粥	106

墨西哥			
胭脂仙人掌属刺梨	10	棕豆	54
黑豆	43		

印　度			
孟加拉格拉姆木豆（昌纳木豆）	12	珍珠粟（小米）	82
拉杰马（红腰豆）	27	玉米恰巴提	89
拜森（鹰嘴豆粉）恰巴提	39	绿豆加粗粒小麦粉	89
绿豆	54	粗粒小麦粉	94
大麦恰巴提	61	瓦拉古	97
黑绿豆	61	蒸过1小时的生香蕉	100
黑绿豆加粗粒小麦粉	66	蒸过1小时的木薯粉	100
马格拉姆	73	高粱	110
孟加拉格拉姆木豆加粗粒小麦粉	77	绿豆＋斯科比克雀稗	111
全绿豆	81	龙爪稷	123

澳大利亚			
无脉相思树种	11	布什蜂蜜、糖袋	61
黑豆种	11	面包（沙漠木麻黄）	66
奇基山药	49	大叶南洋杉	67
螺旋大泽米	57	澳大利亚栗豆树	106

太平洋岛屿			
甘薯（紫甘薯）	63	面包果	97
芋	77		

中国			
龙口粉丝	37	米粉	83

其 他			
香肠	40	雀巢安体健	55
维塔里	40	莎斯他根医院配方奶粉	61
新康利杏仁露	43	最大摄氧量能量棒（玛氏巧克力棒）	69
能多益巧克力酱（费列罗）	46	百威能量棒	81
炸鱼条	54	豆腐冷冻甜点，不含牛奶	164

基于升糖指数的清单：按升糖指数从低到高排列

食物名称			
胭脂仙人掌属刺梨	10	蛋白质增强型意大利面条	38
无脉相思树种	11	牛奶 +30 克麸皮	38
黑豆种	11	全脂牛奶	39
孟加拉格拉姆木豆（昌纳木豆）	12	拜森（鹰嘴豆粉）恰巴提	39
添加人工甜味剂的低脂优酪乳	20	未指定的干豆	40
大豆罐头	20	香肠	40
花生	21	维塔里	40
鹿肉炖橡子	23	未指定的兵豆	41
大豆	25	黄宽叶菜豆汤	41
米糠	27	腰豆	42
拉杰马（红腰豆）	27	绿兵豆	42
布尔根大豆林面包	27	黑豆	43
樱桃	32	豆浆	43
果糖	32	利马豆 +5 克蔗糖	43
干豌豆	32	新康利杏仁露	43
添加人工甜味剂的巧克力牛奶	34	布尔根燕麦麸蜂蜜面包	43
棕豆（南非）	34	利马豆 +10 克蔗糖	44
珍珠麦	36	杏干	44
西柚	36	利马豆	44
红兵豆	36	白宽叶菜豆汤	44
牧豆蛋糕	36	煮过的黄豌豆瓣	45
龙口粉丝	37	脱脂牛奶	46

冷冻的小利马豆	46	珀福马克斯	54
意大利宽面条	46	大麦仁面包	55
玛氏巧克力豆（花生）	46	李子	55
能多益巧克力酱（费列罗）	46	斑豆	55
添加果糖甜味剂的低脂优酪乳	47	雀巢安体健	55
鹰嘴豆	47	家乐氏全麸水果燕麦	55
黑麦	48	硬粒小麦意式肉馅方饺	56
布尔根杂粮面包	48	干皱粒豌豆	56
加糖巧克力牛奶	49	玉米粥（不是现代玉米）	57
高压煮过的腰豆	49	螺旋大泽米	57
奇基山药	49	玛氏士力架巧克力棒	57
意大利细面条	50	苹果汁	58
未指定的优酪乳	51	鹰嘴豆咖喱罐头	58
利马豆汤	51	小麦仁	59
煮过5分钟的意大利面条	52	眉豆	59
新鲜的梨	53	白意大利面条	59
全麦意大利面条	53	家乐氏加丁麦片	59
苹果	54	全麸麦片	60
芸豆/海军豆	54	新鲜的桃子	60
碎面条	54	鹰嘴豆罐头	60
番茄汤	54	牛奶＋奶黄＋淀粉＋糖	61
沙漠铁木玉米粉圆饼	54	硬粒小麦螺旋面	61
棕豆（墨西哥）	54	大麦恰巴提	61
绿豆	54	黑绿豆	61
炸鱼条	54	布什蜂蜜、糖袋	61

莎斯他根医院配方奶粉	61	大叶南洋杉	67
布尔根水果面包	62	燕麦麸面包	68
玛氏特趣曲奇棒（焦糖）	62	碎干小麦	68
柑橘	63	半熟大米	68
梨罐头	63	嫩豌豆	68
兵豆汤罐头	63	杂粮面包	69
甘薯（紫甘薯）	63	高直链淀粉半熟大米	69
玛氏巧克力（德芙）	63	西柚汁	69
斑豆罐头	64	烘豆罐头	69
天使细面	64	最大摄氧量能量棒（玛氏巧克力棒）	69
通心粉	64	燕麦粥	70
霍尔索姆	64	胡萝卜	70
养乐多（发酵牛奶）	64	红河麦片	70
罗马豆	65	巧克力	70
意大利扁面条	65	果酱和柑橘酱	70
煮过1分钟的方便大米	65	黑麦粗面包	71
乳糖	65	低脂冰激凌	71
松蛋糕	66	意大利芝士云吞	71
黑麦仁面包	66	碎大麦	72
葡萄	66	山药	73
菠萝汁	66	马格拉姆	73
黑绿豆加粗粒小麦粉	66	橘子汁	74
面包（沙漠木麻黄）	66	腰豆罐头	74
加糖香蕉蛋糕	67	绿兵豆罐头	74
水果面包	67	碎干小麦面包	75
普劳曼面包	67	麸芽麦片	75
桃罐头	67	猕猴桃	75
方便面	67	磅蛋糕	77

特别 K 麦片	77	萨斯喀彻温菰米	81
速煮小麦	77	嫩马铃薯	81
香蕉	77	全绿豆	81
甘薯	77	家乐氏迷你小麦（全小麦）麦片	81
薯片	77	百威能量棒	81
孟加拉格拉姆木豆加粗粒小麦粉	77	白皮塔饼	82
芋	77	新鲜的杏	82
利马豆 +15 克蔗糖	77	珍珠粟（小米）	82
亚麻籽黑麦面包	78	蜂蜜	83
燕麦麸	78	切克斯麸质麦片	83
荞麦	78	精白米	83
甜玉米	78	高直链淀粉精白米	83
特种大米	78	番木瓜	83
硬粒小麦意大利面条	78	米粉	83
家乐氏蜂蜜味麦片	78	糕点	84
不加糖香蕉蛋糕	79	消化饼干	84
糙米	79	家乐氏什锦果仁麦片	84
燕麦饼干	79	安大略土豆	85
浓茶饼干	79	芝士比萨饼	86
贾茨	79	干豌豆瓣汤	86
什锦水果	79	汉堡面包	87
爆玉米花	79	冰激凌	87
穆兹利	80	穆兹利棒	87
杧果	80	土豆罐头	87
无籽葡萄	80	玛氏库多斯全谷棒（巧克力片）	87
煮过的未指定土豆	80	松饼	88

燕麦片饼干	89	嫩豌豆汤罐头	94
玉米恰巴提	89	粗粒小麦粉	94
绿豆加粗粒小麦粉	89	天使蛋糕	95
高果糖玉米糖浆	89	大麦粉面包	95
煮过的爱德华王子岛土豆	90	竹芋饼干	95
糖水杏罐头	91	意大利团子	95
黄油酥饼	91	可颂	96
葡萄干	91	提子坚果麦片	96
甜菜	91	布列塔尼小麦饼干	96
玛氏棒	91	石磨小麦薄饼干	96
黑麦粉面包	92	芬达软饮料	97
粗粒小麦面包	92	瑟斯泰恩	97
芝士通心粉	92	玉米卷	97
芝士通心粉	92	马菲诺野菜	97
黑豆汤	92	瓦拉古	97
蔗糖	92	面包果	97
水果馅饼蛋糕	93	高纤维小麦面包	97
燕麦仁面包	93	松脆饼	98
蒸粗麦粉	93	玉米面	98
高纤维黑麦克里斯普雷德	93	玛氏彩虹糖	98
甜瓜（硬皮甜瓜，罗马甜瓜）	93	全麦粉小麦面包	99
蒸土豆	93	小麦片	99
压制大麦	94	家乐氏迷你小麦（黑加仑）麦片	99
橙汁甜酒	94	薄脆吐司	100
莱夫	94	小麦精	100
营养谷物棒	94	小麦饼干	100
马哈特马优质大米	94	萨奥	100
菠萝	94	干菜豆	100

土豆泥	100	甜面圈	108
救生圈软糖	100	华夫饼	109
果泥干	100	早餐棒	109
蒸过1小时的生香蕉	100	托特尔	109
蒸过1小时的木薯粉	100	佩德尔大米	109
小米	101	可可米	110
未精制的玉米面粥	101	香草华夫饼	110
白小麦面包	101	米糕	110
金全麦	102	高粱	110
职业明星麦片	102	绿豆 + 斯科比克雀稗	111
沃特饼干	102	极白小麦面包	112
无籽葡萄麸	102	早安咖啡饼干	113
白色百吉圈	103	蚕豆	113
西瓜	103	波斯特麦片	114
瑞典甘蓝（芜菁甘蓝）	103	萨恩布朗奎克大米	114
恺撒面包	104	果冻	114
煮过的土豆泥	104	用牛奶煮过的木薯粉	115
全小麦点心面包	105	泡芙薄脆	116
膨化小麦	105	椒盐脆饼干	116
玉米片	105	大米脆片	117
面包填料	106	蒂姆	117
脆谷乐	106	用微波炉加热的土豆	117
全麦华夫饼	106	切克斯玉米	118
精制玉米面粥	106	即食土豆	118
澳大利亚栗豆树	106	科恩弗莱克斯	119
玉米麸	107	烘土豆	121
炸薯条	107	龙爪稷	123
南瓜	107	克里斯皮克斯	124

卡尔罗斯大米	124	葡萄汁	136
佩尔德低直链淀粉半熟大米	124	法式长棍面包	136
低直链淀粉精白米	126	蔗糖	137
切克斯大米	127	欧洲萝卜	139
爆米花	128	蔗糖片剂	146
煮过 6 分钟的方便大米	128	海枣	146
无麸质小麦面包	129	麦芽糖	150
仙人掌酱	130	麦芽糖糊精	150
糙米粉	131	豆腐冷冻甜点，不含牛奶	164

（最终更新于2001年2月9日）

蔬菜清单
List of Vegetables

下面是蔬菜的不完全清单。其中，大多数蔬菜可以在杂货店、蔬菜市场或东方商店买到。这份清单是为了让你看到蔬菜的多样性，鼓励你经常尝试新的蔬菜。要想获得味道丰富、富含营养物质、不含喷剂和辐射的优质蔬菜，请选择有机生长的蔬菜。如果可以，请选择产自当地的蔬菜。你的食物基础越丰富，你所摄入的营养物质就越多。请把这份清单放在手边并经常查阅。

菜蓟，洋姜	球芽甘蓝
芦笋	大白菜
竹笋	胡萝卜
干豆——斑豆、腰豆、海军豆、黑豆、利马豆、鹰嘴豆、大豆、豇豆、白鸽豆、红豆、绿豆、蚕豆，等等	花椰菜
	芹菜
	芹菜根（块根芹）
黄荚种嫩菜豆	君荙菜
白菜	佛手瓜
生面包果	雪维菜
西蓝花	菊苣

细香葱

羽衣甘蓝，绿叶菜的许多变种

玉米

水芹

黄瓜

日本萝卜

蒲公英

酸模

茄子

苣荬菜

茅菜

茴香

大蒜

辣根

沙葛

无头甘蓝

苤蓝

韭葱

莴苣——卷心莴苣、比布莴苣、萝蔓莴苣、牛油莴苣、卷叶莴苣、红卷叶莴苣

蘑菇

芥菜

小松菜

秋葵

洋葱

欧芹

欧洲萝卜

豌豆，糖荚豌豆，甜豌豆

柿子椒——绿色、红色、黄色、橙色、白色和紫色

辣椒——墨西哥辣椒、阿纳海姆辣椒、黄辣椒、塞拉诺辣椒

马铃薯——白色、金色、蓝色、红色

南瓜

马齿苋的叶子

小萝卜

大黄

芜菁甘蓝

婆罗门参

海带

火葱

菠菜

芽菜（几乎所有豆类和种子都很容易长芽。常见的芽菜包括绿豆芽、小萝卜芽、向日葵籽芽和苜蓿芽。）

西葫芦——意大利青瓜、香蕉西葫芦、扁圆南瓜

冬南瓜——灰胡桃南瓜、笋瓜、橡实形南瓜、毛茛南瓜、曲颈南瓜、日本南瓜、头巾意面南瓜、元宵南瓜、金砖南瓜、德利卡塔南瓜

空心菜

红薯

芋

番茄

芜菁

藤菠菜

山药

豆薯

附录 3

水果清单
List of Fruits

苹果	酸浆
杏	番石榴
鳄梨	山楂
香蕉	木菠萝
浆果——黑莓、蓝莓、接骨木果、覆盆子、醋栗、罗甘莓、糙莓、草莓、越橘，等等	枣
	金橘
熟面包果	柠檬
阳桃	酸橙
刺郎果	罗甘莓
牛心番荔枝	龙眼
樱桃	枇杷
海棠果	荔枝
黑醋栗	曼密苹果
海枣	杧果
榴梿	瓜——香瓜、罗马甜瓜、克伦肖瓜、西瓜、白兰瓜、卡萨巴甜瓜，等等
无花果	
鸡蛋果	油桃
西柚	橄榄
葡萄	橙子
	番木瓜

泡泡果

桃

梨

柿子

菠萝

毕当茄

粉芭蕉

李子

石榴

刺梨

李子干

温桲

葡萄干

玫瑰果

人参果

美果榄

刺果番荔枝

番荔枝

罗望子果

橘柚

柑橘

如何测量自己的脉搏和血压

How to Take Your Own Pulse and Blood Pressure

如何测量自己的脉搏

测量自己的脉搏很简单。你只需要一只带有秒针的手表或者显示秒钟的数字手表。将某只手腕的内侧转向自己，将另一只手前三个手指的指尖轻轻放在翻过来的手腕上，放置位置在手腕拇指侧和手腕中间的肌腱之间。你的第四指应该放在距离手最近的手腕内侧皱纹上。手指轻轻往下按。你的某个手指应该能感受到下面的明显脉搏。如果第一次感受不到，请把手指稍微往手腕侧面或中间移动，并不断尝试，直到你感受到脉搏。每个人都有脉搏。所以，如果你正在阅读本书，那么你一定有脉搏。当你测量其他人的脉搏时，请遵循相同的程序，确保手指放在手腕的拇指一侧。不要用拇指测量脉搏，因为拇指本身的脉搏会形成干扰。

如果你由于某种原因无法测量手腕上的脉搏，还可以测量颈侧脉搏。将两三个手指放在喉结的任意一侧。用三四秒的时间感受脉搏。如果感受不到，请稍微移动手指，再次尝试，直到感受到脉搏为止。

当找到脉搏时，你可以开始统计跳动次数。在手表秒针回到12时开始统计，保持持续完整的一分钟。一分钟内的脉搏跳动次数就是你的心率。许多专业健康人员只测量15秒的脉搏，然后乘以4。这不太准确。在确定你的心率以后，将其记录下来，作为参考。

如何测量自己的血压

测量血压也很简单。你只需要一个带有数字读数的血压计。将袖套放在手肘上方。接着，按下自动充气按钮。如果你的血压计是手动的，应反复按压充气球，直到设备显示袖套中的压力足以测量血压（一些手动血压计需要首先关闭阀门。如果你的血压计属于这种类型，一定要在开始之前关闭阀门）。达到足够的压力以后，血压计会自动放气（大多数型号），同时记录你的血压和心率。这个读数会保持几分钟，你可以在关闭仪器之前将其记录下来。如果你的血压计无法自动释放压力，请把充气球附近的阀门慢慢转向左边，以便释放气体。我的建议是买一个全自动血压计。

购买血压计

你可以很容易地在互联网上、大多数医疗用品店、家庭健康护理中心以及一些药店和百货店买到血压计。如果在商店里购买，请让销售人员告诉你如何使用血压计，在熟悉使用方法以后再离开商店。要想在网上购买，请搜索"血压计"。请挑选拥有数字读数的设备（不是带有标尺或水银指示器的那种）。买一个同时提供脉搏读数的血压计。一些设备拥有自动充气器，只需按下按钮就可以为袖套充气。其他设备需要反复按动附带的橡胶充气球才能为袖套充气。你选择哪一种都可以。不过，如果你有关节炎，或者手很容易抽筋，或者缺乏正常的手部力量，那么自动充气型血压计更适合你。一些型号可以将你的血压和脉搏打印出来，但你并不需要这种功能。这些型号通常价格昂贵，而且容易出问题，多花这些钱是不值得的。大多数设备有至少一年的保修期，所以请在购买前核对保修期。

术语表

（按照英文术语表顺序排列）

———

Glossary

肿牙（abscessed tooth）：受感染的牙，其牙龈和周围组织通常存在肿胀和发炎症状。肿牙有时症状很轻，无法在粗略检查中发现，比如牙根管中的肿胀。

适应原（abaptogen）：使生物化学过程或组织功能正常化（即使它们从过高或过低的状态恢复正常状态）的物质，通常是草药。适应原通常没有毒性，而且常常具有其他有益效果。

艾迪生病（Addison's disease）：肾上腺衰竭或严重的肾上腺功能不全，通常由自身免疫系统导致，也可能由压力、直接感染、破坏或其他原因诱发。

肾上腺（adrenal glands）：位于肾脏上方的两个腺体，主要负责管理身体对所有压力的适应。

肾上腺级联反应（adrenal cascade）：肾上腺将胆固醇转变成各种肾上腺激素时涉及的生物化学过程。

肾上腺细胞提取物（adrenal cell extracts）：包含肾上腺提取物的膳食补充剂，通常来自食用牛。

肾上腺皮质（adrenal cortex）：肾上腺的表面部分，大约占肾上腺的80%。肾上腺皮质可以分为三个区域，也可以分为四个区域。它负责生成50多种激素，包括皮质醇、醛固酮和脱氢表雄酮等。它是性激素的第二生成者（参见肾上腺区）。

促肾上腺皮质激素（adrenalcorticotrophic hormone, ACTH）：脑垂体分泌的激素，用于促进皮质醇和其他肾上腺激素的生成。

肾上腺疲劳（adrenal fatigue）：这个词语用于表示肾上腺压力响应能力下降导致的综合征。患病群体的日常生活会受到影响。肾上腺疲劳没有艾迪生病那么严重。

肾上腺髓质（adrenal medulla）：肾上腺的内部，负责生成肾上腺素和去甲肾上腺素（正肾上腺素）。

肾上腺储备（adrenal reserves）：肾上腺未开发的可用压力响应能力。

肾上腺皮质区（adrenal zones）：肾上腺皮质的三个（也可能是四个）区域，包括束状带（生成皮质醇）、球状带（生成醛固酮）和网状带（生成脱氢表雄酮和硫酸脱氢表雄酮）。人类的束状带和网状带之间还有一个过渡区，这个区域大概可以与网状带共同生成性激素。

Adrenalfatigue.org：致力于帮助肾上腺疲劳患者的网站。

成年型糖尿病（adult onset diabetes）：常常被称为"成年发病非胰岛素依赖型糖尿病"或2型糖尿病。这是最常见的糖尿病，通常是由细胞对胰岛素的抵抗而不是胰岛素生成不足导致的。

警戒反应（alarm reaction）：汉斯·谢耶一般适应综合征三阶段中的第一阶段。

醛固酮（aldosterone）：肾上腺皮质球状带生成的激素，负责全身血液和每个细胞中的钠钾浓度，对液量具有极大影响。

雄激素（androgens）：雄性激素。肾上腺是男性雄激素的主要辅助来源，女性雄激素的唯一主要来源。

抗炎物质（anti-inflammatory）：降低组织炎症（发热、变红、肿胀）的激素和其他物质，比如皮质醇。

抗氧化物质（antioxidants）：阻止体内化学氧化过于迅速，或者阻止带有不成对电子的氧在细胞中积累的身体生成物或膳食补充剂。

细胞凋亡（apoptosis）：程序性细胞死亡。

南非醉茄（ashwagandha）：一种印度草药，以其对肾上腺的有益效果和其他特性著称。

无力（asthenia）：虚弱，缺少执行正常任务的力量。

动脉粥样硬化（atherosclerosis）：动脉变硬。

自身免疫性紊乱（auto-immune disorders）：免疫系统攻击身体一个或多个部位的过程。肾上腺疲劳群体的自身免疫性紊乱会变得很严重。

嗜碱粒细胞（basophils）：一种白细胞。嗜碱粒细胞负责分泌免疫球蛋白E，后者可以在过敏过程中引发组胺反应，并且会引发组织炎症。

生物类黄酮（bioflavinoids）：在含有维生素C的所有蔬菜和水果中与维生素C共同被发现的物质。生物类黄酮在人体内可以提高维生素C的活性，并且具有单独的益处。

体位血压（blood pressure, postural）：在身体保持坐姿、站姿或卧姿时测量的血压。

支气管炎（bronchitis）：刺激或感染导致的支气管树炎症。支气管树是通往肺部的通道。

精疲力竭（burn-out）：这个词语用于表示某人通过持续努力完全耗尽能量储备的体征和症状。

碳水化合物（carbohydrates）：食物中由碳、氢和氧组成的部分。碳水化合物可以分为未精制类（全谷类）、精制类（加工过的谷类、白面粉和糖类产品）以及纤维。大多数碳水化合物可以通过燃烧释放能量（除了纤维），是大多数饮食中的主要能量来源。

细胞代谢（cellular metabolism）：细胞内部产生能量、制造新的化学和物理物质的工作。

中枢神经系统（central nervous system, CNS）：包括大脑和脊髓的那部分神经系统。

向心性肥胖（central obesity）：又叫腹部肥胖，用于描述脂肪在腹部的积累（"游泳圈"）。它暗示了皮质醇水平较高以及/或者精制碳水化合物摄入过多，这也是一些肾上腺疲劳患者的症状。

大脑过敏（cerebral allergies）：表示对于影响中枢神经系统（大脑和脊髓）的食物或吸入剂的过敏或敏感。大脑过敏常常导致行为或思维过程的变化。

胆固醇（cholesterol）：由肝脏生成并且通过饮食摄入的一种四环碳链，用于制造类固醇激素，包括肾上腺生成的所有激素。

铬（Chromium）：一种微量元素矿物质，对于血糖管理非常重要，是生成胰岛素所必需的物质。

X综合征（chronic fatigue syndrome）：最近发生的持续虚弱性疲劳，身体活动降至平时的一半以下，伴有肌无力、咽喉痛、轻度发烧、淋巴结柔软、头痛和抑郁的某种组合，其症状无法归结为其他任何已知原因。

生理节律（circadian rhythm）：激素或其他物质在24小时周期内的波动。

胶质银（colloidal silver）：经电工艺处理后悬浮在水中的银微粒，可以杀死超过300种微生物。

肾上腺皮质类固醇[corticosteroids，也叫肾上腺皮质激素和皮质类固醇（adrenal cortical hormones and corticoids）]——肾上腺分泌的类固醇激素（不包括性激素）。皮质类固醇分为两大类：糖皮质类固醇和盐皮质类固醇。前者影响脂肪、碳水化合物和蛋白质的代谢，后者影响电解质和水的平衡管理。皮质醇是一种重要的糖皮质类固醇，醛固酮是一种重要的盐皮质类固醇。

皮质类固醇（corticoids）：见肾上腺皮质类固醇。

促皮质素释放因子（corticotrophin releasing factor, CRF）：下丘脑分泌的激素，可以指导脑垂体生成促肾上腺皮质激素。促皮质素释放因子是皮质醇生成过程的主要调节物质。

皮质醇（cortisol）：肾上腺皮质束状带生成的生命所必需的激素。

库欣病（Cushing's disease）：皮质醇流通量过多的疾病。库欣病的最常见原因是使用处方类固醇。它还可能是脑垂体分泌促肾上腺皮质激素过多导致的。

细胞因子（cytokines）：由白细胞（尤其是淋巴细胞）分泌的物质。细胞因子包括干扰素、白介素和转移因子。

细胞液（cytosol）：细胞内的液体。

解毒（detoxification）：将毒药和其他毒性物质从细胞、组织、组织液、血液或整个身体中移除的过程。

脱氢表雄酮（dehydroepiandosterone, DHEA）：由肾上腺级联反应分泌的激素，是肾上腺皮质和其他一些体内组织中性激素的前驱。

糖尿病（Diabetes Mellitus）：由于胰岛素分泌不足或靶组织抗拒胰岛素导致的脂肪、碳水化合物和蛋白质代谢受损慢性综合征。

电解质饮料（electrolyte drink）：包含大量电解质（钾、镁、氯化物和钠）的饮料。大多数商业电解质饮料含有较高的钾和较低的钠，并且含有作为能量来源的精制碳水化合物。

电解质平衡（electrolyte homeostasis）：细胞和血液内电解质（钠、钾、镁和氯化物）的平衡。

内分泌腺（Endocrine Glands）：直接将激素分泌到血液中，影响代谢和其他身体过程的无管腺。内分泌腺包括下丘脑、脑垂体、甲状腺、胰腺、副甲状腺、肾上腺、胸腺、松果腺和性腺（卵巢和睾丸）。

内分泌医师（endocrinologist）：专门治疗人体内分泌腺紊乱的医生。

精力吸收者（energy suckers）：导致患者精力下降的原因，通常是人，有时也可能是某种局面。

环境毒素（environmental toxins）：通过触摸、吸入或其他某种方式接触的有毒物质。

嗜酸性细胞（eosinophils）：在肾上腺疲劳、过敏和寄生虫感染中通常会增多的一种白细胞。

肾上腺素（epinephrine）：肾上腺髓质分泌的两种激素之一。

必需脂肪酸（essentail fatty acids）：人类生命和健康所必需的两种脂肪酸，即 α 亚麻酸和亚油酸。

脂肪（fats）：一种甘油分子，它是三种脂肪酸分子的支柱。脂肪可以是固态的，也可以是液态的。

氢化脂肪（fats, hydrogenated）：正常存在的一个或多个双键被氢分子取代的脂肪。氢化脂肪可以延长保质期，但它也会导致许多不健康的身体状况。

单一不饱和脂肪（fats, monounsaturated）：只有一个不饱和双键的脂肪酸。

不饱和脂肪（fats, unsaturated）：脂肪酸中有一个或多个双键的脂肪。必需脂肪酸是不饱和的。

饱和脂肪（fats, saturated）：没有不饱和双键的脂肪。所有双键都被氢分子填充。

脂肪酸（fatty acids）：包含 4 ~ 27 个碳原子的碳链，它是我们食物和身体中所有脂肪和油脂的重要组成部分。脂肪酸在所有健康细胞的维护建设中起着重要作用。

纤维（fiber）：可消化或可部分消化的碳水化合物。许多纤维对肠道和全身的健康具有重要作用。未精制谷类、蔬菜、种子、坚果和一些水果含有较多纤维。纤维包括纤维素、半纤维素和果胶。

纤维肌痛（fibromyalgia）：不涉及关节的一种风湿病，其特征为肌肉、腱附着端和附近软组织的疼痛、压痛和僵硬。纤维肌痛可能是主要疾病，也可能是另一种深层次疾病的继发症状。

一般适应综合征（general adaptation syndrome, GAS）：由汉斯·谢耶医生发明的词语，用于描述压力的三个阶段：警戒阶段、抵抗阶段和疲惫阶段。

姜根（ginger root）：一种草药，通常用作肾上腺疲劳的适应原，也可以用于恶心或肠道不适。

糖皮质类固醇（glucocorticoids）：由肾上腺皮质分泌的、影响血糖的类固醇。目前最常见的糖皮质类固醇是皮质醇。

葡萄糖异生作用（gluconeogenisis）：将脂肪酸或氨基酸转化成葡萄糖的血糖制造过程。

葡萄糖耐受不良（glucose intolerance）：细胞对于葡萄糖增多的敏感性，常常会导致高血糖反应症状。

升糖指数（glycemic index）：这个指标描述了各种食物对血糖流通水平的影响。

糖酵解（glycolysis）：细胞将葡萄糖分解成丙酮酸并最终进入克雷布斯循环（三羧酸循环）的过程，用于新陈代谢，制造能量。

草药提取物（herbal extracts）：用酒精、水或其他溶剂提取草药成分的最终产物。

整体医学 [holistic (wholistic) medicine]：这个词语用于表示在治疗过程中考虑整个人体。

内环境稳定（homeostasis）：体内机制和过程的平衡。

激素替代（hormone replacement）：通过口服或注射获取体外生成的激素，以补充体内缺乏的流通激素。

氢化可的松（hydrocortisone）：医学名称，指的是合成皮质醇。在生理学上，氢化可的松是肾上腺级联反应中一种激素的名称。

氢化油（hydrogenated oils）：见氢化脂肪。

高血压（hypertension）：血压过高。

肾上腺功能减退（hypoadrenia）：肾上腺功能低下。

低血糖（hypoglycemia）：血糖过低。

低血压（hypotension）：血压过低。

下丘脑（hypothalamus）：位于大脑丘脑下方垂体上方的内分泌腺。下丘脑负责管理内分泌系统的大多数功能以及身体的其他许多自主功能。

张力减退（hypotonia）：缺少肌张力。

国际疾病分类编码（International Classification of Disease, ICD）：用各种数字代表所有疾病状态和健康状况。所有医院、医师和保险公司都在使用。

免疫球蛋白（immunoglobulins）：B淋巴细胞（一种白细胞）分泌的"Y"形蛋白质，用于保护身体，对抗感染和其他外部物质。

印度人参（Indian ginseng）：见南非醉茄。

个体生化差异 [individual biochemical variation，又叫生物独特性（biochemical individuality）]：承认每个人拥有独特的生物化学反应，常常无法分到一个群体里，必须作为一个独特过程单独考虑。它的反面观点是认为人们在生物化学上是相同的。

炎性反应（inflammatory reaction）：涉及变红、肿胀、发热甚至疼痛和功能丧失的身体反应。

失眠（insomnia）：无法入睡。

胰岛素抵抗（insulin resistance）：细胞缺乏对于胰岛素的反应，常见于非胰岛素依赖型糖尿病和抗胰岛素综合征。

乳糖（lactose）：牛奶中的糖。

嗜睡症（lethargy）：临床词语，用于表示无精打采、困倦、冷漠和提不起兴趣的症状。

淋巴细胞（lymphocytes）：一种白细胞。淋巴细胞分为B淋巴细胞和T淋巴细胞两大类，它们都与免疫过程关系密切。

脂解（lipolysis）：脂肪分解成脂肪酸，而且常常通过糖异生进一步分解成葡萄糖。

镁（Magnesium）：人体使用的一种矿物质。肾上腺疲劳群体常常缺乏镁。镁在通过血糖制造能量的一些生物化学反应以及一些身体功能中非常重要。

锰（Manganses）：人体在胰岛素合成等一些重要生物化学反应和下丘脑的一些功能中使用的金属。它也是肌腱、韧带和关节组织结构的重要组成部分。

马麦酱（marmite）：一种蔬菜酱产品。

新陈代谢（metabolism）：体内化学元素和结构元素的分解或创造。

小米（millet）：在世界上的一些地区用作主食的一种全谷类。

味噌（miso）：由发酵大豆以及大米或大麦组成的汤底，是日本料理的主要构成部分，富含矿物质、微量矿物质和蛋白质。

线粒体（mitochondria）：细胞的发电站，制造了细胞执行正常功能时使用的大部分能量。

单核细胞（monocytes）：一种白细胞，在感染恢复过程中特别活跃。

烟酰胺腺嘌呤二核苷酸（Nicotinamide Adenine Dinucleotide, NAD）：一种烟酸，含有肾上腺级联反应许多步骤中出现的辅酶。

神经元（neurons）：人体内部的神经细胞，有时有几厘米甚至几米长。

烟酸（niacin）：一种B族维生素。烟酸对于肾上腺疲劳的恢复非常重要，它是涉及烟酰胺腺嘌呤二核苷酸的肾上腺级联反应所必需的物质。

去甲肾上腺素 [noradrenalin，又叫正肾上腺素（norepinephrine）]：肾上腺髓质分泌的一种激素。

正肾上腺素（norepinephrine）：见去甲肾上腺素。

营养物（nutrient）：所有为细胞或身体提供营养的食物或物质。

立位血压（orthostatic blood pressure）：站立时测量的血压。

泛酸（pantothenic acid）：一种B族维生素。泛酸存在于所有细胞中，对于肾上腺特别重要，在肾上腺疲劳康复中被大量使用。

部分氢化油（partially hydrogenated oils）：一个或多个氢取代了正常双键，但仍然有至少一个自由双键的不饱和油。这种油通常经过了合成处理，会极大地影响你的健康，应该避免。

果胶（pectin）：出现在许多水果中的一类可溶性纤维。

钾（Potassium）：一种大量营养素。钾是细胞内部最为丰富的矿物质。在肾上腺疲劳群体中，钾的含量非常高。

促氧化剂（pro-oxidants）：促进细胞内部氧化作用的物质，有时对细胞有害。

吡哆醇（pyridoxine）：一种B族维生素。它是许多代谢途径的重要辅助因子，包括肾上腺代谢。吡哆醇有两种形式：盐酸吡哆醇和吡哆醇-5-磷酸。吡哆醇-5-磷酸是人体内部的自然形式。

精制碳水化合物（refined carbohydrates）：在精制过程中移除了所有营养，只留下能量部分的淀粉和糖，包括所有白糖和白面粉产品、精白米以及大部分面食。

重构（reframing）：头脑改变成见从不同角度看待某种情况的能力。重构的经典例子是从看到杯子半满的视角转变成看到杯子半空的视角。重构是一种强大的心理学工具。

三明治压力（sandwich stress）：一个人被夹在不同要求之间，缺乏解决问题的权力或权威时形成的压力。典型的例子是公司中层领导的压力。

硒（Selenium）：地球上的一种自然元素。它在人体的一些代谢中（尤其是涉及免疫的代谢中）非常重要。

西伯利亚人参（Siberian ginseng）：一种很受欢迎的草药。它不是人参，而且并非来自西伯利亚，但它对人体的效果与人参有些类似。西伯利亚人参对于肾上腺疲劳的缓解和正常激素水平的重新确立非常重要，尤其是对女性而言。

钠（Sodium）：身体在平衡电解质时大量使用的一种自然元素。在肾上腺疲劳中，钠很可能是最重要的元素。它在血液和细胞内部的缺乏导致了肾上腺疲劳的许多症状。

类固醇（steroids）：类固醇是体内胆固醇形成的激素或激素类物质，它也可以由许多制药公司合成。类固醇的平衡对于身体的化学平衡非常重要。肾上腺使用大约50种类固醇激素，其中大约12种激素被释放出去，以影响整个身体。

压力源（stressor）：扰乱身体平衡（身体稳态）的任何事物。这种压力可以是身体压力、情绪压力、生理压力、环境压力或者来自感染的压力。

肾上腺（suprarenals）：肾上腺（adrenals glands）的旧式说法。

综合征（syndrome）：在一种疾病或医学紊乱中同时出现的一系列体征和/或症状。

合成皮质类固醇（synthetic Corticosteroids）：模仿肾上腺皮质行为的制成类固醇。它们常常具有严重的副作用，包括肝损伤、免疫功能关闭甚至死亡。合成类固醇必须得非常谨慎地使用和合理地监测，以免造成破坏。

微量矿物质（trace Minerals）：存在于自然界的、人体需要量很少的、维持健康所必需的矿物质。微量矿物质包括锌、镁、硒、铬和铜等。

甘油三酯（triglycerides）：三个脂肪酸连接在甘油上，通常流通于血液中。摄入精制碳水化合物或碳水化合物代谢障碍会提高脂肪酸水平。

腔静脉（vena cava）：身体里最大的静脉，从肝脏通往心脏，以便将血液输送回心脏。

参考文献

References

第 1 章

McNulty J. *New York Medical Journal* xciii: 288, 1921.

Physicians Desk Reference (PDR). 53rd Edition, *Medical Economics*, Montvale NJ, p.1804, 2824, 1704, 2511; 1999.

第 2 章

Addison T. On The Constitutional and Local Effects of Disease of the Suprarenal Capsules. *London Highly*, 1855.

Cutolo M, Villaggio, B., Foppiani, L., Briata, M., Sulli, A., Pizzorni, C., Faelli, F., Prete, C., Felli, L., Seriolo, B., Giusti, M. The hypothalamic-pituitary-adrenal and gonadal axes in rheumatoid arthritis. *Ann NY Acad. Sci.* 917: 835-43, 2000.

Harrower H, R. *An Endocrine Handbook*. Glendale, California: The Harrower Laboratory, Inc., p. 9, 14, 15, 16, 17, 19-22, 105, 109, 110, 111, 114, 115, 116, 120, 1939.

Hartman F, Brownell, KA., & Hartman, WE. The Hormone of the Adrenal Cortex. *Am. J. Physiol.* 72: 76, 1930.

Pottenger FJ, Pottenger, FM., Pottenger, RT. The Treatment of Asthma; with special reference to the oral use of the adrenal hormones and sodium chlorid. *California & Western Medicine* 43 (1): 1-15, 1935.

Pottenger FJ, and Pottenger, JE. Evidence of the Protective Influence of Adrenal Hormones

Against Tuberculosis in Guinea Pigs. *The Bulletin of the Association for the Study of Internal Secretions.* 21 (4): 529-532, 1937.

Pottenger FJ. Non Specific Methods for the Treatment of Allergic States. *The Journal of Applied Nutrition* 17 (4): 49, 1964.

Pottenger FJ, & Krohn, Bernard. Emergency Treatment of the Asthmatic with Special Reference to Adrenal Cortex and Vitamin B-12. *Rocky Mountain Medical Journal*, April, 1951.

Sergent E. *Etudes cliniques sur l'insuffisance surrénale*. Paris: A. Maloine et fils. Second Edition: 423-427, 1920.

Tintera JW. The Hypoadrenia Cortical State and its Management. *New York State Journal of Medicine* 55 (13): 1-14, 1955.

第 5 章

Tintera JW. The Hypoadrenia Cortical State and its Management. *New York State Journal of Medicine* 55 (13): 1-14, 1955.

第 6 章

Back JC, Casey, John, Solomon, S., Hoffman, MM. The Response of the Adrenal Cortex to Chronic Disease. In: GEW Wolstenholme aRP, ed. *The Human Adrenal Cortex: Its function throughout life*. Boston: Little, Brown and Company. pp. 94-119, 1967.

Bellometti SG, L. Function of the hypothalamic adrenal axis in patients with fibromyalgia syndrome undergoing mud-pack treatment. *Int J Clin Pharmacol Res* 19 (1): 27-33, 1999.

Bourne I. Local corticosteroid injection therapy. *Acupuncture in Medicine* 16 (2): 95-102, 1998.

Cowie DaB. *JAMA* xxiii: 363, 1919.

De Becker P, De Meirleir, K., Joos, E., Campine, I., Van Steenberge, E., Smitz, J., Velkeniers B. Dehydroepiandrosterone (DHEA) response to i.v. ACTH in patients with chronic fatigue syndrome. *Hormone & Metabolic Research*. 31 (1): 18-21, 1999.

Dessein P, Shipton, EA., Joffe, BI., Hadebe, DP., Stanwix, AE., Van der Merwe, BA. Hyposecretion of adrenal androgens and the relation of serum adrenal steroids, serotonin and insulin-like growth factor-1 to clinical features in women with fibromyalgia. *Pain* 83 (2): 313-319, 1999.

Feher I. Secretory function of adrenal cortex in chronic alcoholis. *Med Pregl* 52(6-8): 221-225, 1999.

Feldman H, Johannes, CB., Araujo, AB., Mohr, BA., Longcope, C., McKinlay, JB. Low dehydroepiandrosterone and ischemic heart disease in middle-aged men: prospective results from the Massachusetts Male Aging Study. *Am J Epidemiol* 153 (1): 78-89, 2001.

Harrower HR. *Practical Endocrinology.* Second ed. Glendale, California: Pioneer Printing Company, p. 76-86, 265-277, 284-289, 308-309, 1932.

Harrower HR. *Arthritis*, p. 288, 1932.

Harrower HR. Burns. *Practical Endocrinology:* 308, 1932.

Harrower HR. Tb. *Practical Endocrinology*, 1932.

Heim C, Ehlert, U., Hellhammer, DH. The potential role of hypocortisolism in the pathophysiology of stress-related bodily disorders. *Psychoneuroendocrinology* 25 (1): 1-35, 2000.

Huysman M, Hokken-Koelega, AC., De Ridder, MA., Sauer, PJ. Adrenal function in sick very preterm infants. *Pediatr Res* 48 (5): 629-633, 2000.

Kuratsune H, Yamaguti, K., Sawada, M., Kodate, S., Machii, T., Kanakura, Y., Kitani, T. Dehydroepiandrosterone sulfate deficiency in chronic fatigue syndrome. *Bioorganic & Medicinal Chemistry Letters.* 1 (1): 143-146, 1998.

Lee S, Schmidt, ED., Tilders, FJ., Rivier, C. Effect of repeated exposure to alcohol on the response of the hypothalamic-pituitary-adrenal axis of the rat: I. Role of changes in hypothalamic neuronal activity. *Alcohol Clin Exp Res* 25 (1): 98-105, 2001.

Lucke B, Wright, T., Kime, E. *Archives of Internal Medicine* xxiv: 154, 1919.

Neeck G, Riedel, W. Hormonal pertubations in fibromyalgia syndrome. *Ann N Y Acad Sci* 876: 325-338; discussion 339, 1999.

Peebles RJ, Togias, A., Bickel, CA., Diemer, FB., Hubbard, WC., Schleimer, RP. Endogenous glucocorticoids and antigen-induced acute and late phase pulmonary responses. *Clin Exp Allergy* 30 (9): 1257-1265, 2000.

Pham-Huu-Chanh. The antagonistic effect of adrenal cortical extracts toward prostaglandin E2. *C R Acad Sci Hebd Seances Acad Sci D* 284 (16): 1601-1604, 1977.

Pottenger FJ, & Pottenger, FM. Adrenal Cortex in Treating Childhood Asthma: Clinical Evaluation of its use. *California & Western Medicine* 49 (4): 271-274, 1938.

Pottenger FJ, & Krohn, Bernard. Emergency Treatment of the Asthmatic with Special Reference to Adrenal Cortex and Vitamin B-12. *Rocky Mountain Medical Journal,* April, 1951.

Pottenger F, Jr.,. The Use of Adrenal Cortex in the Treatment of the Common Cold. *Medical Record*: 1-5, 1938.

Pottenger FJ, Pottenger, FM., Pottenger, RT. The Treatment of Asthma; with special reference to the oral use of the adrenal hormones and sodium chlorid. *California & Western Medicine* 43 (1): 1-15, 1935.

Rivier CL, S. Effect of repeated exposure to alcohol on the response of the hypothalamic-pituitary-adrenal axis of the rat: II. Role of the length and regimen of alcohol treatment. *Alcohol Clin Exp Res* 25 (1): 106-111, 2001.

Roberts SE. *Exhaustion; Causes and Treatment*. Emmaus, Penna 18049: Rodale Books, Inc., p. 6, 16, 72-83, 1966.

Scott L, Teh, J., Reznek, R., Martin, A., Sohaib, A., Dinan, TG. Small adrenal glands in chronic fatigue syndrome: a preliminary computer tomography study. *Psychoneuroendocrinology* 24(7): 759-68, 1999.

Sergent E. *Presse Med.* xxix: 813, 1921.

Straub RC, M. Involvement of the hypothalamic—pituitary—adrenal/gonadal axis and the peripheral nervous system in rheumatoid arthritis: viewpoint based on a systemic pathogenetic role. *Arthritis Rheum* 44 (3): 493-507, 2001.

Tintera JW. The Hypoadrenia Cortical State and its Management. *New York State Journal of Medicine* 55 (13): 1-14, 1955.

Tintera J. *Endocrine aspects of opthalmologic and otolaryngologic allergy*. Presented before the 27th anniversary program of the American Society of Ophthalmologic and Otolaryngologic Allergy. Chicago, IL, 1969.

Tintera J. *The Endocrine Approach to the Etiology and Effective Control of Functional Hypoglycemia*. Scarsdale, NY: The Hypoglycemia Foundation, Inc., 1966.

Watterberg K, Scott, SM., Backstrom, C., Gifford, KL., Cook, KL. Links between early adrenal function and respiratory outcome in preterm infants: airway inflammation and patent ductus arteriosus. *Pediatrics* 105 (2): 320-324, 2000.

第 10 章

Ackermann RJ. Adrenal Disorders: Know when to act and what tests to give. *Geriatrics* 49: 32-37, 1994.

Arroyo C. *Med. Jour. and Rac.* cxix: 25, 1924.

Harrower HR. *Endocrine Diagnostic Charts*. Glendale, CA: The Harrower Laboratory, Inc., p. 25-45, 79, 80-81, 1929.

Sergent E. *Endocrinology*. 1: 18, 1917.

第 11 章

Fauci ASea. *Harrison's Principles of Internal Medicine*. 14th ed. New York: McGraw-Hill, p. 1965-1976, 1985-1986, 2003-2011, 2079-2087, 2035-2056, 1998.

Kos-Kudla B, Buntner, B., Marek, B., Ostrowska, Z., Swietochowska, E. Serum, salivary and urinary cortisol level in the evaluation of adrenocortical function in patients with bronchial asthma. *Endocr. Regul.* 30 (4): 201-206, 1996.

第 12 章

Harrower HR. *Practical Organotherapy*. Third ed. Glendale, California: The Harrower Laboratory, p. 112-120, 1922.

第 13 章

Downey DS. *Balancing body chemistry with nutrition seminars*; Cannonburg, MI. (3rd Edition): 158, 2000.

Erasmus U. *Fats that Heal, Fats that Kill*. Burnaby BC, Canada: Alive Books, p. 456, 1993.

Harrower HR. *Practical Organotherapy*. Third ed. Glendale, California: The Harrower Laboratory, p. 112-120, 1922.

Loeb R. Sodium Chlorid in Treatment of a Patient with Addison's Disease. *Proc. Soc. Exper. Biol. and Med.* 30: 808, 1933.

Roberts SE. *Exhaustion; Causes and Treatment*. Emmaus, Penna 18049: Rodale Books, Inc., p. 6, 16, 72-83, 1966.

Tintera JW. The Hypoadrenia Cortical State and its Management. *New York State Journal of Medicine* 55 (13): 1-14, 1955.

Tintera JW. Endocrine aspects of schizophrenia: hypoglycemia of hypoadrenocorticism. *J Schizophr* 1 (5): 150-181, 1967.

Tintera JW. Stabilizing Homostasis in the recovered alcoholic through endocrine therapy: evaluation of the hypoglycemic factor. *J Am Geriatr Soc* 14 (7), 1966.

Tintera J. *Endocrine aspects of opthalmologic and otolaryngologic allergy*. Presented before the 27th anniversary program of the American Society of Ophthalmologic and Otolaryngologic Allergy. Chicago, IL, 1969.

Tintera J. *Hypoadrenocorticism: Endocrinologic approach to the etiology and treatment of functional hypoglycemia; non-surgical treatment of hypoglycemia states including those of alcoholism and drug addiction.* The Hypoglycemia Foundation Inc. Scarsdale New York.: 15 pages, 1976.

Tintera J. *The Endocrine Approach to the Etiology and Effective Control of Functional Hypoglycemia.* Scarsdale, NY: The Hypoglycemia Foundation, Inc., 1966.

第 15 章

Anbalagan K, Sadique, J. Withania somnifera (Ashwagandha), a rejuvenating herbal drug which controls alpha-2-macroglobulin synthesis during inflammation. *Int. J. Crude Drug Res.* 23 (4): 177-183, 1985.

Baron J, Nabarro, J., Slater, J., et al. Metabolic studies, aldosterone secretion rate and plasma renin after carbonoxolone sodium as biogastrone. *Br. Med. J. 2*: 793-795, 1969.

Bauer U. 5-month double-blind randomized clinical trial of ginkgo biloba extract cersus placebo in two parallel groups in patients suffering from peripheral arterial insufficiency. *Aezneim Forsch* 34: 716-721, 1984.

Brekhman I, Dardymov, IV. Pharmacological investigation of glycosides from ginseng and Eleutherococcus. *Lloydia* 32: 46-51, 1969.

Brekhman I, Kinillow, OI. Effect of Eleutherococcus on alarm-phase of stress. *Life Sci 8* (3): 113-121, 1969.

Buittacharya S, Goel, Raj K., Kaur, Ravinder, and Ghosal, Shibnath. Anti-Stress ctivity of Sitoindosides VII and VIII, New Acysterylglucosides from Withania Somnifera. *Phytotherapy Research.* 1 (1): 32-37, 1982.

Chen M, Shimada, F., Kato, H, et. al. Effect of clycyerhigin on the pharmacokinetics f prednisolone following low dosage of prednisolone hemisuccinate. *Endocrinol. Japan* 37: 331-341, 1990.

Coburn S, Mahuren JD, Schaltenbrand WE, Wostmann BS, Madsen D. Effects of vitamin B-6 deficiency and 4'- deoxypyridoxine on pyridoxal phosphate concentrations, pyridoxine kinase and other aspects of metabolism in the rat. *J Nutr* 111 (2): 391-198, 1981.

Colloazo Jea. Experimental hypervitaminosis of rats caused by large doses of rradiated ergosterol. *Biochem Ztschr.* 204: 347-353, 1929.

DeFeudia F. *Pharmacological activities and clinical applications.* Elsevier; Paris, Duke J. Handbook of medicinal herbs. Florida: CRC Press, p. 337-338, 1985.

Farnsworth N, Kindhorn, AD., Soejarto, D., Waller, DP. Siberian Ginseng: Current status as an adaptogen. *Econ. Med. Plant Res.* 1: 156-215, 1985.

Fidanza A. Therapeutic action of pantothenic acid. *Int J Vitam Nutr Res Suppl.* 24: 53-67, 1983.

Fidanaza A, Floridi, S., Lenti, L. Panthenol and glucocorticoids. *Boll Soc Ital Biol Sper.* 57 (18): 1869-1872, 1981.

Fidanza A, Bruno, C., De Cicco, A., Floridi, S., Martinoli, L. Effect of high doses of sodium pantothenate on the production of corticosteroids. (Article in Italian). *Boll Soc Ital Biol Sper.* 54 (22): 2248-2250, 1978.

Grandhi AM, AM; Patwardhan, Bhushan. A comparative pharmacological investigation of Ashwagandha and Ginseng. *Journal of Ethno-pharnacology* 44: 131-135, 1994.

Harris JM, T. Hypervitaminosis and vitamin balance: specificity of Vitamin D in irradiated ergosterol poisoning: pathology of hypervitaminosis. *D. Biochem j.* 23: 261-273, 1929.

Harris JM, T. On the problems of the development of hypervitaminosis D after the administration of synthetic Vitamin D preparations. *Pediatrica.* 40: 34-39, 1961.

Hindmarch I, Subhan, Z. The psychopharmacological effects of ginkgo biloba extract in normal healthy volunteers. *Int. J. Clin. Pharmacol. Res.* 4: 89-93, 1984.

Hornsby PJ, Harris, Sandra E. and Alern, Kathy A. The Role of Ascorbic Acid in the Function of the Adrenal Cortex: Studies in Adrenocortical Cells in Culture. *Endocrinol.* 117: 1264-1271, 1985.

Kosaka M, Kikui, S., Fujiwara, T., Kimoto, T. Action of pantetheine on the adrenal cortex; PMID: 4292291 [PubMed - indexed for MEDLINE]. *Horumon To Rinsho.* 14 (10): 843-847, 1966.

Krohn B, Pottenger, FM, Jr. Allergic Rhinitis: Tocopherol Therapy. *Annals of Western Medicine and Surgery* 6 (8): 484-487, 1952.

Kutsky R, J. *Handbook of Vitamins, Minerals and Hormones.* Second ed. Vancouver, Washington: Van Nostrand Reinhold Company, p. 411-413, 1981.

MacKenzie M, Janson, RW., Hoefnagels, WH., et al. The influence of glycyrrhetinic acid on plasma cortisol and cortisone in healthy young volunteers. *J. Clin. Endocrinal Metab.* 70: 1637-1643, 1990.

Mahuren J, Dubeski, PL., Cook, NJ., Schaefer, AL., Coburn, SP. Adrenocorticotropic hormone increases hydrolysis of B-6 vitamers in swine adrenal glands. *J Nutr* 129 (10): 1905-1908, 1999.

Mathias S, Mgbonyebi, OP., Motley, E., Owens, JR., Mrotek, JJ. Modulation of adrenal cell functions by cadmium salts. 4. Ca(2+)-dependent sites affected by CdCl2 during basal and ACTH-stimulated steroid synthesis. *Cell Biology & Toxicology*. 14 (3): 225-236, 1998.

Meinig GE. *Root Canal Cover-up*. Second ed. Ojai, California: Bion Publishing, p. 220 pages, 1994.

Mgongo F, Gombe, S., Ogaa, JS. The influence of cobalt/vitamin B12 deficiency as a "stressor" affecting adrenal cortex and ovarian activities in goats. *Reprod Nutr* Dev 24 (6): 845-854, 1984.

Mitsuma T, Sun, DH., Nogimori, T., Ohtake, K., Hirooka, Y. Effects of calcium hopantenate on the release of thyrotropin-releasing hormone from the rat adrenal gland in vitro. *Hormone & Metabolic Research*. 19 (10): 475-477, 1987.

Murray MT, Pizzorno, Joseph E. *Encyclopedia of Natural Medicine*. Second ed: Prima Publishing, 1998.

Ohuchi K, Kamada, Y., Levine, L., et al. Glycynhizin inhibits prostaglandin E2 formation by activated peritoneal macrophages from rats. *Prostagland Med*. 7: 457-463, 1981.

Oswald W, Raymond, GH., Glior, U. Obstruction and Distribution of Vitamin E in the Tissues. *Vitam-Horm*. 20: 441, 1962.

Pietrzik K, Hornig, D. Studies on the distribution of (1-14C) pantothenic acid in rats. Int *J Vitam Nutr Res Suppl*. 50 (3): 283-293, 1980.

Pietrzik K, Schwabeda, IP., Hesse, C., Bock, R. Influence of pantothenic acid deficiency on the amount of CRF-granules in the rat median eminence. *Anat Embryol (Berl)* 146 (1): 43-55, 1974.

Pyzhik T. The role of niacin in regulating the pentosophosphate pathway and production of NADP-H in fatty tissue (Article in Russian). *Vopr Pitan* (5): 53-55, 1989.

Roberts SE. *Exhaustion; Causes and Treatment*. Emmaus, Penna 18049: Rodale Books, Inc., p. 6, 16, 72-83, 1966.

Rossier M, Burnay, MM., Maturana, A., Capponi, AM. Duality of the voltagedependent calcium influx in adrenal glomerulosa cells. *Endocrine Research*. 24 (3-4): 443-447, 1998.

Sakensa A, Singh, SP., Dixit, KS., Singh, N., Seth, K., Seth, PK., Gupta, GP. Effect of Withania somnifera and panax ginseng on Dopaminergic receptors in rat brain during stress. *Planta Medica* 55: 95, 1989.

Schwabedal P, Pietrzik, K. , Wittkowsk, W. Pantothenic acid deficiency as a factor contributing to the development of hypertension. *Cardiology*, 72 Suppl (1): 187-189, 1985.

Sikora R, Sohn, M., Deutz, F., et al. Ginkgo biloba extract in the therapy of erectile dysfunction. *Journal of Urology* 141: 188A, 1989.

Spingen V, Beuge, JA., O' Neal, FO., Aust, SD. The Mechanism of NADPHDependent Lipid Peroxidation. *J. Biol Chem* 254: 5892, 1979.

Suzuki T. Physiology of Adrenocortical Secretion. Toyko, Japan: Karger Press, p. 1-4, 1983.

Takayanagi R, Kato, Ken-ichi, Ibayashi, Hiroshi. Relative Inactivation of Steroidogenic Enzyme Activities of Invitro Vitamin E-Depleted Human Adrenal Microsomes by Lipid Peroxidation. *Endocrin.* 119 (2), 1986.

Tarasov I, Sheibak, VM., Moiseenok, AG. Adrenal cortex functional activity in pantothenate deficiency and the administration of the vitamin or its derivatives. (Russian). *Voprosy Pitaniia.* (4): 51-54, 1985.

Taubold R, Siakotos, Ann, Perking, EG. Studies on Chemical Nature of Lipofuscin "H pigment", isolated from normal human brains. *Lipids* 10: 383, 1976.

Thenen S. Megadose effects of vitamin C on vitamin B-12 status in the rat. *J Nutr* 119 (8): 1107-1114, 1989.

Tully D, Allgood, VE., Cidlowski, JA. Modulation of steroid receptor-mediated gene expression by vitamin B6. *FASEB J* 8 (3): 343-349, 1994.

Umeda F, Kato, K., Ibayashih, Cogima, N., Shibatay, Yamamoto, T. Inhibitorial Effect of Vitamin E on Lipoperoxide Formation in Rat Adrenal Gland, Tohuku. J Exep Med. Weglicki W, Reichel, W., Nair, PP. Accumulation of Lipofuscin-like pigment in the Rat Adrenal Gland as a Function of Vitamin E Deficiency. *J. Gerontol.* 23 (4): 469-475, 1968.

Windfeuer A, Mayerhofer, D. The effects of plant preparations on cellular functions in body defense. *Arzneimittelforschung* 44: 361-366, 1994.

第 16 章

Britton SK, RF. The Relative Effects of Desoxycortiosterone and Whole Cortico-adrenal Extract on Adrenal Insufficiency. *The American Journal of Physiology.* 133 (3): 503-510, 1941.

Harrower HR. *Practical Organotherapy.* Third ed. Glendale, California: The Harrower Laboratory, p. 112-120, 1922.

Harrower HR. *Practical Endocrinology.* Second ed. Glendale, California: Pioneer Printing Company, p. 76-86, 265-277, 284-289, 308-309, 1932.

Pottenger F, Jr.,. The Use of Adrenal Cortex in the Treatment of the Common Cold. *Medical Record:* 1-5, 1938.

Pottenger FJ, and Pottenger, JE. Evidence of the Protective Influence of Adrenal Hormones

Against Tuberculosis in Guinea Pigs. *The Bulletin of the Association for the Study of Internal Secretions*. 21 (4): 529-532, 1937.

Pottenger FJ. Non Specific Methods for the Treatment of Allergic States. *The Journal of Applied Nutrition* 17 (4): 49, 1964.

Pottenger FJ, & Krohn, Bernard. Emergency Treatment of the Asthmatic with Special Reference to Adrenal Cortex and Vitamin B-12. *Rocky Mountain Medical Journal*, April, 1951.

Pottenger FJ, & Pottenger, FM. Adrenal Cortex in Treating Childhood Asthma: Clinical Evaluation of its use. *California & Western Medicine* 49 (4): 271-274, 1938.

Pottenger FJ, Pottenger, FM., Pottenger, RT. The Treatment of Asthma; with special reference to the oral use of the adrenal hormones and sodium chlorid. *California & Western Medicine* 43 (1): 1-15, 1935.

Roberts SE. *Exhaustion: Causes and treatment. A new approach to the treatment of allergy.* Emmaus, PA 18049: Rodale Books, Inc., p. 57, 62, 77-80, 1971.

Sergent E. *Presse Med.* xxix: 813, 1921.

Sergent E. *Etudes cliniques sur l'insuffisance surrénale.* Paris: A. Maloine et fils. Second Edition: 423-427, 1920.

Thorn GW. *The Diagnosis and Treatment of Adrenal Insufficiency.* Second ed. Springfield, Ill.: Charles C. Thomas, p. 86-91, 1951.

Tintera JW. *Endocrine aspects of opthalmologic and otolaryngologic allergy.* Presented before the 27th anniversary program of the American Society of Ophthalmologic and Otolaryngologic Allergy. Chicago, IL, 1969.

Tintera JW. The Hypoadrenia Cortical State and its Management. *New York State Journal of Medicine* 55 (13): 1-14, 1955.

Tintera JW. Endocrine aspects of schizophrenia: hypoglycemia of hypoadrenocorticism. *J Schizophr* 1 (5): 150-181, 1967.

Tintera JW. Stabilizing Homostasis in the recovered alcoholic through endocrine therapy: evaluation of the hypoglycemic factor. *J Am Geriatr Soc* 14 (7), 1966.

Tintera JW. *The hypoadrenocortical state.* Paper presented before the Annual Seminar of the Adrenal Metabolic Research Society of the Hypoglycemia Foundation, Inc., 1969.

Tintera J. *Hypoadrenocorticism: Endocrinologic approach to the etiology and treatment of functional hypoglycemia; non-surgical treatment of hypoglycemia states including those of alcoholism and drug addiction.* The Hypoglycemia Foundation Inc. Scarsdale New York: 15 pages, 1976.

Tintera J. *The Endocrine Approach to the Etiology and Effective Control of Functional Hypoglycemia.* Scarsdale, NY: The Hypoglycemia Foundation, Inc., 1966.

第 19 章

Meinig GE. *Root Canal Cover-up.* Second ed. Ojai, California: Bion Publishing, p. 220 pages, 1994.

第 22 章

Aptel HB, Johnson, Elizabeth IM., Vallotton, Michael B., Rossier, Michel F., Capponi, Alessandro M. Demonstration of an angiotensin II-induced negative feedback effect on aldosterone synthesis in isolated rat adrenal zona glomerulosa cells. *Molecular and Cellular Endocrinology* 119: 105-111, 1996.

Assenmacher IS, Alain; Alonso, Gerard; Ixart, Guy and Barbanel, Gerard. Physiology of Neural Pathways Affecting CRH Secretion. *Annals of the New York Academy of Sciences* 512: 149-158, 1987.

Boyd G, McNamara, B., Suckling, KE., Tocher, DR. Cholesterol Metabolism in the Adrenal Cortex. *J. steroid Biochem.* 19 (1): 1017-1027, 1983.

Bravo E, L. Physiology of the Adrenal Cortex. *Urologic Clinics of North America* 16 (3): 433, 1989.

Cherradits NR, Michel F; Vallottoni, Michel B; Timberg, Rina; Friedberg, Ido; Orlyl, Joseph; Wang, Xing Jia; Stocco, Douglas M; Capponi, Alessandro M. Submitochondrial Distribution of Three Key Steroidogenic Proteins (Steroidogenic Acute Regulatory Protein and Cytochrome P450 and 3B-Hydroxysteroid Dehydrogenase Isomerase Enzymes) upon Stimulation by Intracellular Calcium in Adrenal Gomerulosa Cells. *The Journal of Biological Chemistry*; The American society for Biochemistry and Molecular Biology, Inc. 272 (12): 7899-7907, 1997.

Collip J, Anderson, Evelyn M. Thyrotrophic Hormone of Anterior Pituitary. *J.A.M.A.* 104 (12): 965-969, 1935.

Duncan WC, Jr. Circadian Rhythms and the Pharmacology of Affective Illness. *Pharmacol. Ther.* 71 (1): 253-312, 1996.

Dupont E, Luu-The, V., Labrie, F., Pelletier, G. Ontogeny of 3B-hydroxysteroid dehydrogenase/isomerase in human adrenal gland performed by immunocytochemistry. *Molecular and Cellular Endocrinology* 74: R7-R10, 1990.

Fauci ASea. *Harrison's Principles of Internal Medicine.* 14th ed. New York: McGraw-Hill, p.

1965-1976, 1985-1986, 2003-2011, 2079-2087, 2035-2056, 1998.

Harrop G, Soffer, LJ., Ellsworth, R., Tresher, H. Studies on the Suprarenal Cortex. III. Plasma Electrolytes and Electrolyte Excretion During Suprarenal Insufficiency in hte Dog. *Jour. Exp. Med.* 58: 17-38, 1933.

Hartman F, Brownell, KA., & Hartman, WE. The Hormone of the Adrenal Cortex. *Am. J. Physiol.* 72: 76, 1930.

Jeffries WM. *Safe Uses of Cortisol.* Second ed. Springfield, Ill.: Charles C. Thomas, Publisher Ltd., p. 35-65, 1996.

Jenkins JS. *Biochemical Aspects of the Adrenal Cortex.* London: Edward Arnold, Ltd., p. 41-46, 1968.

Kendall E, Mason, HL., McKenzie, BF. Isolation in crystalline form of the hormone essential to life from the suprarenal cortex—It's chemical nature and physiologic properties. *Proceedings, Mayo Clinic* 9 (7): 245-250, 1933.

Labrie FG, Vincent; Meunier, Helene; Simard, Jacques; Gossard, Francis; Raymond, Vincent. Multiple Factors Controlling ACTH Secretion at the Anterior Pituitary Level. *Annals of the New York Academy of Sciences* 512: 97-114, 1987.

Loeb R. Sodium Chlorid in Treatment of a Patient with Addison's Disease. *Proc. Soc. Exper. Biol. and Med.* 30: 808, 1933.

Miesfeld RL. *Biochemistry. Overview of Glucocorticoid Action at the Molecular Level.*: 1656-1667, 1995.

Mortensen RMW, Gordon H. *Aldosterone Action.* Physiology 3rd edition: 1668-1710, 1995.

Palkovits M. Anatomy of Neural Pathways Affecting CRH Secretion. *Annals of the New York Academy of Sciences* 512: 139-148, 1987.

Pansky BahEL. *Review of Gross Anatomy.* Second ed. London: Macmillan Company, p. 344-345, 1969.

Quinn SJW, Gordon H. *Regulation of Aldosterone Secretion.* Second ed. New York: Raven Press, Ltd., p. 159-189, 1992.

Reichel W. Lipofuscin pigment accumulation and distribution in five rat organs as a function of age. *J Gerontol.* 23 (2): 145-153, 1968.

Roberts SE. The importance of being dehydroepiandrosterone sulfate (in the blood of primates): a longer and healthier life? *Biochem Pharmacol.* 57 (4): 329-346, 1999.

Rubel LL. *The GP and the Endocrine Glands.* Decatur, Ill: Louis L. Rubel Publisher, p. 104-122, 1959.

Rubin M, Kirch, EK. Effects of Adrenalectomy on Salt Metabolism in Rats. *Proc. Soc. Exper. Biol. and Med.* 31: 288, 1933.

Suzuki T. *Physiology of Adrenocortical Secretion.* Toyko, Japan: Karger Press, p. 1-4, 1983.

Timiras PS, Quay, Wilbur D., Vernadakis, Antonia. *Hormones and Aging.* New York: CRC Press, p. 29-35, 1995.

Vinson GaH, JP. *Blood Flow and Hormone Secretion in the Adrenal Gland.* In: James VHT, ed. The Adrenal Gland. Second ed. New York: Raven Press, Ltd., pp. 71-86, 1992.

Weglicki W, Reichel, W., Nair, PP. Accumulation of Lipofuscin-like pigment in the Rat Adrenal Gland as a Function of Vitamin E Deficiency. *J. Gerontol.* 23 (4): 469-475, 1968.

Wolfram J, Zwemer, RL. Cortex Protection Against anaphylactic Shock in Guinea Pigs. *Jour. Exp. Med.* 61: 9-15, 1933.

第 23 章

Back JC, Casey, John, Solomon, S., Hoffman, MM. The Response of the Adrenal Cortex to Chronic Disease. In: GEW Wolstenholme aRP, ed. *The Human Adrenal Cortex: Its function throughout life.* Boston: Little, Brown and Company, pp. 94-119, 1967.

Holm R, R., Bjorntorp, P. Food-induced cortisol secretion in relation to anthropometric, metabolic and haemodynamic variables in men. *Int. J. Obes Relat. Metab. Disord.* 24 (4): 416-422, 2000.

Selye H. *The Stress of Life.* New York: The McGraw-Hill Companies, Inc., p. 29-38, 115, 486, 1984.

致　谢

——

Acknowledgments

如果没有许多人的帮助和鼓励，本书就无法完成。我要深深地感谢所有向我展示写作此书必要性的患者、朋友、同事、学生和家人。我要满怀感激地承认下列人员在本书成书过程中起到的作用。

感谢沃德·迪安医生，他第一个催促我写作此书。他的激励和鼓舞为我提供了写作灵感，使我做出了写书的决定。

我还要感谢美国医学进步学院，并且特别感谢该学院的杰克·扬博士和迈克尔·汉森博士，他们曾反复邀请我前去发表关于肾上腺疲劳诊断和治疗的演讲。在我为了准备演讲而不断收集材料的过程中，本书的大部分内容成形了。

对作者来说，寻找出版商常常是最艰难的任务。幸运的是，斯玛特出版公司（Smart Publications）愿意仅仅根据一份尝试性提纲、一盒演讲磁带以及我的名声承担出版这本书的风险。

接下来，我要感谢尼拉·杰恩，他帮助我整理了本书中使用的许多参考文献以及本书中没有出现但在准备过程中研究过的数千份文献。我还要感谢亚利桑那大学医学图书馆的员工，尤其是阮娜、汉娜·费希尔、弗雷德·海登里希、玛丽·里奥丹和凯西·沃尔夫森，他们一直在非常热心地为我提供帮助。

我要感谢加里·戈登博士，他提供的许多历史文本和研究论文补充了本书的内容，填补了历史空白，回答了关于肾上腺疲劳早期研究和临床报告的许多问题。

我还要感谢乔纳森·莱特博士，他热切关注这一领域，主动为本书写了序言。

我还要感谢我的许多病人，他们分享了个人信息，遵循了我的建议，而且非常关心自己的健康。看到他们重获新生是一件令人高兴的事情。他们的一些故事出现在了书中。

苏珊·尼科尔承担了将我的文字转化成易读文本的繁重任务。她不知疲倦地对最初的文本进行修订和完善，毫无怨言。她在办公室里的行为令人愉快。她在其职责之外专业而成功地完成了这本书的录入工作。我非常感谢她。

在伴着一本书吃喝、呼吸和生活一段时间以后，作者会对写作产生盲区。我非常感谢弗洛伦西亚·帕特森、玛丽·瓦格纳、蒂姆·洛曼博士、迈克尔·斯通博士和黛博拉·米切尔愿意审阅本书，并且慷慨地指出了需要修改的地方。

每个星期四上午，我都会跟七个人见面。他们一直在支持我写作本书。感谢乔·布雷克、迈克尔·基洛帕特金、约翰·埃塞尔、蒂姆·洛曼、詹姆斯·汉密尔顿、杰克·哈尔斯泰德和比尔·马威尼。

我的妻子薇薇安一直在鼓励我，并且相信本书的内容对公众会很有帮助。过去两年，她是我最坚定的支持者和最重要的编辑，为我写作和修改本书提供了帮助。她还为书中关于冥想和重构的部分贡献了她作为催眠师和冥想指导者的专业知识。

我还要感谢我的四个孩子，他们忠诚地鼓励我，并且牺牲了许多家人团聚的时间，以便让我写作此书。当我13岁的儿子说他想将本书的完成作为他的生日礼物时，我深受感动。本书与我的家庭密不可分。

理查德·卡彭纳的精彩卡通和插图极大地提高了本书的用户友好性。理查德是一位极为出色的艺术家，他充满同情地从感知角度捕捉到了肾上腺疲劳的精髓。

还有我从未见过的一些人为我提供了很大帮助，尤其是20世纪20—40年代的医学先驱，他们将肾上腺疲劳的各种表现整合在一起，将其确定为一种可以分辨的综合征。他们的文字一直在鼓励我。我希望本书能够不辜负他们的期望，让那些常常被人忽视的、被痛苦疾病折磨着的人得到解脱。

图书在版编目（CIP）数据

肾上腺疲劳90天治疗方案 /（美）詹姆斯·L. 威尔逊著；刘清山译. -- 北京：北京联合出版公司，2021.4

ISBN 978-7-5596-4797-9

Ⅰ.①肾… Ⅱ.①詹… ②刘… Ⅲ.①肾上腺疾病—诊疗 Ⅳ.①R586

中国版本图书馆CIP数据核字（2020）第248727号

北京市版权局著作权合同登记 图字：01-2020-7581

肾上腺疲劳90天治疗方案

作　　者：[美] 詹姆斯·L. 威尔逊（James L. Wilson）
译　　者：刘清山
出 品 人：赵红仕
出版监制：刘　凯　马春华
选题策划：联合低音
责任编辑：云　逸
封面设计：尚书堂
内文排版：刘永坤

关注联合低音

北京联合出版公司出版
（北京市西城区德外大街83号楼9层　100088）
北京联合天畅文化传播公司发行
北京华联印刷有限公司印刷　新华书店经销
字数271千字　889毫米×1194毫米　1/16　24.5印张
2021年4月第1版　2021年4月第1次印刷
ISBN 978-7-5596-4797-9
定价：68.00元